Autocuración con la
Medicina Tradicional China

Redbook
ediciones

El arte del Yang Sheng

Autocuración con la Medicina Tradicional China

Yao-Ching Ni
Laura Torres

ROBIN
BOOK

La intención de este libro es presentar al lector los aspectos energéticos y curativos de la medicina tradicional china. El deseo de los autores es ayudar a quienes abrazan las alternativas naturales para curarse. Los remedios que en él se ofrecen son fruto de la experiencia y el conocimiento. Los lectores pueden aplicarlos bajo su propio criterio.

Pero para emplear las alternativas terapéuticas que se presentan en este libro en caso de dolencias graves, recomendamos el consejo de un buen médico especializado en medicina china que pueda seguir el tratamiento.

© 2022, Yao-Ching Ni / Laura Torres
© 2022, Redbook Ediciones, s. l., Barcelona

Diseño de cubierta: Regina Richling
Diseño de interior: Primo Tempo
Ilustraciones de cubierta e interior: Shutterstock

ISBN: 978-84-9917-678-9
Depósito legal: B-9.043-2022

Impreso por Ingrabar, Industrias Gráficas Barcelona, c/ Perú. 144, 08020 Barcelona
Impreso en España - *Printed in Spain*

Índice

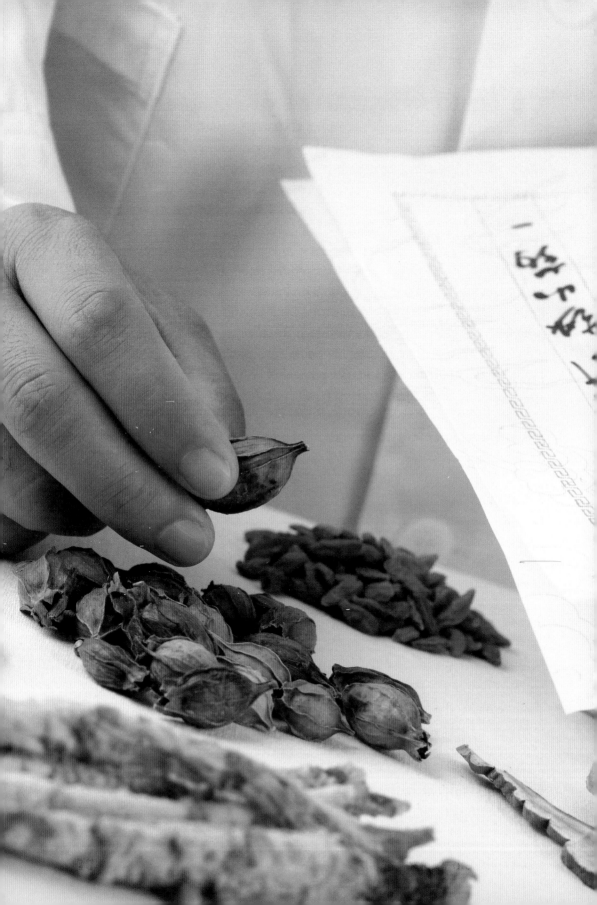

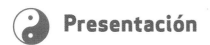

Presentación

¿Qué puede hacer por nosotros la medicina china?

Otra forma de curar y de acercarnos a la salud

El pulso, la lengua, las agujas, las plantas, el ejercicio, los puntos de masaje… La medicina china tradicional es el sistema de prevención de la salud y tratamiento de la persona enferma que viene siguiendo las mismas bases desde hace más de 2.000 años. Desde entonces, esta medicina –en la que las energías tienen un papel fundamental– se muestra válida y eficaz, tanto en la clínica como en todo el mundo… y en las investigaciones de laboratorio.

Al mirar hacia la tradición china en busca de remedios que pueden ser de utilidad para una práctica médica moderna, encontramos una concepción sorprendente – desconcertante al principio, después admirable– de la vida, la salud y la enfermedad.

La medicina de una cultura milenaria

Los contenidos de esta medicina son de difícil transcripción. No tan sólo están lejos en el tiempo y en el espacio, sino que reflejan una forma de pensar extraña a nuestra cultura. En nuestro vocabulario no tenemos correspondencias a sus ideogramas, ya que los conceptos son tan distintos como la lógica que los enlaza.

Así, la traducción de *qi* o *chi* por «energía» no tiene en cuenta que el pensamiento chino no separa la energía de la materia: no existe una palabra que describa la energía a punto de materializarse o la materia a punto de transformarse en energía.

O también, cuando se habla de Cinco Elementos, los chinos se refieren a ellos en tono simbólico, para describir más bien «Procesos Elementales». Las relaciones entre el «Fuego» y el «Agua», la «Madera» o el «Viento», se describen en términos de polaridad (yin y yang), éstos sí intraducibles. El lenguaje parecería hermético, accesible sólo a los iniciados; mientras deja perplejo a quien simplemente se interesa por el tema y alimenta el escepticismo del simple curioso.

Son unas imágenes que además de facilitar su comprensión y embellecer su estudio, recuerdan que nuestra vida es parte del cosmos, un proceso natural

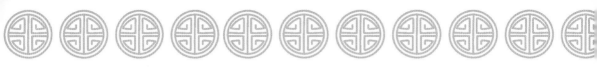

más. Un punto de vista humilde, difícil de aceptar desde una cultura arrogante, empeñada en dominar a las demás.

Este lenguaje aparentemente arcaico expresa, sin embargo, la profunda racionalidad del pensamiento médico chino.

Para quien tiene una formación científica, la medicina china se basa en estructuras «inexistentes», como los meridianos, y en órganos como el *san jiao* (triple calentador) que ningún anatomopatólogo ha podido ver. En cambio, órganos importantes en la medicina oficial, como las suprarrenales o el páncreas, son ignorados por el médico chino.

Una auténtica prevención de la salud

Creíamos que era una leyenda, pero resulta que es verdad y existe una amplia documentación que lo certifica: a lo largo de los siglos, los chinos pagaban a su médico para estar sanos y dejaban de pagar si enfermaban. Una forma de ver la salud y la enfermedad tan lógica y sencilla que hoy sería realmente revolucionaria.

Lejos de relegarla al campo del esoterismo, esta indiferencia a los dictados de las estructuras anatómicas tiene su razón de ser: al contrario de la científica, la medicina china está pensada para corregir los trastornos antes de que se produzca la lesión por lo que una visión funcional de los órganos es imprescindible para cualquier medicina que aspire a actuar preventivamente.

Sutiles métodos diagnósticos, como la lectura del pulso, le permiten actuar en ausencia de enfermedad y corregir en su origen los pequeños desajustes, con lo que consigue mejorar así la capacidad de adaptación del organismo a las tensiones de la vida cotidiana.

La china es una medicina funcional que posee medios para restablecer los trastornos reversibles. Así, la correcta aplicación de sus medios de diagnóstico y de tratamiento permite recuperar un esguince de tobillo en pocos minutos. Una rinitis alérgica puede ceder en menos tiempo del que precisa la medicina oficial para el diagnóstico, ahorrándose así unos años de tratamiento no siempre eficaz. Un lumbago suele desaparecer antes de la cita para un estudio radiológico. Y así se podría seguir con la mayor parte de afecciones más comunes.

Si un tejido sufre un daño irreversible, como ocurre por ejemplo con las rodillas deformadas por la artrosis, el tratamiento se dirigirá a reestablecer la circulación por los «inexistentes» meridianos con desaparición del dolor y notable mejoría en la tumefacción. La lesión osteoarticular, en la medida en que

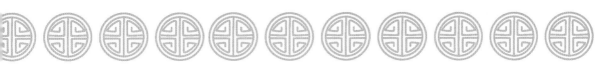

sea irreversible, hace suponer que en el plazo de uno o dos años se producirán nuevos bloqueos que harán necesario un nuevo tratamiento.

La precisión

Las agujas, las moxas, las plantas medicinales y demás remedios chinos no son en sí más poderosos que los fármacos y la cirugía. La razón de su eficacia se halla en la precisión con que se aplican.

El pensamiento médico chino codifica la información sobre unas bases binarias que serán aplicadas a sistemas de cinco, seis y doce variables, siendo así posible detallar minuciosamente las particularidades de cada fenómeno.

Este lenguaje es el que hace posible que un diagnóstico actual coincida con otro emitido hace más de dos milenios, y a lo largo de estos años, más de un millón de médicos letrados y con acceso a los textos clásicos han ido verificando su utilidad mediante tratamientos eficaces.

La medicina china no considera sus remedios como un arsenal para atacar el mal, sino que su enfoque es diametralmente opuesto: se centra en modificar el terreno que hace posible la existencia del trastorno y deja al organismo en las mejores condiciones para su recuperación.

La medicina oficial trata igual a distintas personas por el mero hecho de presentar la misma enfermedad. Al tener que demostrar su eficacia en condiciones tan diversas, debe recurrir a sustancias muy activas sobre el organismo, por lo tanto, con muchos efectos secundarios, por no decir tóxicas. Como no hay dos personas iguales, suele pasar que un fármaco que a unos alivia o soluciona el problema, a otros les perjudica.

El médico

Mucho más lógico parece el proceder del médico chino que individualiza los procesos hasta el punto de que se pueda afirmar que no trata enfermedades sino enfermos. Obtiene acciones terapéuticas máximas con medios suaves y sustancias atóxicas, porque la racionalidad que subyace a sus imágenes y metáforas hacen posible los tratamientos a medida de la persona y no de la enfermedad.

Si se acepta una medicina experta en patología, con mayor razón se ha de confiar en las que tratan a base de fomentar la salud. La primera debería limitarse a los casos que desbordan la capacidad de restauración del propio organismo.

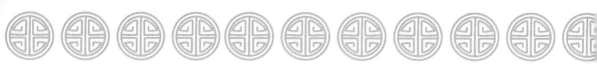

En ciencia, en medicina, como en la vida misma, las teorías sólo sirven si sustentan prácticas eficaces. La teoría china desconoce el sistema nervioso, sin embargo, posee remedios de gran eficacia para el tratamiento de su patología. Desconoce el sistema endocrino, pero es capaz de normalizar las hormonas tiroideas o el ciclo menstrual.

Carecen de psiquiatría y, quizá por no separar el cuerpo de la mente, son muy eficaces en estados de ánimo ansiosos o deprimidos, así como en todas aquellas afecciones que surgen entre la psique y el soma.

Eficacia

A pesar de la proverbial belleza de los cuentos chinos, no hay que acudir a su medicina en busca de explicaciones. Lejos del carácter especulativo que le atribuye Occidente, su medicina está dominada por la idea de eficacia. Inmediatamente después de un tratamiento o de una sesión de acupuntura debe notarse una mejoría, primer paso hacia una óptima forma física y psíquica.

La medicina china es producto de una civilización muy distinta a la nuestra y debemos hacer un esfuerzo para comprenderla en sus propios términos. Negar la eficacia de sus aportaciones basándonos en que sus presupuestos son extraños a nuestros paradigmas actuales, sería como negar que se pudiera crear belleza poética con sus, para nosotros absurdos, ideogramas.

El chino es un pensamiento coherente, bastante más experimentado que los nuestros, que no necesita que le hagamos pasar una reválida para hacerse comprensible a la más empírica de las culturas. Es de toda lógica que un mundo tan distinto ha de tener otra visión del cuerpo humano.

En la medida que la práctica que se deriva de sus teorías funciona, hemos de dar por buenas sus razones. Y, mucho más a menudo de lo que parece, también podremos… ¡ponerlas en práctica!

Antes de adentrarnos en las primeras prácticas sencillas de medicina china repasaremos en el capítulo siguiente sus rasgos más destacados.

Cómo utilizar este libro

Además del índice por capítulos, este libro contiene diversas partes sobre las teorías y filosofías de la medicina, nutrición y otros recursos de la medicina china para la salud. Describimos, por ejemplo, alrededor de 130 alimentos comunes (sus propiedades enérgicas, sus acciones terapéuticas, y remedios para cada

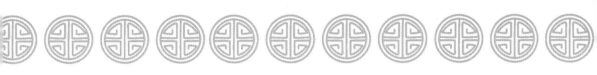

caso), junto a un apartado de remedios, en donde se ofrecen recomendaciones para los diferentes trastornos y afecciones más comunes.

Además, presentamos por vez primera, y dentro del apartado Yang Sheng sobre autocuración un apartado sobre cosmética y otro sobre emociones, explicados del modo más sencillo posible.

En todo caso, cuanto más se comprenda la filosofía que alberga la medicina china, más podréis obtener el mejor partido posible de los conocimientos específicos que se dan a lo largo del libro.

De todas formas, y para facilitar la utilización práctica de recursos, hemos preparado un índice final, en donde podréis consultar algunos de los remedios más indicados para cada afección. Por ejemplo, si buscas Dolor de cabeza en la parte 4, encontrarás los siguientes remedios terapéuticos a elegir entre:

Dolores de cabeza debidos al resfriado común o a la gripe

1. Prepara una infusión de jengibre y cebollas tiernas, déjala hervir durante cinco minutos; bébela e intenta sudar.
2. Toma vahos de vapor con la zona de la cabeza sobre una infusión de menta y canela que esté hirviendo; acto seguido sécate la cabeza y evita las corrientes de aire.
3. Prepara una infusión de flores de crisantemo, semillas de sen y bébela.
4. Haz una pasta con harina de trigo sarraceno y aplícala sobre la zona dolorosa hasta que sudes.
5. Bebe té verde.
6. Prepara unas gachas de arroz y agrega ajo y cebollas tiernas. Cómelo mientras esté caliente, métete en la cama bien tapado y suda.

....

Nota editorial

■ Hemos procurado evitar el uso exagerado de las letras mayúsculas, tan apreciado en la cultura tradicional china y en las traducciones sajonas occidentales.

■ Encontraréis alusiones a la energía designadas generalmente como *chi* (también, alguna vez, como *qi*). O a los ejercicios chinos del *Qi gong*, en expresión más popular entre nosotros que *Chi kung*, que es en cambio mayoritaria en otros países.

■ Finalmente, y buscando más fluidez y familiarización con los conceptos lo más rápida posible, no incluimos acentos en la transliteración –generalmente al inglés– de los caracteres originales chinos. Igualmente hemos evitado en lo posible la utilización de comillas y de la letra cursiva al designar las palabras o expresiones chinas.

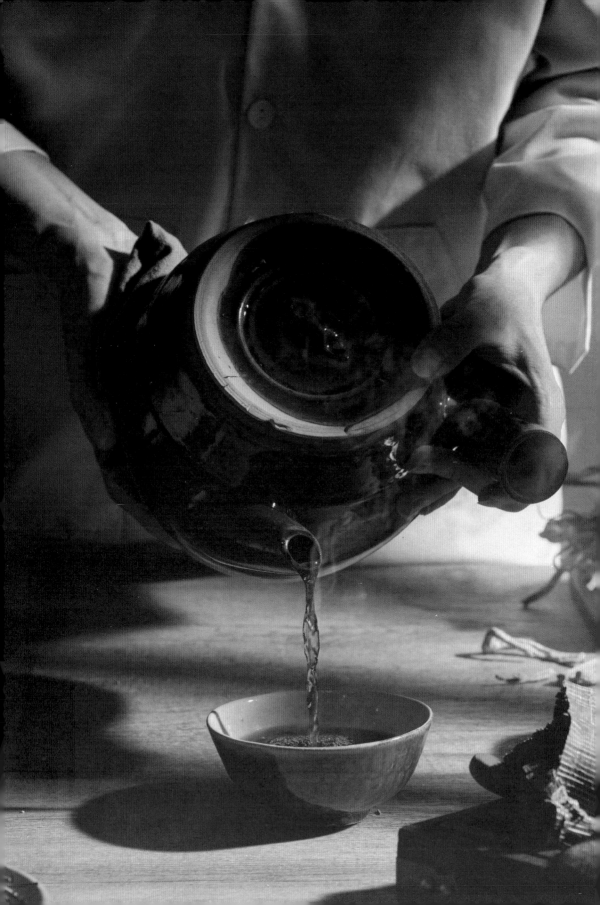

Medicina china en casa

Los rasgos más destacados de la medicina china

Recuerdo histórico. Fu Shui y los trigramas

Fu Shui, uno de los grandes sabios de la antigua China, descubrió ocho categorías de la energía universal, que más tarde se conocieron como el Ba Gua (u Ocho trigramas); se trata de una división más amplia de las dos categorías principales de energía natural conocidas como «*yin*» y «*yang*». El propio universo es una integración de estas dos fuerzas interrelacionadas, complementarias y a su vez opuestas que suele expresar el símbolo tan conocido ya en Occidente.

La realidad más profunda de la vida es el significado interior del yin y el yang, e, igual que el yin y el yang, la naturaleza del universo también tiende a ser armoniosa y equilibrada a la vez. Incluso acontecimientos que podrían calificarse de negativos o conflictivos, tan sólo son estadios en la búsqueda de una mayor armonía.

Armonía y equilibrio, los principios de la existencia universal, se convirtieron en la fundación del desarrollo cultural en la antigua China y se aplicaron de forma amplia en la vida pública y privada, así como en la práctica espiritual. Varias generaciones después, todo lo que expresaran estas calidades universales de equilibrio, armonía y simetría, pasaron a conocerse como taoísmo. Así, el Tao es el camino de la armonía universal a través de la integración.

Shen Nung y el emperador Amarillo

Otro gran sabio que vivió un tiempo después de Fui Shui fue Shen Nung, que utilizó estos principios para desarrollar la fitoterapia y la nutrición esencial. Tras él llego el célebre emperador Amarillo, que aparece entre los grandes pilares de la cultura china. Él desarrolló aún más las contribuciones de los primeros sabios, las utilizó en la política y en la vida en general, sobre todo en los campos de la medicina y la nutrición.

Fu Shi, Shen Nung y el emperador Amarillo son representantes importantes de la cultura taoísta china. Y, entre otras figuras importantes, recordaremos

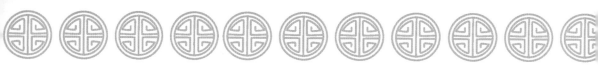

a Pung Tzu, considerado como el fundador del arte de la cocina y nutrición chinas. Pung Tzu aprendió todas las artes de la larga vida, incluido el do-in, la circulación de energía mediante ejercicios (qi gong, tai chi…), y el Fang zhong, el arte de las prácticas sexuales. La leyenda cuenta que Pung Tzu vivió hasta los 800 años, y que todavía estaba activo durante el mandato del Emperador Jou (alrededor del año 1123 a.C.).

Como descendientes de estos hombres de elevado nivel espiritual y dedicación al desarrollo humano, todavía hoy nos podemos beneficiar de sus grandes hallazgos y contribuciones. En la actualidad son muchos los médicos y terapeutas chinos que, a través de las artes curativas chinas tradicionales y la fitoterapia, resuelven con gran éxito todo tipo de trastornos.

Vamos a hacer ahora una mirada resumida a unas cuantas ideas básicas de la Medicina Tradicional China.

Cronobiología china

La visión china del hombre y del universo está integrada en la teoría de los Cinco Elementos y en la influencia del Cielo y la Tierra. La teoría de los Cinco Elementos es una de las bases fundamentales del pensamiento chino. A partir de esta teoría se pueden ordenar los diferentes fenómenos de la realidad en cinco clases, identificadas por uno de los cinco elementos, cuyo conjunto representa el orden armonioso del cosmos. Cualquier aspecto de la vida se puede explicar con esta teoría, ya sea la filosofía, la organización social, las prácticas rituales y la medicina.

Los cinco elementos representan las cinco clases a las que pertenecen los fenómenos naturales. Son la Madera, el Fuego, la Tierra, el Metal y el Agua.

A cada elemento se le asocia una estación, una orientación, un color, un olor y un sabor, así como un estado psíquico, un órgano, unos meridianos… Podéis ver las correspondencias de los cinco elementos en la Tabla 2 de la pág. 26.

Correspondencias

Estas asociaciones se aplican luego de forma práctica. Así, en el plano fisiológico es normal que el hígado o la vesícula biliar presenten en primavera un exceso de energía con respecto a los demás órganos. Una persona que normalmente

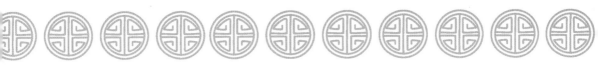

presenta un exceso de energía en el hígado deberá tomar medidas preventivas cuando se acerque esta estación, mientras que otra persona tendente a sufrir insuficiencias hepáticas notará alivio en primavera.

Al verano le corresponde un exceso energético en el corazón. A la quinta estación, en el bazo. Al otoño, el pulmón. En invierno al riñón.

Por otro lado, la inclinación a la tristeza de una persona puede provenir de un desequilibrio energético del pulmón o del intestino grueso, mientras que el gusto por lo salado de otra puede ser signo de un problema renal. De todo esto se desprende la importancia que tiene para el acupuntor conocer estas relaciones y el tener en cuenta la estación en la que se encuentra, para evaluar el estado energético de su paciente correctamente.

Los «Cinco Elementos»

Cada elemento está ligado con el que precede y con el que le sigue en el ciclo de los cinco elementos. Cada uno es la «madre» del elemento que tiene detrás e «hijo» del que va delante.

Así, el Fuego engendra la Tierra –el fuego se reduce a cenizas, la ceniza se mezcla con la tierra–. La Tierra engendra al Metal –los metales nacen de las entrañas de la tierra–. El Metal engendra al Agua –todo metal puede volverse líquido, y el agua representa los líquidos en general–. El Agua engendra a la Madera –el agua es necesaria para el crecimiento y desarrollo de los vegetales–. La Madera engendra al Fuego (ver gráfico sobre los Cinco Elementos en pág. 16).

A esta sucesión de los elementos, o deberíamos decir mejor, de «Procesos elementales» (ver pág. 246) corresponde la sucesión de las estaciones.

El pensamiento chino incluye una quinta estación conocida como interestación, que está situada entre el ciclo del verano y el del otoño. La quinta estación corresponde a un período de 18 días situado entre cada estación, por lo tanto, se repite cuatro veces al año, pero la más importante se sitúa entre el verano y el otoño. Es en este momento cuando el bazo, que se asocia a esta estación, recibe su aumento de energía.

Este ciclo corresponde al que cada año efectúa la energía en el organismo en relación con los ritmos cósmicos. Permite comprender mejor las influencias entre los órganos. Por ejemplo, es normal que una debilidad del hígado en primavera vaya seguida de una debilidad del intestino delgado en verano.

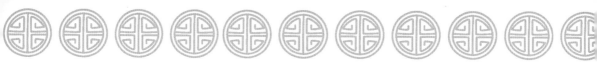

Pero existe otra forma de interacción entre los elementos que se expresa con el ciclo *Ke* o ciclo de destrucción. Representa las interacciones problemáticas entre los elementos. Su conocimiento permite comprender el origen de ciertas enfermedades. La hipertensión, por ejemplo, se debe generalmente a un exceso de energía del riñón, elemento agua.

El orden universal

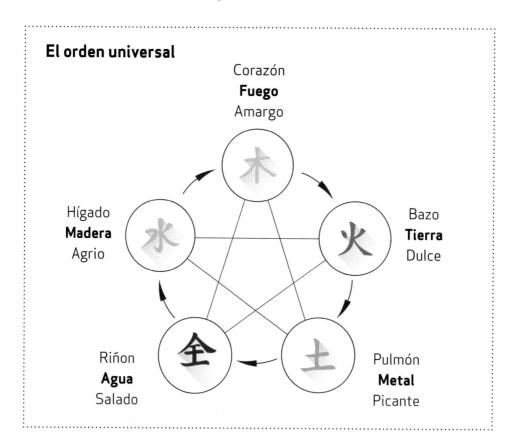

Corazón
Fuego
Amargo

Hígado
Madera
Agrio

Bazo
Tierra
Dulce

Riñon
Agua
Salado

Pulmón
Metal
Picante

Influencias terrestres y celestes

El Cielo y la Tierra simbolizan, en la filosofía china, las partes constituyentes del universo, opuestas y complementarias como la pareja Yin y Yang. El hombre es el intermediario entre el cielo y la tierra, por eso recibe las influencias de ambos. Estas influencias se expresan con la interacción entre un ciclo de influencias terrestres con base 10 y un ciclo de influencias celestes con base 12.

Como ya se ha explicado, cada órgano recibe un exceso de energía en una estación determinada. Pero este exceso no aparece súbitamente al comienzo de

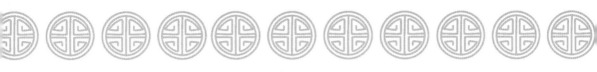

la estación para pasar de golpe al siguiente órgano cuando termina ésta, sino que cada órgano se carga de energía poco a poco al comienzo de la estación, hasta alcanzar su punto máximo y descargarse poco a poco al final de la estación.

Hay, pues, una fase ascendente y una fase descendente de energía en cada órgano, y la combinación de ambas fases de cada uno de los cinco órganos asociados a los cinco elementos engendra el ciclo de diez *Gan*, o influencias terrestres.

El ciclo de las influencias celestes es completamente diferente y no está asociado a los cinco elementos. Se trata de un sistema con base 12, los doce *Zhi*, que se pueden relacionar con nuestros doce meses del año o los doce años de la astrología china.

El ciclo de las doce influencias celestes se deduce de los seis tipos de energías climáticas: frío, calor, *feng*, fuego, húmedo y seco.

Feng representa al viento más todo lo que transporta –microbios y, por lo tanto, todos los factores de epidemias–. Las seis energías climáticas están en relación con el sistema de los seis grandes meridianos, que son la asociación de los doce meridianos principales dos a dos. Cada uno de los seis climas y cada uno de los seis grandes meridianos que se tratan en la terapéutica de la acupuntura, se encuentra dos veces en el ciclo de las doce influencias celestes.

El ser humano está sometido tanto a las influencias celestes como a las terrestres. Así, la circulación de su energía en el sistema de los meridianos se desarrolla en diez fases sucesivas cada año. Este ciclo corresponde a las influencias terrestres. Pero la misma energía también está sometida a las doce influencias celestes y sufre los ataques de los seis climas.

Por este motivo, si se ponen en relación, en un determinado año, una de las diez influencias terrestres con una de las doce influencias celestes, se podrán conocer las correspondencias entre los ataques de las influencias climáticas y el estado energético normal de los órganos para cada momento del año. La correspondencia entre tal influencia celeste, ataque climático y la influencia terrestre, un estado energético de los órganos, se volverá a producir cada sesenta años.

La eficacia de ciertos puntos de acupuntura depende del conocimiento de estos dos tipos de influencias. Permite también prever el desarrollo de una enfermedad o, por el contrario, remontarse a su origen.

La medicina china antigua estableció la correspondencia entre ambos ciclos, pero la contraposición a Occidente es muy difícil, porque las referencias astronómicas de la antigüedad china no son las mismas que las nuestras.

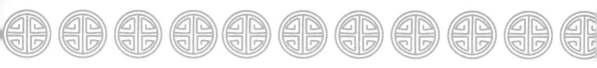

El Triple calentador

Los médicos chinos clasificaban las vísceras en dos grandes grupos: cinco *zang* y seis *fu*. Según la bibliografía médica clásica, zang son los órganos que almacenan la energía y fu los que transforman en energía la comida y la bebida.

- Los cinco órganos *zang* o de almacenamiento son el corazón, el hígado, el bazo, los pulmones y los riñones.
- Los seis órganos *fu* o de transformación son el intestino delgado, la vesícula, el estómago, el intestino grueso, la vejiga y el triple calentador.

El triple calentador, que para los chinos es un órgano fu o de transformación, hace referencia a los **tres niveles de cavidades del cuerpo** que son el pecho y la parte superior y la inferior del abdomen, donde se llevan a cabo la respiración y las funciones de la digestión y la urogenital.

Como afirma el maestro Wong Kiew Kit, «El triple calentador es una de las principales fuentes de energía para la mayor parte del cuerpo humano. Si nos resulta extraño que los chinos lo consideren un órgano, es probable que se deba a que estamos condicionados por nuestra concepción occidental de la medicina. De hecho, tanto desde el punto de vista anatómico como desde el fisiológico, el triple calentador tiene más derecho a ser un órgano que muchas otras partes del cuerpo que la medicina occidental tradicionalmente considera órganos, como la piel y el apéndice».

El fuego es el mandato de vida que se adquiere en la concepción. Se debe cuidar hasta que él mismo se apague en el momento de la muerte.

«Triple calentador» (o «sistema de las tres calderas») es el nombre que se atribuye al sistema funcional de mantenimiento de la vida. Es de remarcar la cifra tres. En la simbología china, el tres expresa el ternario Cielo-Tierra-Hombre, que implica recibir del cielo y de la tierra; transformar a nivel humano y emitir hacia el cielo y hacia la tierra.

Los términos calentadores, calderas, tienden a hacer perceptible y evidente la importancia de la función: transformar por el fuego. Esta terminología, en principio de origen culinario, es sobre todo alquímica. Concierne al conjunto de procesos que permiten a una persona transmutar lo que absorbe del Cielo-Tierra, y separar los elementos que lo vitalizan de los residuos, manifestando

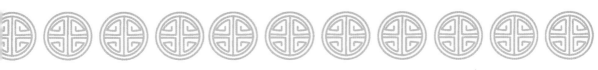

así, según el Yin-Yang: los sólidos y los líquidos, por una parte, los afectos y emociones por otra.

El sistema de las tres calderas puede esquematizarse de la siguiente manera:

■ Una primera parte superior se encuentra por encima de la entrada del estómago y corresponde a la introducción de los alimentos.
■ Una segunda parte media se sitúa a nivel del estómago y asegura la transformación del agua y de los alimentos como por cocción. La esencia destilada como vapor sube hacia los pulmones donde se transformará en sangre.
■ La tercera parte se extiende hasta el recto y tiene como función esencial la evacuación de los alimentos.

Además de estas tres partes claras, el triple calentador cuenta con dos elementos que le confieren un carácter a la vez anatómi-

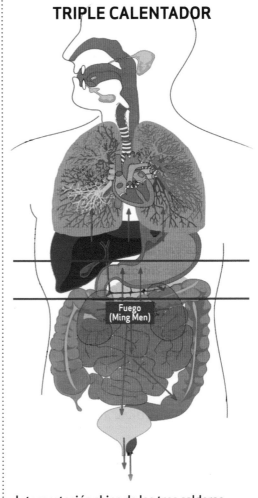

TRIPLE CALENTADOR

Fuego
(Ming Men)

Interpretación china de las tres calderas (superior, media, inferior).

co y funcional: el *Ge* y los *Cou-Li*. «Ge» significa que separa. Se sitúa, en lo alto, entre la nariz y la boca, y en lo bajo, a la entrada del estómago. Por una parte, es «el que conduce» desde los orificios de la cara a los pulmones y al estómago, y, por otra, constituye un filtro por el que transitan los elementos que suben reuniendo la parte superior y los que descienden. En consecuencia, separa y reúne.

Los Cou-Li representan una combinación de alineamientos de carnes y de piel, una red de envoltorios (aponeurosis) musculares y viscerales y, de alguna manera, una red de ligazones interviscerales.

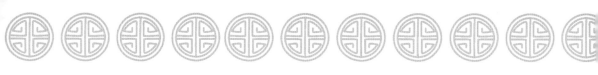

Estos dos elementos orgánico-funcionales resumen toda la fisiología del triple calentador: separar, transformar y distribuir según el modelo Cielo-Tierra-Hombre, elaboraciones y metamorfosis en relación con el Fuego.

Las energías

Tal como se emplea en medicina, los chinos han clasificado la energía de diferentes formas. La energía cósmica procede del cielo, mientras que la energía terrestre procede de la tierra, a través de los alimentos y las bebidas; las dos reaccionan para formar la energía vital, que es esencial para la vida. La energía original que procede del padre y de la madre que dieron vida al feto, así como la energía que proporciona la madre dentro del útero, se denominan energía prenatal, mientras que toda la energía que el niño recibe después del nacimiento es energía posnatal. La energía que es buena para el cuerpo es energía «buena» (la conocemos como energía vital), mientras que la energía que es perjudicial para la salud es la energía «mala». La energía que se encuentra en los órganos internos (que hace que desempeñen sus funciones fisiológicas) se lla-

Los armoniosos movimientos del tai chi (en la imagen) y el qi gong son ideales para equilibrar y armonizar las energías.

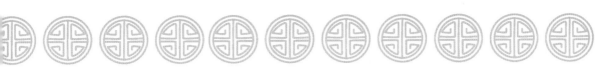

ma energía de los órganos, y se divide en energía zang y energía fu, y a su vez se clasifica de acuerdo con los órganos respectivos, como energía del hígado, energía del estómago, etcétera. La energía que nutre el cuerpo se conoce como energía nutriente, mientras que la que lo defiende de las interferencias externas se llama energía de defensa.

La energía que fluye por los meridianos es la energía de los meridianos, mientras que la que un maestro transmite a otro es la energía externa.

Esta clasificación es una convención, y los términos coinciden a menudo. Por ejemplo, la esencia de los nutrientes que circula por un meridiano se llama energía de los meridianos; cuando penetra en el intestino grueso para contribuir a su funcionamiento forma parte de la energía del intestino grueso, pero si nutre las células del intestino grueso se denomina energía nutriente.

Puede ser que estos términos chinos, como «energía buena» y «energía mala», nos parezcan ingenuos o imprecisos. Eso se debe a la diferencia lingüística entre nuestra lengua y el chino, porque en este idioma los términos resultan poéticos y están cargados de sentido.

El *chi* (*Qi*, *Chi*…), o energía vital, es el medio por el cual se manifiesta la vida. La energía auténtica (*Zhen qi*) viene del Vacío y representa la reunión y la síntesis de todas las formas del *chi*. Lo mismo sucede en el ser humano, donde todas las formas de energía se reúnen en el pulmón y se desarrollan en espiral en el organismo, al ritmo de la inspiración-espiración.

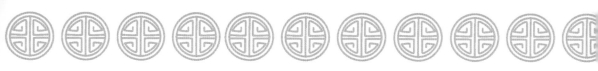

Las diferentes energías o «hálitos» se pueden clasificar en dos partes: los ligados al Cielo Anterior (CA), es decir a lo innato, al potencial creador, y los ligados al Cielo Posterior, es decir, los adquiridos, ligados a la actualización.

■ Ligados al Cielo Anterior (CA), tenemos:
• *Yuan qi:* es el hálito original, enraizado a los riñones. Circula en todo el organismo por las vías del triple calentador y anima las funciones.
• *Jin:* esta energía conservada en los riñones distingue al ser humano del animal, las plantas y los minerales. También se la llama «cósmica», porque nos devuelve a la constitución de la manifestación.

Estos dos hálitos constituyen el fundamento de la vida. En consecuencia, se agotan progresivamente en el curso de la existencia. Su extinción determina la muerte de la persona.

■ Entre los ligados al Cielo Posterior encontramos:
• *Jing:* es la quintaesencia del CA de los productos alimenticios. Aparece en el curso de las operaciones de digestión,. Es el soporte del *chi* (*qi*) y de todas sus mutaciones, se almacena en los riñones, completa el Jin del Cielo anterior y nutre el Fuego vital.
• La sangre se caracteriza por tipos de energía: el Viento, que corresponde a la movilidad conferida por el hígado; el Fuego, que asegura el calor dado por el corazón; el hálito nutricional y defensivo de la sangre (*Ying qi*, o *Rong qi*, en el aspecto nutricional), que lo produce el calentador medio y que es la fuerza vital.
• La energía defensiva *Wei qi* toma su fuente en el calentador inferior. Esta energía protege la piel y el conjunto del organismo, circulando fuera de los meridianos y los vasos.
• *Zong qi*, es la energía «ancestral». Se constituye por hálitos mezclados de *Ying* y *Wei*, además del aire inspirado.
• Los líquidos orgánicos *Yin Ye* se producen en el calentador medio con el *Jing, Jin* y *Ye*, representando los diversos aspectos yin-yang del agua.

Formados con el *Jing*, sufriendo la acción del fuego, dan el *chi* (en sentido amplio) a nivel del fogón inferior y la sangre al calentador superior.

Garantizan la cohesión del ser energético tal como los huesos garantizan los del armazón. Esta función de coherencia está dirigida por los riñones.

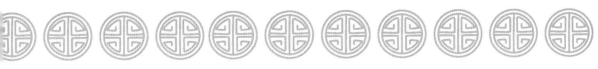

FISIOLOGÍA DEL TRIPLE CALENTADOR

Los tres calentadores	Imagen del calentador	Funciones generales	Órganos relacionados
Superior	Cielo	Acoger (aire, alimentos, energías)	Pulmones y corazón
	Niebla	Hacer circular (Chi y sangre)	
Medio	Hombre	Transformar alimentos	Bazo y estómago
	Maceración	Transportar sustancias puras	
Inferior	Tierra	Encaminar y eliminar	Hígado y riñón
	Canal (de irrigación) Impurezas	Sustancias impuras	Intestino delgado Vejiga e intestino

Los chinos no establecen distinción entre la circulación pulmonar y la circulación general, entre la circulación visceral profunda y la circulación periférica de los miembros en particular, ni entre las venas, las arterias, los capilares, los linfáticos, los tendones y los nervios.

La única diferencia entre estos canales consiste en que algunos son yang y otros yin. En vez de la organización occidental cardio-periférica, encontramos un sistema de red profunda, correspondiente a los meridianos tendino-musculares y ramas que unen estos sistemas con los órganos y las vísceras.

Esta base anatómico-fisiológica de canales será esencial para comprender la patogenia y patología chinas. Gracias a estas conexiones superficiales y profundas se comprende que un órgano pueda estar relacionado con cierto número de

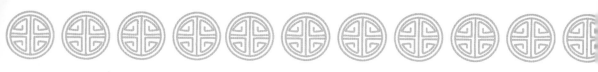

canales periféricos distantes, y que el conjunto de estos elementos forme una esfera de influencia en conexión más o menos directa con el órgano en cuestión.

A través de los diferentes meridianos, que conectan todo el cuerpo entre sí, circula la energía ancestral. El conjunto de este sistema de canales entraña cierto número de puntos, más exactamente «huecos», a nivel de los cuales la energía externa podrá penetrar o, inversamente, la energía intentará salir.

Acupuntura

Llamamos acupuntura al arte de dirigir la energía vital por todo el cuerpo, a través de las agujas, para recuperar la salud. En la acupuntura moderna, solo se mantienen las nociones de canales y de circulación de energía, así como las de vacío y plenitud.

La acupuntura no ha sido nunca la única herramienta de los médicos chinos. Siempre va asociada con la dietética, la higiene general y sexual, la cultura física, las técnicas respiratorias.... A pesar de esto se suele asociar acupuntura con medicina china.

La palabra acupuntura fue acuñada por los misioneros jesuitas del siglo XVII en China. Expresa la utilización de agujas (acu) en las que la implantación y las manipulaciones específicas (puntura) sobre los puntos de los meridianos determinan movimientos controlados de las energías vitales. Estos permiten desbloquear, rellenar o vaciar, según las manifestaciones clínicas, uno o varios sistemas energéticos, correspondientes a los meridianos, a los órganos o a las funciones vitales.

La historia de la acupuntura se remonta a 3.000 años atrás y quizás aún más, a la era legendaria de la historia china, hace 5.000 años. En el momento en que escuelas filosóficas como el taoísmo o el confucionismo aparecieron, la medicina experimentó un nuevo comienzo. Los chinos buscaban leyes racionales y comprensibles, y relaciones que pudieran explicar el dilema de la enfermedad y de la salud. Llegaron a la conclusión de que, igual que el universo estaba sustentado por energías naturales, así también lo estaban los seres humanos.

Las energías básicas descritas por los chinos son yin y yang, los famosos opuestos complementarios del pensamiento chino. Son cualidades de energía que controlan la salud entera de una persona. Yin está asociado con cualidades como

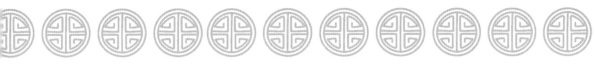

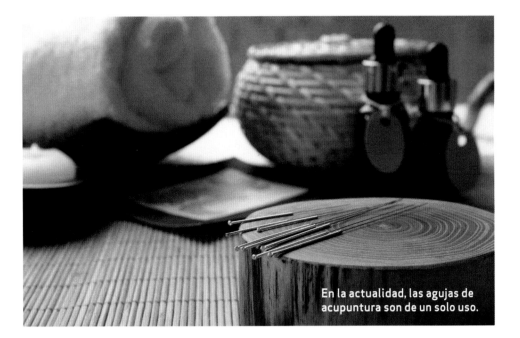

En la actualidad, las agujas de acupuntura son de un solo uso.

frío, descanso, interés, pasividad, oscuridad, interioridad, descenso, introversión y nutrimiento. Yang está asociado con el calor, estimulación, movimiento, emoción, luz, ascenso y aumento. No hemos de olvidar la teoría de los Cinco Elementos (o «procesos elementales») como factor relacionado con la salud.

La preocupación primordial de la medicina china es el terreno generalizado del Ser, el chi corporal. El tratamiento se dirige hacia este terreno, en lugar de hacerlo hacia una parte concreta del cuerpo, enfermedad o síntoma.

Las sofisticadas técnicas actuales han comprobado unas variaciones electromagnéticas importantes en diferentes zonas de la superficie epitelial. Existen lugares muy precisos de la piel en los que la resistencia eléctrica es sumamente débil y mantienen un potencial eléctrico elevado; además, concentran selectivamente los trazadores radiactivos.

Esos lugares característicos coinciden con exactitud con los puntos de acupuntura, determinados probablemente, hace más de veinte siglos, por la intuición humana. Sin embargo, no se ha encontrado estructura anatómica alguna debajo de la piel en la situación de dichos puntos. Los puntos conocidos en la actualidad llegan casi al millar. Se encuentran alineados formando unos recorridos a lo largo del cuerpo: son los llamados «meridianos».

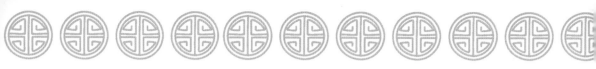

ASOCIACIONES DE LOS CINCO PROCESOS ELEMENTALES

Elemento	Fuego	Tierra	Metal	Agua	Madera
Meridiano Yin	Corazón Constrictor del corazón (pericardio)	Bazo	Pulmón	Riñón	Hígado
Meridiano Yang	Triple Calentador Intestino delg.	Estómago	Intestino grueso	Vejiga	Vesícula biliar
Tejido	Vasos sanguíneos	Carne	Piel	Hueso	Músculo
Emoción	Regocijo	Simpatía	Dolor	Miedo	Furia
Color	Rojo	Amarillo/ Naranja	Blanco	Azul/ Negro	Verde
Modo de tiempo de cambio	Tristeza/ Aflicción Melancolía	Testarudo	Tos/Rascar Nervioso	Temblar	Control
Sonido	Risa	Canto	Llanto	Gruñir	Gritos
Estación del año	Verano	Finales de verano	Otoño	Invierno	Primavera

Puntos y meridianos de acupuntura

Los puntos son localizaciones cutáneas muy precisas, de apenas dos milímetros de diámetro. Se encuentran colocados a lo largo de un sistema de canales o meridianos invisibles que se considera que unen las distintas energías del cuerpo. La disfunción de un órgano interno provoca en algunos de estos puntos una hipersensibilidad particular, siendo a veces dolorosos. Cuando la función regresa

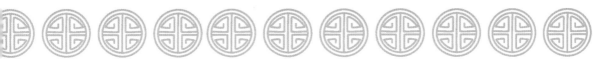

a la normalidad esta sensibilidad desaparece. Es esta sensibilidad la que permite establecer un diagnóstico y un seguimiento de cada trastorno.

La teoría clásica reconoce unos 365 puntos de acupuntura, pero el número total ha aumentado ahora a unos 2.000. Todo punto de acupuntura posee tres niveles: la superficie de la piel, un nivel intermedio y el de profundidad máxima, que varían según la región del cuerpo que se trate. El método principal del acupuntor para cambiar la desarmonía del chi corporal consiste en estimular los puntos específicos del cuerpo. (Ver gráfico en pág. 32).

A cada órgano le corresponde un meridiano. En total existen 24 meridianos, simétricos, doce en un lado y doce en otro. De esos 12, seis transcurren sobre la cara externa de los miembros y por ello son yang, en correspondencia con órganos yang (órganos que transforman los elementos exteriores en energía y sangre).

■ Son meridianos yang: el del intestino delgado, el «triple calentador» (que engloba las funciones respiratoria, digestiva y genital), el del intestino grueso, el estructuras nerviosas, bien conocidas y clasificadas anatómicamente, el de la vejiga, el de la vesícula biliar y el del estómago.

■ Los seis meridianos yin recorren la cara interna de los miembros y corresponden a órganos yin (órganos almacenadores y purificadores de sangre): el de los pulmones, el «guía del corazón» (se refiere a la totalidad del sistema circulatorio), el del corazón, el del hígado, el del bazo y el de los riñones. (ver recuadro).

Es curioso observar que los antiguos chinos ignoraban el páncreas.

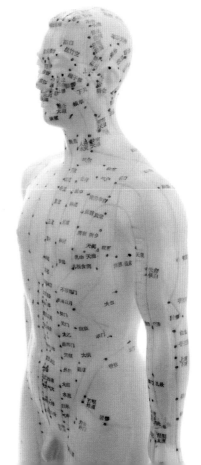

Tratamiento

Para decidirse por un determinado tratamiento, el acupuntor busca señales que podrían parecer extrañas al pensamiento occidental: «¿Ayuda el baño caliente? ¿Tienes un sabor de boca extraño? ¿Te sientes distinto por la mañana que por la tarde? ¿Quién te hace enfadar?» El acupuntor también examinará partes del cuerpo que otros

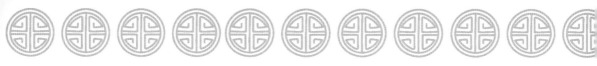

sistemas médicos no considerarían importantes. Puede palpar la piel o las palmas de las manos, mirar la lengua del paciente, cuya textura, color, tamaño y grado de humedad ofrecen una prueba para conocer el terreno interior.

Conexiones

Todos los meridianos citados se comunican entre sí por conexiones secundarias. La teoría clásica reconoce además otros dos meridianos que formarían una pequeña circulación independiente: el «vaso Concepción» y el «vaso Gobernador», situados en la línea media del cuerpo, el primero anterior y ying, el segundo posterior y yang.

El meridiano pone en relación a los puntos cutáneos con el órgano correspondiente, hace comprender y utilizar la circulación de energía en la que se basa la medicina china y también nos acerca a la comprensión de los pulsos chinos.

Los pulsos chinos

En acupuntura –y en la medicina china en general– es indispensable el conocimiento de los pulsos. A través de ellos se conoce el órgano que está alterado y se relaciona con su meridiano, sabiéndose así los puntos que hará falta estimular. El estudio de los pulsos permite un análisis cualitativo para determinar el exceso o la insuficiencia del órgano alterado.

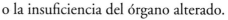

Hay alrededor de unas treinta calidades de pulso, que hay que distinguir con la sensibilidad táctil de las yemas de los dedos.

Por eso la técnica china de la toma de los pulsos es muy delicada; está sujeta a muchas variaciones y su práctica requiere una gran exactitud. Diferenciar entre pulso lento y relajado, entre superficial y profundo, duro y blando, largo y corto, etc., para nosotros, acostumbrados casi únicamente a detectar el número de pulsaciones, no es tarea fácil.

Lo más interesante de este análisis de los pulsos es que permite llevar a cabo un «diagnóstico funcional». Esto significa apreciar pequeñas alteraciones en personas consideradas sanas tras una escrupulosa revisión médica, es decir, per-

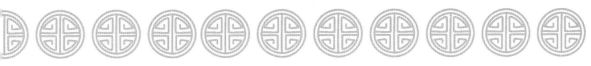

sonas que no manifiestan síntomas ni signos aparentes de enfermedad. A partir de este diagnóstico –que no es equiparable a ninguno de los que dispone la medicina científica moderna–, se puede instaurar un tratamiento adecuado con acupuntura. Se trata entonces de curar antes de enfermar o, dicho de otra manera, de mantener la salud.

Todos los acupuntores toman el pulso. Su conocimiento es indispensable en acupuntura. A través de él se conoce el órgano que está alterado, éste se correlaciona con su meridiano y así se sabe los puntos que hará falta estimular.

Sobre los puntos de acupuntura específicos: cada punto ejerce una acción terapéutica definida, es decir, que uno puede aumentar un tipo especial de yin en los pulmones, por ejemplo, mientras que otro añadirá un tipo especial de yang en los riñones. El acupuntor elige e inserta las agujas en los puntos más apropiados para tratar la disarmonía concreta del paciente.

La profundidad de inserción de la aguja varía según el lugar que el acupuntor elija para su aplicación. Por ejemplo, en la punta de los dedos solo se insertan uno o dos milímetros. Las agujas modernas están fabricadas de acero inoxidable y son tan finas como un pelo. Y no causan apenas ninguna incomodidad cuando se insertan correctamente.

El número de agujas a colocar, la profundidad y el ángulo al que hay que introducirlas, el número de sesiones, y algunas variables más, dependen de cada caso particular. Sólo recalcar que el conocimiento exacto de los puntos de acupuntura conduce a utilizar menos agujas, porque en demasiadas ocasiones el excesivo número se debe a falta de precisión.

La salud es el juego conjunto y armónico de las energías naturales, mientras que una desproporción o desequilibrio de estas provoca la enfermedad. Con la acupuntura se retorna al equilibrio energético que la persona necesita para estar sana.

¿Para qué está indicada la acupuntura?

La verdadera indicación de la acupuntura es la alteración funcional, en la que consigue una curación completa y definitiva. Repetiremos su esencial acción profiláctica previa a la instauración de cualquier enfermedad. Cuando existe una lesión orgánica, la acupuntura puede lograr mejoras importantes, pero no hay que esperar la curación total. Sin embargo, su campo de acción es amplio, abarca desde las disfunciones de todos los órganos internos hasta las enfermedades infecciosas, pasando por los dolores de todo tipo.

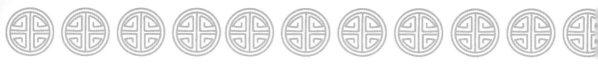

Se ha extendido mucho la fama de la inocuidad de la acupuntura, pero cuidado: eso solo es cierto si el terapeuta es un buen conocedor de la técnica. Existen contraindicaciones formales; los excesos de todo tipo son los más importantes, ya sea por exceso de comida, de alcohol, excitación nerviosa, grandes emociones, etc. También hay que tomar precauciones en una mujer embarazada.

Moxibustión

La moxibustión es la acción de una fuente de calor realizada por la combustión sin llama de una planta, la artemisa (*Artemisa sinensis*), directa o indirectamente sobre la piel del enfermo, en los puntos de los meridianos, para restablecer las funciones vitales perturbadas.

Desecada y reducida a polvo, la artemisa aporta, al ser consumida a nivel de un punto de meridiano, una mejora de la energía vital yin o yang. Los desequilibrios, definidos en términos de vacío, deben ser «rellenados» y tonificados y, salvo contraindicación, es la moxa la que favorece este tratamiento.

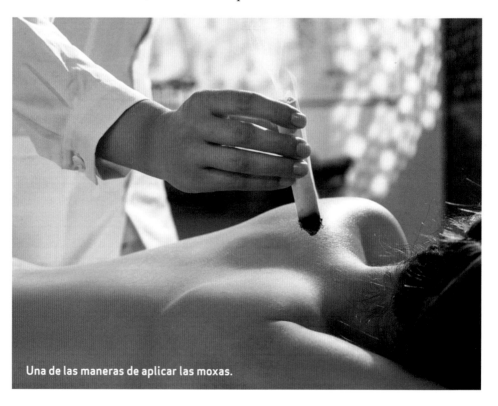

Una de las maneras de aplicar las moxas.

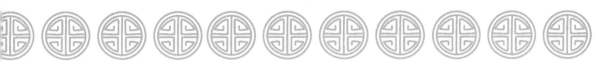

La moxibustión se puede efectuar por sí sola o combinada con la acupuntura. Los efectos de las moxas son prácticamente idénticos a los de las agujas.

Esta técnica se practica de diversas maneras según el efecto buscado: la moxa que arde y hace una cicatriz es un cauterio, donde los efectos son necesarios en las parálisis por vacío de yang y en el caso del «frío» profundamente enquistado que debe ser tratado de forma energética.

Las moxas suelen utilizarse en forma de conos o de bastoncillos. El tratamiento puede hacerse directamente sobre el punto o sobre la zona de aplicación, o indirectamente por medio de sal, jengibre, ajo, o bien fijando un trozo de artemisa sobre una aguja de acupuntura ya insertada.

La calorificación local eléctrica aporta elementos positivos al tratamiento –evita el humo y el olor de la combustión de la artemisa– pero la duración de los efectos es menor si los comparamos con los obtenidos con la ayuda de la planta.

Otras técnicas

También en otros lugares de Oriente, como en Japón o en Vietnam, podemos encontrar técnicas de gran valía, más o menos relacionadas con la acupuntura, o con los puntos o zonas reflejas en el cuerpo. Entre ellas encontraremos las técnicas de manopuntura, de auriculoterapia (ideal para dejar de fumar y en casos de obesidad), o de reflexología facial –como el *Dien cham*–, con excelentes resultados.

Solo con los dedos: digitopuntura o acupresión

La digitopuntura o acupresión (o Do-in) es una técnica que deriva de la medicina china y consiste en estimular los puntos de acupuntura no con agujas, sino por la presión de los dedos sobre los meridianos. A diferencia de otras técnicas, como el shiatsu, el popular masaje japonés que se practica sobre el cuerpo entero, la digitopuntura se aplica localmente, y con ella se puede:

- Liberar la tensión acumulada
- Aumentar la circulación sanguínea
- Reducir el dolor
- Favorecer la relajación

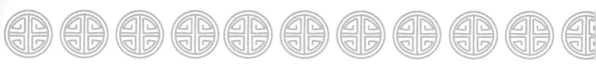

LOS MERIDIANOS DEL CUERPO

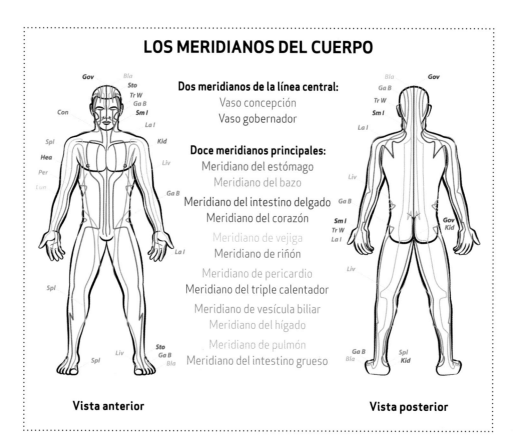

Dos meridianos de la línea central:
Vaso concepción
Vaso gobernador

Doce meridianos principales:
Meridiano del estómago
Meridiano del bazo
Meridiano del intestino delgado
Meridiano del corazón
Meridiano de vejiga
Meridiano de riñón
Meridiano de pericardio
Meridiano del triple calentador
Meridiano de vesícula biliar
Meridiano del hígado
Meridiano de pulmón
Meridiano del intestino grueso

Vista anterior

Vista posterior

¿Cómo funciona?

Muchas técnicas de masaje se aplican para corregir disfunciones fisiológicas y psicológicas del paciente según el concepto de los cinco procesos elementales. Por ejemplo, un paciente con hipertensión se describe simbólicamente en términos chinos como alguien que sufre de «exceso de madera yang por insuficiencia de agua yin». Esto se debe a que la enfermedad tiene su origen en un aumento de la energía del hígado como consecuencia de un funcionamiento insuficiente del riñón; y el hígado y los riñones se corresponden con los procesos elementales de la madera y el agua, respectivamente. Para tratar la hipertensión, el masajista manipula de tal manera que el exceso de energía yang desciende de la cabeza a los pies y se incrementa la energía del riñón. Tanto el flujo del exceso de energía yang como la energía del riñón corresponden al proceso del agua. En este caso, el terapeuta aplica el principio de que el «agua nutre la madera» para superar la hipertensión.

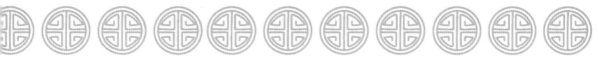

El tercer concepto importante para explicar el funcionamiento de la terapia de masaje es el concepto del cosmos interno del ser humano, es decir, sus órganos internos y las funciones de la energía y la sangre.

Los maestros chinos han descubierto algunos conocimientos increíbles con respecto a la relación ente el estado fisiológico del hombre y la enfermedad, y han reunido esta información en principios como «cuando el corazón y el pulmón están enfermos, su energía se retiene en el codo», «cuando está enfermo el hígado, se retiene en las axilas», «cuando está enfermo el bazo, en el muslo», «cuando está enfermo el riñón, en parte posterior de la rodilla», «el hígado corresponde a los músculos y los tendones», «el bazo afecta a la carne de todo el cuerpo», «el pulmón corresponde a la piel y el cabello» y «el riñón afecta a los huesos».

Los meridianos y la piel

Estos conocimientos son muy útiles para el diagnóstico y el tratamiento. Por ejemplo, cuando un masajista descubre que su paciente tiene la energía bloqueada en el codo, esto indica que su enfermedad está localizada en el sistema del corazón o en el de los pulmones; el tratamiento lógico consiste en liberar esta energía que tiene bloqueada en el codo. Cuando comprueba que tiene la carne mal formada, esto sugiere una enfermedad del sistema del bazo y, por lo tanto, el tratamiento lógico consiste en masajear el meridiano del bazo para mejorar el funcionamiento de este órgano.

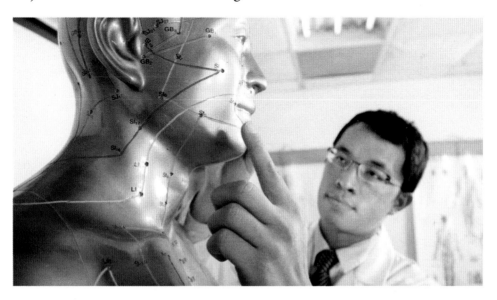

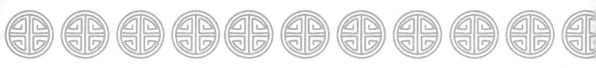

El cuarto concepto importante es el sistema de los meridianos. Los chinos descubrieron que los músculos del cuerpo están relacionados con los meridianos. Por ejemplo, los músculos del dedo índice, los flexores de la mano y de la muñeca en el borde exterior del cúbito, los deltoides lateral y anterior del brazo y el esternocleido del lateral del cuello se ven afectados por el meridiano del intestino grueso.

No nos cansaremos de repetir que la enfermedad se produce como consecuencia de la interrupción del flujo armonioso de energía vital en los meridianos, de modo que comprender bien los meridianos y sus puntos de energía es fundamental para que el terapeuta pueda masajear las partes adecuadas del cuerpo a fin de restablecer el flujo armonioso de energía.

Por eso, si en algún momento sufres un dolor de cabeza, te sientes agotado por un largo día de trabajo o quieres mejorar tu circulación, no lo dudes. Pon en práctica estos 5 puntos y luego descubre cómo te sientes:

1. Acupresión en el tercer ojo

La acupresión en el llamado «tercer ojo» es uno de los puntos más comunes a la hora de tratar las migrañas o dolores de cabeza.
■ Este punto se sitúa justo en el centro de las cejas, por encima de la nariz.
■ La aplicación de presión en esta zona estimula múltiples vasos sanguíneos. Así mejora la circulación y oxigenación del sitio. Puede favorecer con ello el tratamiento de problemas de piel (bolsas, ojeras…).

Para estimularlo tienes dos mecanismos:
■ El primero es simple: solo tienes que aplicar presión con tu dedo índice durante 60 segundos.
■ La segunda forma es muy relajante: sin levantar el dedo del «tercer ojo», ejerce un movimiento circular.

2. El punto bambú

El punto bambú, está indicado para la relajación, aliviar el estrés y descongestionar la nariz. Este último se explica porque la estimulación se realiza en un punto importante de las fosas nasales.
■ Para hallar el punto bambú solo tienes que colocar tus dedos índices en las esquinas internas de los ojos.

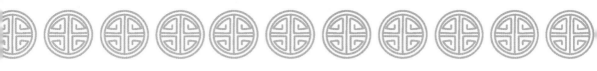

En este caso, solo tienes que utilizar la yema de tus dedos para ejercer presión en estos puntos durante un minuto.

Deberemos evitar hacer fuerza, se trata solamente de presionar. Si nos pasamos sentiremos desde dolor hasta alteraciones visuales, como manchas o luces.

3. El punto de «las puertas de la conciencia»

Este punto se localiza en la nuca, justo a la altura de la base del cráneo. Su estimulación irradia a dos músculos esenciales en esta zona de nuestro cuerpo: el trapecio y el esternocleidomastoideo.

■ Los beneficios de aplicar acupresión en esta zona son múltiples y vale la pena probarlo. Sin embargo son puntos del cuerpo a los que es difícil llegar por uno mismo así que es mejor pedir a alguien que nos ayude.

■ Estimular el llamado punto «de las puertas de la conciencia» alivia la cefalea y la rigidez de la nuca.

■ También nos irá bien para reducir los vértigos, mareos, dolores oculares e incluso los molestos acúfenos.

¿Qué se debe hacer?

■ El ayudante debe localizar muy bien ambos lados de la base de nuestra nuca.

■ A continuación debe presionarlos durante 5 segundos con la yema de los dedos.

■ Después efectuará un masaje con los nudillos durante 3 minutos.

■ Lo ideal es que permanezcas tumbado durante todo el proceso.

4. Acupresión en el punto «de la fragancia»

Este poético nombre, «el punto de la fragancia», se ubica en realidad en dos puntos localizados a cada lado de nuestras fosas nasales.

Los beneficios de aplicar acupresión en este área son algo más limitados pero, aún así, interesantes: alivia las migrañas y las temibles molestias asociadas a la sinusitis.

■ Para llevarlo a cabo solo tienes que situar las yemas de tus dedos en estas áreas y masajear durante un minuto.

5. La mansión del viento (o punto Gv16 Fengfu)

Un nuevo nombre cargado de magia para designar un punto muy concreto: nuestra nuca.

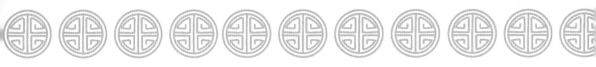

Como curiosidad te diremos que es uno de los más conocidos. El punto Gv16 Fengfu, se encuentra en la confluencia de la cabeza y el cuello.

Su estimulación puede ejercer múltiples beneficios para nuestro cuerpo. Los más destacados son:

■ Mejora el sueño
■ Nos ayuda en nuestras digestiones
■ Disminuye el dolor de cabeza, de muelas y el dolor articular
■ Favorece la circulación sanguínea

Puedes utilizar las yemas de los dedos como en los anteriores. Otra opción es estimular la zona con un cubito de hielo, pero tendrás que tener mucho cuidado.

Coge el cubito de hielo y ejerce presión sobre el área a intervalos de 3 segundos durante un minuto.

La acupresión no sustituye el tratamiento médico, pero nos aliviará con ventaja un montón de molestias y trastornos del día a día.

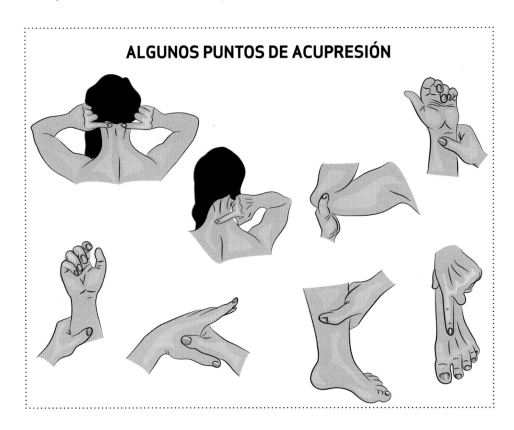

ALGUNOS PUNTOS DE ACUPRESIÓN

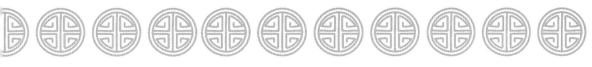

Gimnasia tradicional china

El qi gong y el tai chi son dos técnicas «interiores» y «suaves» de gimnasia china que estamos mostrando a lo largo del libro, junto con su aplicación práctica. La gimnasia tradicional china comprende una serie de disciplinas del cuerpo que son conocidas bajo el nombre de «Wu Shu».

El Wu Shu se puede dividir en dos secciones: las técnicas corporales interiores o suaves, alineadas bajo el nombre de qi gong o chi kung, y las técnicas duras o exteriores, a las cuales pertenecen, entre otras, el kung fu y las artes marciales del monasterio Shao Lin.

Las disciplinas suaves o interiores se llaman así porque trabajan el cuerpo bajo el concepto de ceder (o dejar) y utilizan el mínimo de fuerza muscular. Los ejercicios de estas disciplinas ponen en relieve los movimientos suaves, amables y fluidos.

Por el contrario, las disciplinas exteriores o duras se basan en el despliegue de fuerza contra fuerza y acentúan los movimientos duros y sincopados como, por ejemplo, los saltos, las patadas y los puñetazos.

A pesar de estas diferencias, estas dos técnicas corporales tienen un concepto común, el cual caracteriza toda la gimnasia tradicional china: el *qi*.

El *qi* o *chi* se puede definir como información (también energía vital). El *qi* en el ser humano es la información que cada una de las células que componen el cuerpo lleva en su interior y transmite para cumplir su función. Este intercambio de información tiene un centro (en chino: el mar del *qi*) en el ámbito de la pelvis y una serie de canales principales: los famosos meridianos.

Qi gong (o chi kung)

El qi gong, es decir, «ejercitar el qi (*chi*)», comprende las diferentes técnicas suaves o interiores del movimiento corporal, que enseñan a seguir el rastro del chi, a producir chi, a dirigirlo y a dejarlo fluir a través de los meridianos que recorren todo el cuerpo. Todo ello se realiza haciendo concordar tres elementos: el movimiento, el acompañamiento consciente de este movimiento y la respiración.

El origen del qi gong lo encontramos en los antiguos ejercicios del Dao jin que datan de los siglos VII y VI antes de Cristo aproximadamente. A lo largo de su historia estos ejercicios se han desarrollado y han recibido influencias de diferentes corrientes: médicas, deportivas, filosóficas y religiosas. Veamos ahora sus tres grandes objetivos.

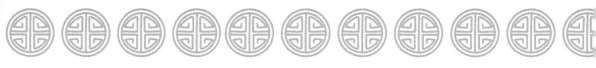

■ Activación del *chi* o automasaje de los meridianos. Esta activación del *chi* actúa sobre los procesos bioquímicos del cuerpo y sobre el funcionamiento de los músculos y el cerebro.

■ La preparación interna para comenzar una actividad, sea el trabajo diario, la práctica de un arte (ocupación artística) o alguna de las formas dinámicas del deporte. Este segundo objetivo se relaciona con los aspectos físicos del *chi*, que engloban la posición del cuerpo, la estabilidad, el equilibrio, la orientación y la gravedad.

■ La meditación en movimiento. Abarca los aspectos físico y bioquímico y, además, afecta a la influencia que el *chi* tiene en la concentración mental y en la armonía de todas las fuerzas del ser humano. Y es ahí donde radica una diferencia fundamental entre el qi gong y las gimnasias occidentales.

Círculos y espirales

Los ejercicios más antiguos que se conocen de qi gong se llaman «Ba duan jin» («Brocado de seda con ocho cintas»). Estos ejercicios se dividen en cuatro nive-

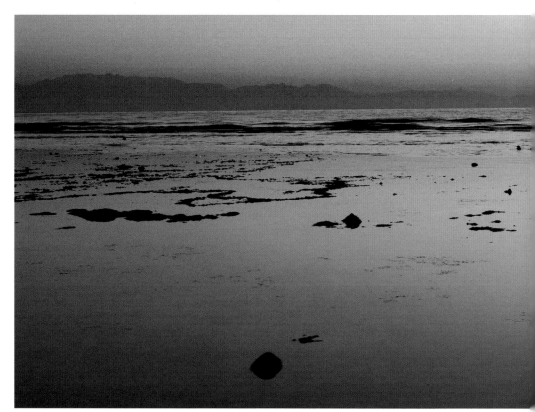

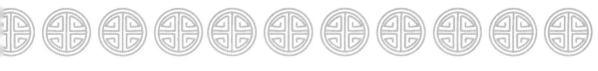

les. Cada nivel contiene ocho ejercicios en los que se precisa un metro cuadrado para su práctica.

■ Los ocho ejercicios del primer nivel, con movimientos sencillos y circulares, se concentran en hacer concordar la respiración, el movimiento y el acompañamiento consciente de este movimiento. Como los ejercicios son tan sencillos, se pueden practicar a cualquier hora del día y son accesibles para cualquier persona, independientemente de su edad.

■ En el segundo nivel, los movimientos se intensifican. La posición de partida es un poco más difícil (la posición del jinete), porque se trabaja con tensiones que aumentan gradualmente en las manos y en las piernas, para producir más qi en el cuerpo y activar su fluctuación a través de los meridianos.

■ En el tercer nivel, los movimientos no solo implican brazos y piernas, sino también la cabeza y el tronco, sede de los meridianos principales. Estos movimientos concuerdan con la respiración y su acompañamiento consciente.

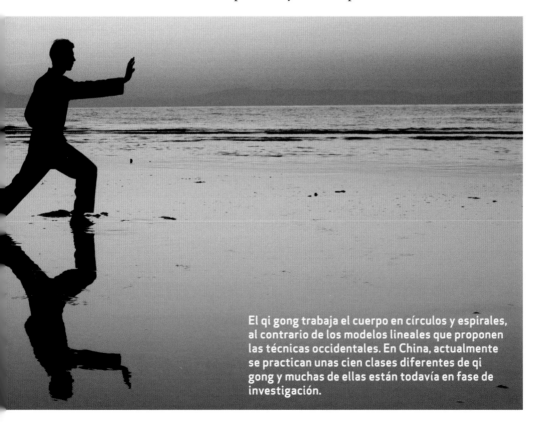

El qi gong trabaja el cuerpo en círculos y espirales, al contrario de los modelos lineales que proponen las técnicas occidentales. En China, actualmente se practican unas cien clases diferentes de qi gong y muchas de ellas están todavía en fase de investigación.

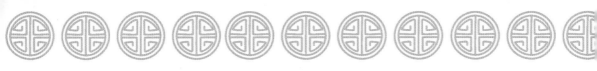

■ Los ejercicios del cuarto nivel se realizan sentados, ya sea en una silla o en el suelo.

Ya se entiende que avanzar en la práctica del qi gong o del tai chi no es algo que podamos abarcar ni siquiera dedicando a cada una todo el libro por completo. Por suerte podéis acceder a excelentes tutoriales en internet.

Qi gong como terapia

Además de la práctica general para gozar de salud y bienestar, el qi gong (o chi kung, insistimos) es un recurso magnífico como terapia, que, como enseña el maestro Wong Kiew Kit, es de dos tipos: temática y holista. En la terapia temática, el terapeuta, al igual que el acupuntor, tiene que reconocer en detalle el complejo funcionamiento de la red de los meridianos y los sistemas relacionados para poder manipular con los dedos, en lugar de usar agujas, los puntos de energía adecuados para influir sobre el flujo de la energía del paciente y así obtener los resultados que pretende.

Tiene la ventaja, con respecto al acupuntor, de que puede canalizar su propia energía vital hacia el paciente (algo que muchos lectores tienen que ver para creer) o enseñarle a hacer determinados ejercicios de qi gong para necesidades concretas; estos recursos terapéuticos no suelen estar al alcance del acupuntor.

En la terapia holista, el terapeuta se ahorra el trabajo de memorizar y saber localizar con precisión centenares de puntos de energía, porque puede inducir el flujo de la energía vital del paciente de forma general para curar una variedad increíble de enfermedades.

En la concepción china de la medicina, el criterio fundamental para que una medicina sea buena es que debe ser económica, eficaz y de fácil acceso. El qi gong médico cumple satisfactoriamente los tres requisitos porque, una vez que uno conoce el método, es gratis, eficaz y se puede practicar casi en cualquier sitio.

Algunos ejercicios de qi gong médico

Los siguientes ejercicios de qi gong médico sirven para aliviar la hipertensión. Contar con los servicios de un terapeuta de qi gong, por ejemplo para abrir los puntos de energía pertinentes, canalizar la energía y corregir errores técnicos, acelera sin duda la recuperación, de todos modos los pacientes pueden obtener resultados notables si practican por su cuenta.

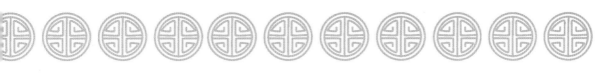

Hay que practicar todos los días, al menos durante unos meses (es previsible que a los lectores que no estén familiarizados con la terapia de qi gong los ejercicios les parezcan extraños).

Nos ponemos de pie, erguidos y relajados, con los pies separados a una distancia de unos treinta centímetros y los brazos colgando a los lados del cuerpo. (Los pacientes débiles o ancianos pueden hacer el ejercicio sentados). Cerramos los ojos con suavidad y sonreímos desde el corazón. Dedicamos el tiempo necesario para relajarnos, siguiendo las tres regiones lineales que se indican a continuación:

■ 1. Relajamos los dos lados de la cabeza, a continuación, pensamos que la relajación desciende lentamente por ambos lados del cuello, por los dos brazos hasta los extremos de los diez dedos.
■ 2. Relajamos la parte anterior de la cabeza y dejamos que la relajación descienda suavemente por la cara, por la parte anterior del tronco, y que baje por las piernas hasta los diez dedos de los pies.
■ 3. Relajamos la parte posterior de la cabeza y dejamos que la relajación descienda suavemente por la parte posterior del cuello, el tronco, bajando por la parte posterior de las piernas hasta las plantas de los pies.

Repetimos tres veces el proceso de relajación. Cuando queramos, podemos hacer una pausa o detenernos en cualquier parte del cuerpo durante unos segundos, pensando en que esa parte está totalmente relajada.

Después de hacer la relajación bajando por las tres regiones lineales tres veces, nos concentramos suavemente en nuestro punto vital qihai, situado entre cinco y siete centímetros por debajo del ombligo, durante cinco minutos, aproximadamente. *Qihai* significa «mar de energía». En este punto está el campo de energía medio, conocido en chino como el *zhong dan tian*. No tenemos que preocuparnos por la respiración durante todo el ejercicio, pero es importante que nos concentremos en este campo de energía con suavidad.

En caso de hipertensión

Veamos un ejemplo concreto:
■ A continuación, tras la práctica anterior, nos frotamos las palmas de las manos para calentarlas, y las apoyamos sobre los ojos. Damos toquecitos con las palmas sobre los ojos, mientras los abrimos. Después nos hacemos un suave masaje fa-

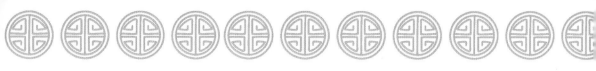

cial y damos unos veinte pasos, andando con brío. De esta manera acaba la primera parte del ejercicio.

Conviene repetir todo el proceso por la mañana, por la tarde y por la noche durante unas dos semanas, y después pasamos a la segunda parte.

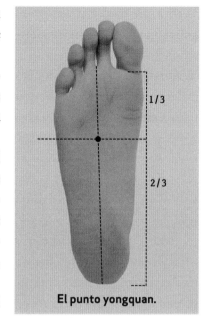

El punto yongquan.

■ En la segunda parte, todo el ejercicio es igual salvo que, en lugar de concentrar la mente suavemente en el campo de energía del abdomen, pensamos suavemente en las plantas de los pies. En cada planta del pie hay un punto de energía importante, llamado *yongquan*, que significa «manantial burbujeante».

Practicamos la segunda parte tres veces al día, por la mañana, la tarde y la noche, durante dos semanas, aproximadamente. Es posible que para entonces sintamos que la energía nos mana a chorros de nuestros puntos yongquan, como si fueran fuentes.

■ Al cabo de unas dos semanas pasaremos a la tercera parte. Repetimos el ejercicio, pero centrando la atención en el punto vital *ming men*, que se encuentra en medio de la cintura, por la espalda. *Ming men* significa «la puerta de la vida», lo cual indica lo importante que es este punto de energía. Hay que practicar todos los días, durante dos semanas, aproximadamente. En las tres partes, hemos de dejar que la respiración sea espontánea o natural.

■ La cuarta parte es el ejercicio propiamente dicho, y sólo hay que probarlo después de alrededor de un mes y medio a las tres partes preliminares.

Después de relajar las tres regiones lineales tres veces, nos concentramos en el yongquan, o «manantial burbujeante» durante algunos segundos. Entonces levantamos poco a poco los dos brazos por los lados, con las palmas de las manos hacia el cielo, hasta que se unen por encima de la cabeza. Véase pág. 43.

Ahora volvemos las palmas de modo que queden hacia abajo. Bajamos lentamente las palmas desde bien arriba, pasando delante de la cara, la parte anterior del tronco, las dos piernas, flexionamos las rodillas y nos agachamos para pasar las palmas por debajo de las piernas, y lentamente nos ponemos de pie.

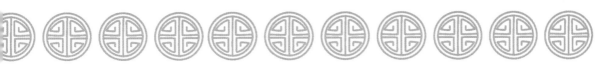

El control de la respiración se aplica en la cuarta parte para facilitar el flujo de la energía. Es muy importante que la respiración sea suave. Al levantar los brazos, inspiramos con suavidad por la nariz. Al bajar las palmas desde la parte superior de la cabeza hasta los pies, espiramos con suavidad por la boca. Cuando estamos de pie, relajamos la respiración, sin inspirar ni espirar. Además, al bajar las manos, tenemos que visualizar suavemente que la energía baja desde la cabeza hasta los pies.

Lo repetimos unas diez veces. A medida que avanzamos, podemos aumentar poco a poco hasta llegar a unas veinte veces.

■ Para acabar el ejercicio, concentramos la mente con suavidad en el *qihai*, o el *yongquan*, o el *ming men*. Si queremos, podemos turnarnos para centrar la mente cada vez en uno de estos puntos en las distintas sesiones de práctica. A medida que avanzamos, podemos incrementar el tiempo durante el cual concentramos la mente.

No hay un tiempo fijo de duración de todo el ejercicio, aunque aproximadamente se emplean en él entre quince y treinta minutos. Para conseguir resultados, hemos de practicar el ejercicio tres veces al día durante algunos meses.

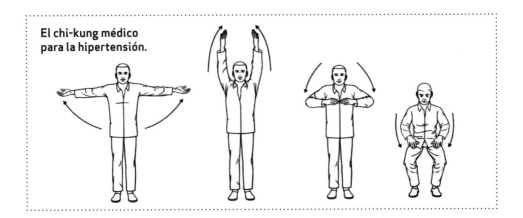

El chi-kung médico para la hipertensión.

Tai chi

Gracias a los grandes maestros como Peter Yang, el *Tai chi chuan* se convirtió simplemente en «Tai chi», al descartar la parte de combate que poseía como arte marcial originaria. En estos momentos es una de las gimnasias suaves más saludables que podemos practicar.

También conocido como el «boxeo de las sombras», el Tai chi fue desarrollado en el siglo XII en China por monjes taoístas como una forma suave de

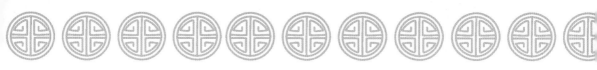

autodefensa. La palabra Tai chi significa «lo que fue primero» o también «lo que es más elevado» (*chuan* significa «puño»).

El Tai chi es hoy en día bien conocido en Occidente. Consiste en una secuencia de movimientos que se realizan poco a poco, casi a cámara lenta. Los estilos más comunes practicados hoy en China son el de Pekín (Beijing), el Yang, el Chen y el Wu. El estilo de Beijing fue recopilado por las autoridades deportivas de la República popular China en 1956. (Tenéis tutoriales en Internet).

Tiene su origen, entre otros, en el estilo Yang y fue resumido en una secuencia de Beijing corta que consta de 24 figuras. Esta secuencia necesita un espacio de diez pasos para poder realizarla. También existe una secuencia mediana, con 48 figuras y una secuencia la larga, que consta de 88 figuras.

El trabajo en las clases

Al principio de un curso, los participantes son iniciados a acompañar el cuerpo conscientemente, partiendo de los pies, hasta llegar a la cabeza. De esta manera se experimenta que cualquier movimiento (como por ejemplo andar), se hace con todo el cuerpo y no solo con una parte de éste.

A partir de aquí, podemos experimentar que, en cualquier movimiento físico, por simple que éste sea, hay una polaridad inherente: el poner el peso y quitar el peso, lo pesado y lo que no pesa, la tensión y la distensión, el ir hacia delante y el ir hacia atrás, el estirar y el ceder.

Estas polaridades que, como si fuesen oscilaciones u ondas electromagnéticas, producen chi en el cuerpo son el objetivo de la segunda fase de trabajo del curso. En esta segunda fase se intenta sentir y seguir estas polaridades cuando el cuerpo está en reposo.

Activar el chi

Este recorrer el cuerpo con la mente conduce a la percepción del movimiento interior: nuestro corazón late, inspiramos y espiramos, nuestros órganos continúan trabajando y se realizan todas las funciones que dan consistencia y tono al cuerpo. El *chi* en el cuerpo está –como la vida misma– siempre en movimiento.

Un medio fundamental para la percepción del movimiento interior cuando el cuerpo está en reposo es la activación de determinados puntos del cuerpo para despertar el *chi*. Los alumnos aprenden a percibirse de la cabeza a los pies, de la coronilla hasta la planta del pie, entre el techo y el suelo, entre el cielo y la tierra.

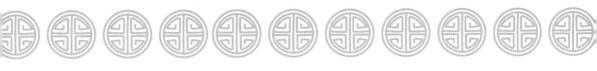

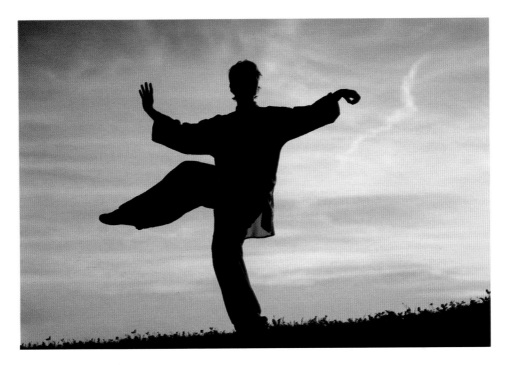

De esta manera aprenden a sentir y mejorar su posición, que es especialmente importante en el intercambio entre el ser humano con la tierra, con el medio ambiente, con el espacio y en definitiva con otros seres humanos.

En una posición de pie correcta, los pies están enraizados en la tierra y la línea del cielo se dirige a través de la coronilla hacia el cielo. El *chi*, con su centro direccional en la pelvis, se dirige en igual proporción hacia la tierra y hacia el cielo.

En la tercera fase, los alumnos aprenden a almacenar y tonificar el *chi* (alimentarlo), es decir, a aumentar la capacidad informativa que las células en sí ya tienen, y a aumentar la capacidad de transmitir esta información. Esto se realiza a través de movimientos muy sencillos, casi invisibles, que siguen la respiración (al contrario que en las disciplinas occidentales, donde la respiración sigue el movimiento).

Estos movimientos se repiten muchas veces, para almacenar el chi. Y en este sentido se repiten, haciéndolos de nuevo, porque nuestra posición de pie en reposo comporta movimiento y todo movimiento es un cambio y un cambio implica siempre algo nuevo.

Finalmente, los alumnos aprenden, a través de los ejercicios del qi gong, a dirigir y a hacer fluir el *chi* a través de los meridianos.

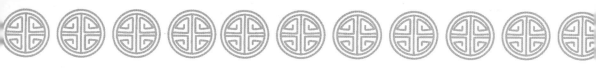

Diagnóstico por la lengua

La textura, el color, el tamaño y el grado de humedad de la lengua indican al médico el estado interior del paciente. Dentro de la Medicina Tradicional China, el aspecto de la lengua es uno de los principales signos para el diagnóstico de las enfermedades del organismo.

El *Nei Jing* dice: «Si se llega a conocer la enfermedad a través de la observación, se logra el nivel supremo». La importancia de la observación de la lengua para establecer el diagnóstico no puede ser totalmente demostrada, sino en el interior del sistema que constituye la medicina china con su razonamiento y tratamiento.

Mediante la observación de la lengua se puede captar la presencia y la falta de energía en la sangre, la penetración superficial o profunda del agente patógeno y la evolución de la enfermedad.

En cualquier proceso de la enfermedad, el aspecto de la lengua cambia. Se pueden observar los órganos internos del cuerpo humano. La lengua muestra al mismo tiempo las reacciones del cuerpo y el estado de las funciones, así como numerosos movimientos vitales.

Cinco aspectos de cambio y la salud

A pesar de que los cambios de aspecto de la lengua son múltiples, en un examen general se deben observar cinco aspectos o bloques: color, aspecto en sí, movilidad, color del unto lingual y sus características o naturaleza. Se ha de comprender que todo lo que nos pasa en el interior del organismo se refleja en el exterior.

Los cinco meridianos de los órganos son: hígado, bazo, corazón, riñón y pulmón. Cuando están en crisis de yin o yang, reflejan en la lengua su mal funcionamiento. Puesto que los cinco órganos reciben la energía del estómago uno puede basarse en el unto lingual para examinar el estado de frío o calor, estancamiento, hipofunción o plenitud de los cinco órganos.

La lengua está sobre todo en estrecha relación con el corazón, el bazo y el estómago. Como el corazón controla los vasos, hay una gran cantidad de sangre circulando por la lengua. El corazón también controla la actividad mental que influye en los movimientos de la lengua. Por eso el aspecto de la lengua puede mostrar, sobre todo, el estado de las funciones del corazón. Como el

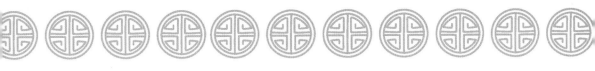

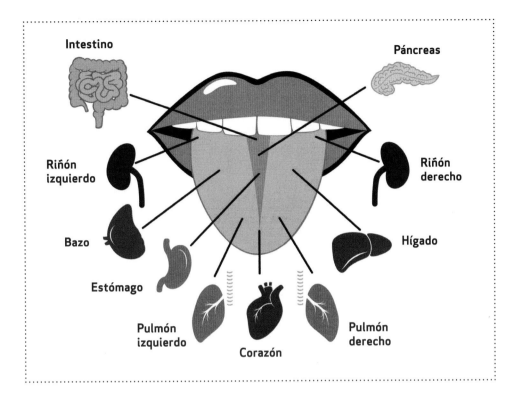

corazón es el amo de los cinco órganos, las funciones de estos últimos se reflejan en la lengua.

La lengua no solo está en estrecha relación con las funciones del sistema digestivo y con la nutrición del cuerpo, sino que además puede reflejar las funciones del sistema circulatorio y sus modificaciones.

Examen

El examen de la lengua es el principal apoyo objetivo en el diagnóstico. Los cambios de aspecto pueden reflejar la plenitud o la debilidad de la energía, la localización profunda o superficial de la energía, la naturaleza de la energía, y el empeoramiento y la mejoría de la enfermedad.

■ **Determinación del estado correcto de plenitud o debilidad de energía.** Si el cuerpo de la lengua es rojo y húmedo, indica el estado de plenitud de energía en sangre. Si el cuerpo de la lengua es pálido, es el estado de debilitamiento de energía en sangre.

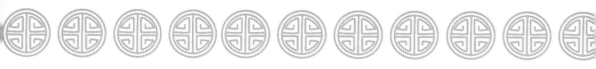

Si el unto lingual es delgado, blanco y húmedo, es el estado de plenitud de la energía en sangre. Si la lengua es brillante y sin unto, muestra el debilitamiento o el fin de la energía de estómago.

■ **Distinción de la localización.** Según su espesor, el unto lingual puede reflejar la localización de la energía perfecta. Si el unto es delgado pero abundante, la enfermedad es exterior. Si la lengua es escarlata indica la penetración de calor, lo que indicaría que la enfermedad será profunda por plenitud o estancamiento de energía.

■ **Diferencia de la naturaleza de la energía.** El punto amarillo indica sobre todo la presencia de calor (yang). El unto blanco indica la presencia de frío (yin). El unto mantecoso indica exceso de alimentos y toxicidad. Si el cuerpo de la lengua presenta manchas o pequeños puntos de sangre, indica estancamiento de sangre.

■ **Previsión del sentido de la enfermedad.** En estado de enfermedad caliente, si el unto lingual cambia de blanco a amarillo y finalmente negro, indica penetración de energía profunda de exterior a interior. La enfermedad se agrava. El frío se transforma en caliente.

Si el unto lingual, antes húmedo, se vuelve seco, hay presencia de calor excesivo que hiere el líquido. Si el unto que era espeso se vuelve delgado, o bien, si estaba seco y se vuelve húmedo, esto significa mejoría de la enfermedad y el signo de la reaparición del sistema circulatorio.

Hay que precisar que en ciertas enfermedades graves no hay modificaciones en la lengua. Además, una persona sana puede tener formas y colores diferentes.

Indicaciones de la lengua

■ **Aspecto normal de la lengua.** Es de un color rojo pálido, con un aspecto húmedo. Sus movimientos son sueltos. Es la lengua de las personas sanas o con enfermedades benignas.

■ **Lengua roja.** De un rojo más fuerte que el de la lengua normal. Indica el estado de hiperfunción en interior de síndrome caliente o el estado de hipofunción energética por presencia de calor interno.

■ **Lengua escarlata.** De color rojo profundo. Corresponde a calor interno excesivo en el campo de enfermedad tibia.

■ **Lengua azul violeta.** Si tiene un aspecto pálido o azul tirando a violeta y con aspecto húmedo indica presencia de frío excesivo y de estancamiento de sangre.

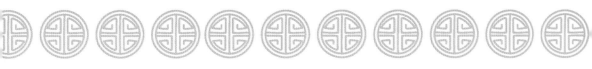

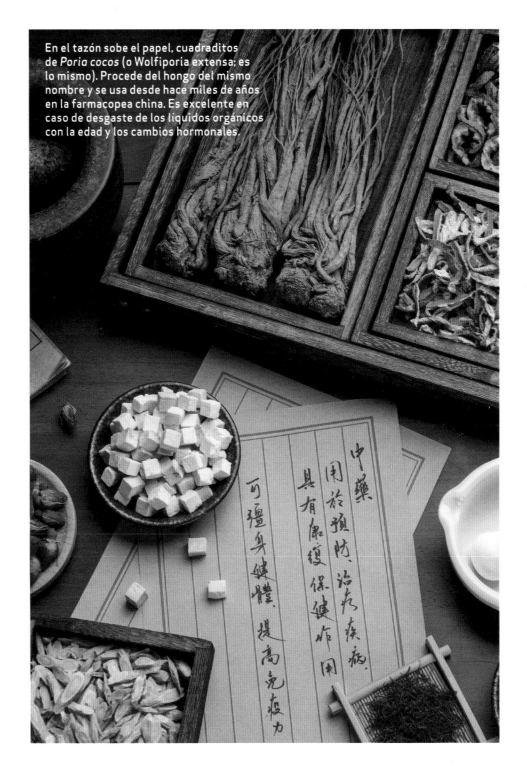

En el tazón sobe el papel, cuadraditos de *Poria cocos* (o *Wolfiporia extensa*; es lo mismo). Procede del hongo del mismo nombre y se usa desde hace miles de años en la farmacopea china. Es excelente en caso de desgaste de los líquidos orgánicos con la edad y los cambios hormonales.

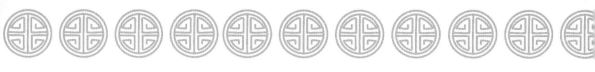

La lengua con un color púrpura fuerte, que además no presenta demasiado líquido, indica la presencia de caliente con la obstrucción de energía en sangre. La lengua violeta con pequeños puntos negros indica, generalmente, estancamiento en sangre.

■ **Lengua gruesa.** Es una lengua hinchada y grande que ocupa toda la cavidad bucal. Si es pálida, blanca, gruesa y joven indica un estado de hipofunción de los riñones y bazo. Además, indica obstrucción por turbamiento, por falta de energía o por humedad.

Si está hinchada y es de color rojo fuerte, normalmente significa la presencia de calor excesivo en el corazón y en el bazo. Si la lengua está hinchada, azul tirando a violeta, indica intoxicación.

■ **Lengua delgada.** Su cuerpo es pequeño y delgado. Indica el estado de hipofunción de yin y estancamiento. Cuando es blanca o de un color rojo pálido, es el estado de falta de energía y de sangre. Cuando es roja escarlata es el estado de hipofunción de energía con fuego excesivo, se encuentra en las enfermedades consumibles.

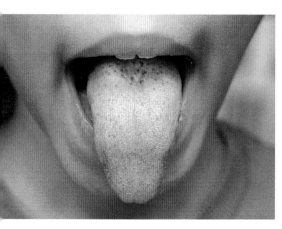

Niña con la lengua sucia. El diagnóstico por la lengua forma parte, junto a otros, del eficaz sistema de diagnóstico chino sobre el estado de salud, siempre mucho más personalizado.

■ **Lengua agrietada.** Las grietas indican deficiencias en los líquidos en plenitud. Si es escarlata indica presencia de calor excesivo que daña la falta de energía. Por el contrario, cuando es pálida es signo de estancamiento de sangre que no lubrica el cuerpo.

■ **Lengua dura.** No se mueve fácilmente. En el terreno de la enfermedad externa esta lengua indica: penetración de calor en el pericardio, obstrucción interna por trastornos y fiebre que hiere los líquidos. También puede indicar circulación mala debido a venas obstruidas por viento turbado.

■ **Lengua saliente y movediza.** Cuando sale un poco de la boca y se mueve constantemente, indica presencia de calor en el bazo y en el corazón. La lengua saliente se observa cuando el corazón está afectado por una enfermedad contagiosa. La lengua movediza indica agitación del viento interno por calor al corazón, o bien en la herida del líquido por calor del bazo.

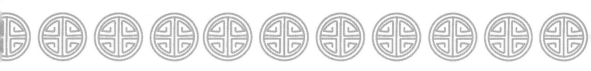

Observación del unto lingual

EI unto es la sustancia que cubre la superficie de la lengua. Según la medicina china, esta sustancia se produce por la vaporización de la energía de estómago. Según la medicina moderna, surge de la descomposición de las papilas filiformes.

El examen del unto lingual se realiza en dos partes: la observación del color y la naturaleza del unto. En una persona sana el unto lingual es blanco y delgado. No es ni seco ni húmedo, ni liso ni rugoso.

■ **Unto blanco.** Por lo general indica el síndrome exterior y el síndrome frío. También se puede observar en los principios de una enfermedad, con síntomas benignos y en enfermedades crónicas no demasiado graves.

■ **Unto amarillo.** Corresponde al síndrome calor y al síndrome interior profundo. Se puede encontrar este unto en los casos en que Yang en estado de hipofunción no llega a transformar la plenitud o la carencia. Se puede observar en casos de fiebre infecciosa, en mala digestión y en enfermedades graves.

■ **Unto gris.** Corresponde a los síndromes interior profundo, calor, frío. Cuando el unto es gris húmedo significa obstrucción interna por frío y humedad o también signo de turbación de Yin.

Cuando el unto es seco indica un calor excesivo que hiere el líquido, o un estado de hipofunción Yin con fuego excesivo. Se encuentra en las fases graves de las enfermedades.

■ **Un unto húmedo** indica plenitud de energía, por lo que la circulación de la sangre es buena. Si es seco indica un problema de circulación. Un unto espeso muestra un síndrome de hiperfunción, un atentado grave y profundo por energía profunda. Un unto lingual brillante indica un debilitamiento de energía y de Yin del estómago.

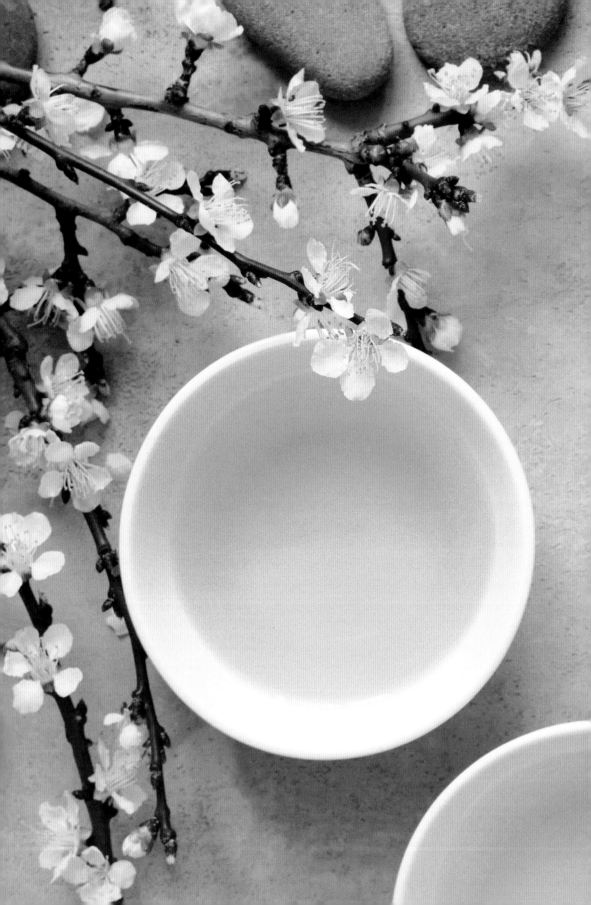

Alimentación y dietética china

El Tao de la nutrición

No comas solo por placer, aunque puedas encontrarlo.
Come para ser más fuerte.
Come para conservar la vida que el cielo te ha concedido.
Confucio

Las raíces del conocimiento de la nutrición en China tienen por lo menos de 6.000 años y se basan en los principios de equilibrio y armonía, así como el conocimiento directo de la naturaleza de los alimentos. Primero fueron personas de gran espiritualidad quienes, con sus propias experiencias, elaboraron este conocimiento y descubrieron no solo qué propiedades específicas contenían los alimentos, sino también cómo utilizarlos como vehículo de nutrición, salud y longevidad.

Recuperando una forma de alimentación de larga vida

Vivimos en una sociedad de cambios constantes y se ha perdido el instinto natural en los hábitos de comer. Además, aunque disponemos de más alimentos y sabores que nunca, la mayoría de personas viven con una idea pobre sobre lo que configura una buena dieta. Y se alimentan por intuición, guiados por los sabores agradables y las sensaciones visuales. En la mayoría de casos no han aprendido a comer para vivir, sino a vivir para comer.

Hemos recogido la sabiduría de la antigua china en dietética. De cuando las personas mayores estaban mucho más atentos al entorno y a cómo reaccionaban sus cuerpos a todo cuanto les rodeaba. Vivían bajo el principio de estar en armonía con la naturaleza e incidían en el equilibrio de todo aspecto de la vida, especialmente en la dieta, el yin y yang de los alimentos y del cuerpo. Su conocimiento y experiencias pasaron a través de generaciones durante siglos, y hoy disponemos de un conjunto de criterios sistematizados en forma de nutrición china.

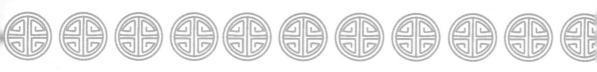

Nutrición china

El sistema de la nutrición china es un sistema curativo propio. No solo es un sistema curativo, sino también un sistema de prevención de enfermedades. La ventaja de la nutrición china reside en su flexibilidad y adaptación a todas las necesidades de los individuos, y a tratar la persona en su conjunto en vez de tratar la dolencia aisladamente.

La nutrición china se distingue de la nutrición occidental moderna porque no se basa en el análisis de los componentes químicos de los alimentos. Más bien determina las propiedades o energías de cada alimento y su combinación, teniendo en cuenta la estación del año, el método de preparación y la ubicación geográfica, y utiliza la información según los principios naturales de la vida y el equilibrio. Esta es la esencia de la ciencia y arte de la nutrición china: que seamos dueños del propio cuerpo. Que aprendamos a conservar la salud, la vitalidad y la longevidad.

La comida y las energías de la salud

La nutrición china aplica las propiedades curativas tradicionales de los alimentos para corregir desequilibrios en el cuerpo. Al cabo de varios milenios, se ha reunido un sinfín de experiencias –que incluyen los alimentos– para prevenir y curar las enfermedades. Es un tesoro que ha pasado a formar parte del arte curativo en la medicina china tradicional.

En la nutrición china no se habla de la naturaleza bioquímica de los alimentos, sino de planos o niveles enérgicos, en donde la clave es el equilibrio. Los alimentos se seleccionan según sus calidades enérgicas como agente de calor, de frío, de sequedad o lubricante. Por tanto, el objetivo de la nutrición china será dar calor al frío, dar frío al calor, secar la humedad, lubricar lo seco, y así sucesivamente.

Cualidades de los alimentos

Estudiando detenidamente los desequilibrios del individuo, se seleccionan los alimentos apropiados para obtener un estado de salud compensado. Por ejemplo, para una persona que muestra una dolencia excesiva de calor en el cuerpo, los alimentos adecuados serán los que enfrían. Para una persona con deficiencia que tiende a estar fría, se seleccionarán alimentos que calienten. De este modo se logra un buen estado de salud.

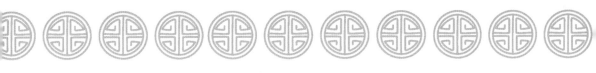

Todos los alimentos contienen una serie cualidades que determinan el efecto que ejercen sobre el cuerpo. Luego, el método de preparación los reforzará o neutralizará. En general, los alimentos que calientan aumentan el metabolismo y los alimentos que enfrían lo reducen. En la alimentación dietética china se busca el equilibrio porque una dieta equilibrada es esencial para gozar de buena salud.

Yin y yang en las personas

También en nutrición se sigue la ley universal del yin y el yang, como hemos visto en el capítulo anterior. Es un principio que considera todo en un cambio constante, excepto en las leyes fundamentales que gobiernan la vida.

Este principio también se aplica al universo que nos rodea, así como al universo interior de nuestros cuerpos. En la antigüedad, los chinos desarrollaron modos de observar estos cambios para entenderlos mejor. Así, todo en el universo consiste en dos contrarios, que a su vez son dos aspectos que se complementan. Se llama la Teoría del yin y el yang. El yin y el yang existen relacionados el uno con el otro, y también se hallan en un estado de cambio constante; no son condiciones estáticas. El día y la noche son un buen ejemplo de ello. Cuando el yin y el yang están en desequilibrio, salen a la luz las enfermedades o las disonancias.

En el cuerpo, se suele referir al yin y al yang como el agua y el fuego del cuerpo. Estas descripciones son muy útiles para determinar la naturaleza relativa tanto de la persona como de las energías de los alimentos. La aplicación de la nutrición china necesita determinar el tipo de cuerpo de la persona. Ésta puede ser bien del **tipo frío**, considerada de naturaleza yin, bien del **tipo caliente**, considerada yang, o una mezcla de ambos. Algunas de las preguntas que nos pueden determinar el tipo son las siguientes, comenzando por las tendencias de yang: ¿Masculino o femenino? ¿Sientes calor o frío? ¿Te gusta más la comida fría o caliente? ¿Tienes sed o no? ¿Padeces estreñimiento o todo lo contrario ? ¿Tu orina es oscura o pálida? ¿Tienes cara o lengua rojas o pálidas?

Todos somos una mezcla de yin y yang, aunque puede predominar en

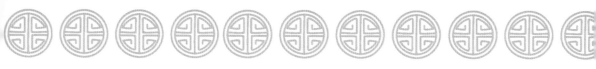

nosotros uno de ellos. Por tanto, las personas yang necesitan en proporción más alimentos yin (fríos) y los tipos yin necesitan en proporción más alimentos yang (calientes). La nutrición china clasifica los alimentos según las reacciones observadas dentro del cuerpo. En la naturaleza fría o cálida de los alimentos se pueden percibir fácilmente los cambios. Los alimentos se clasifican como calientes, tibios, neutros, frescos y fríos. (Ver el cuadro sobre las propiedades energéticas de los alimentos, en págs 58-63).

Las señales: los síntomas

Entre los síntomas clásicos de las personas del tipo cálido o yang encontramos los siguientes: cutis rojizo, sudoración fácil, siempre caliente, dominantes, personalidad agresiva o extrovertida, bruscos, voz alta, boca seca, sed, tendencia a bebidas frías, apetito feroz, estreñimiento, respiración profunda, orina oscura y

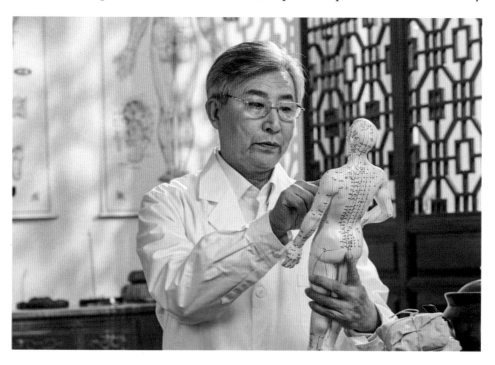

En el siglo XV, para examinar a los futuros acupuntores se utilizaban estatuas de bronce huecas, en las que los puntos estaban representados por otros tantos agujeritos del tamaño del punto de acupuntura. Para el examen, se cubrían los agujeros con cera del mismo color del bronce, y la estatua se llenaba de agua. Estaba permitido hacer un sólo pinchazo por cada punto, y de cada pinchazo debía brotar un hilillo de agua. En caso contrario estaba suspendido.

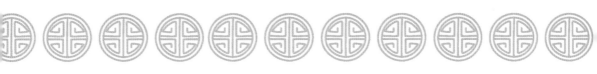

escasa, a veces tos seca con esputo espeso y amarillo, se enfadan fácilmente, muy emotivos, irritabilidad, insomnio y, en las mujeres, reglas tempranas y pesadas con sangre roja intensa.

■ **Frío (Yin).** Los síntomas típicos del tipo frío o yin pueden incluir: palidez, frío, evita las bebidas frías, le gustan los líquidos cálidos, baja energía, laxa, duerme mucho, voz apagada y débil, personalidad introvertida, esputo blanco y denso, falta de apetito, orina abundante y nítida, vértigo y edema.

■ **Caliente (Yang).** Para lograr el equilibrio y contrarrestar los síntomas, las personas del tipo caliente utilizarán sobre todo alimentos que enfríen, como el trigo, las judías mungo (Vigna radiata, también conocidas como «soja verde»), la sandía, los zumos de fruta fresca y varias verduras. Las personas del tipo frío alcanzan el equilibrio incluyendo regularmente los alimentos cálidos en su dieta, como el ajo, el jengibre, las cebollas, las judías negras, el cordero y el pollo. Según esto, los del tipo cálido evitarán los alimentos cálidos y especiados, mientras que los del tipo frío evitarán los alimentos fríos y crudos.

Como decimos, el yin y el yang también conciernen a los órganos de nuestros cuerpos.

Entre éstos hallamos el corazón, el bazo, el hígado, los pulmones y los riñones. Los que se consideran huecos, activos en el transporte, son yang. Entre ellos hallamos el intestino grueso y el delgado, la vesícula biliar, el estómago y la vejiga. (Ver Tabla 2. Cinco correspondencias de elementos, págs. 65). Más adelante encontrareis más descripciones de cada órgano, así como sus componentes enérgicos.

Tu cuerpo es el mayor remedio

En Occidente encontramos bastantes países sobrealimentados y desnutridos, como por ejemplo en EE.UU. Hoy en todas partes nos bombardean constantemente con información sobre nutrición las empresas productoras de alimentos, que inventan nuevas tendencias y modas (más comida precocinada, más sal, más azúcar, más grasas desaconsejables), un tipo de alimentos que requieren menos esfuerzo en la preparación y masticación, con una concepción de la dietética parcial y muy incompleta. En cambio, en el punto de vista chino, el cuerpo se considera de manera integral y en armonía. Como todo tornillo y rosca de una máquina que tiene una finalidad importante, si una parte se rompe, la otra sufre.

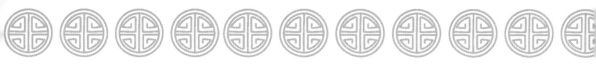

PROPIEDADES ENERGÉTICAS DE LOS ALIMENTOS

	Frío	Fresco	

Verduras	castaña
	  de agua
	champiñón blanco
	col china
	germinado
	  de soja verde
	  mungo
	guisantes
		apio
		berenjena
		berros
		bok choy
		brócoli
		calabacín
		calabaza
		calabaza
		  de invierno
		calabaza
		  de verano
		champiñón
		  pequeño
		coliflor
		diente
		  de león
		endibias
		espárrago
			espinacas
			germinados
			  de alfalfa
			germinados
			  de soja
			lechuga romana
			nabo
			patata
			pepino
			rábano
			raíz de bardana
			raíz de loto
			remolacha
			repollo
			vástagos
			  de bambú
			zanahoria

Frutas	manzana melón cantalupo mora pera plátano pomelo sandía	albaricoque caqui fresa higo limón manzana melocotón melón de invierno naranja tomate	

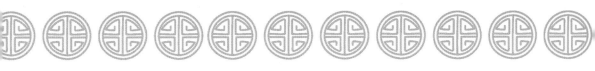

Tabla I

Neutro	Cálido	Caliente
batata	cebolla	ajo
champiñón shiitake	cebollino chino	cebollino
lechuga	champiñón	
ñame	ganoderma	
raíz taro	chirivía	
remolacha	col rizada	
	judías verdes	
	perejil	
	pimentón dulce	
	puerros	
	mostaza verde	
aceituna	bayas de espino albar	
dátil chino	cereza	
mango	ciruela	
níspero del Japón	ciruela china	
papaya	coco	
	lichi	
	mandarina	
	mora	
	papaya desecada	
	piña	
	uva	

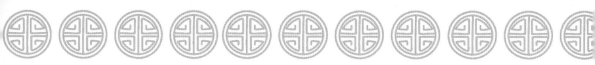

PROPIEDADES ENERGÉTICAS DE LOS ALIMENTOS

	Frío	Fresco
Cereales		arroz blanco cebada perlada maíz mijo trigo
Legumbres	semillas de calabaza	habas de soja semillas de melón de invierno soja verde mungo tofu
Proteínas animales	cerdo	almeja cangrejo huevos de gallina

Plantas medicinales	barbas
	    de bambú
	bulbos
	    de azucena
	concha
	    de ostra
	crisantemo
	flor de madreselva
		barbas de maíz
		coriandro
		ginseng
		hojas de menta
		kuzu (pueraria)
		raíz de pueraria

Alimentación y dietética china

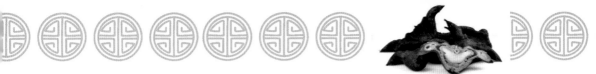

Tabla I

Neutro	Cálido	Caliente
arroz integral harina de maíz salvado de arroz trigo sarraceno	arroz dulce avena centeno germen de trigo salvado de trigo	
almendras avellana cacahuete guisante judías (frijoles) judías azuki pipas de girasol semillas de loto sésamo negro	castaña judías negras lenteja nuez piñón sésamo negro	
gelatina lácteos ostra pescado oceánico	buey camarón pavo pescado aguas frescas pollo	cordero
bayas de lichi champiñón poria ñame chino raíz de regaliz	albahaca cáscara de limón clavo coriandro (semillas) dang gui (*Angelica sinensis*) ginseng jengibre fresco	jengibre seco pimienta negra ramita de canela

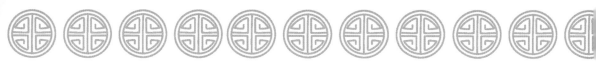

PROPIEDADES ENERGÉTICAS DE LOS ALIMENTOS

	Frío	Fresco
Plantas medicinales	hoja de agripalma pepino chino raíz de hidrastis del Canadá raíz de junco semillas de sen	
Varios	azúcar blanco sal vitamina C	té

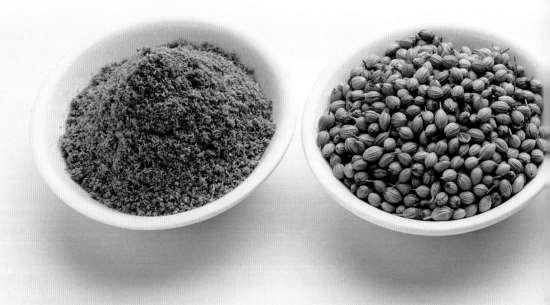

Especias chinas. Cilantro y perejil chino (en polvo y semillas.)

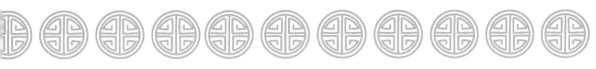

Tabla I

Neutro	Cálido	Caliente
	semillas de anís	
	semillas de cardamomo	
	semillas de hinojo	
	vainas de algarrobo	
hongo blanco	azúcar integral	
hongo negro	café	
malta de arroz	melaza	
malta de cebada	vinagre de arroz	
miel	vino	

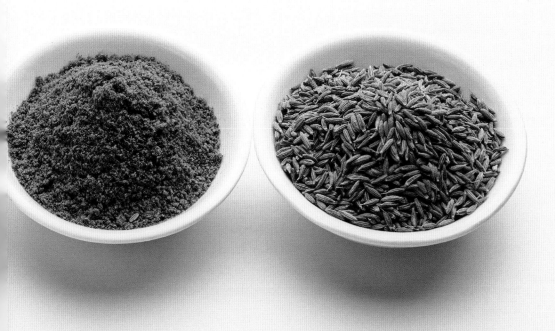

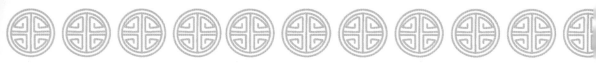

La medicina occidental suele centrarse solo en las partes enfermas del cuerpo. Intenta atacar y matar las células enfermas, sin tener en cuenta el porqué de esas células enfermas. Y eso ocurre no solo porque las células estén expuestas a los virus y las bacterias. Constantemente estamos expuestos a ellos; nuestra boca está repleta de bacterias. Entonces, ¿por qué hay personas que caen enfermas y otras no, si ambas están expuestas a los mismos patógenos?

Nuestro cuerpo cuenta con un mecanismo curativo que supera cualquier invención. Es tan exclusivo el dispositivo que puede reparar los desequilibrios del organismo a la menor oportunidad. Sin embargo, con un estilo de vida, una dieta, unos pensamientos y unas acciones inapropiados, abusamos del funcionamiento de ese sistema tan delicado.

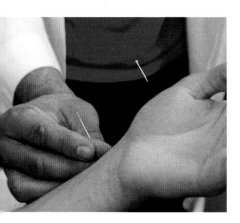

Conviene recordar que, aunque el propio sistema curativo del cuerpo es muy poderoso, suprimir un dolor de cabeza con una aspirina no acaba con la causa subyacente. El dolor de cabeza nos advierte de algún desequilibrio. Por eso hay que trabajar en la causa subyacente y utilizar los métodos curativos naturales para reforzar el sistema inmunitario y que el cuerpo pueda curarse por sí solo.

Deberíamos ayudar al cuerpo a curarse, sin interferir en él. A menudo nuestro entorno no nos brinda la oportunidad de curarnos solos, comenzando con el bombardeo de productos químicos en la tierra, los alimentos, el agua y la vida en general. Estos elementos químicos se pueden acumular en el hígado y convertirse en muy tóxicos.

En la carne se da una contaminación química importante. A los animales destinados para la carne se les da una serie de productos para engordarlos rápido y producir más. Los antibióticos, como la penicilina y las sulfamidas, se utilizan para controlar enfermedades comunes. Los residuos de estos fármacos permanecen en la carne y en la leche y pueden provocar muchos problemas al consumidor.

El resultado es que los hombres tienden a perder su masculinidad y tengan problemas de esterilidad e impotencia. Y las mujeres pueden envejecer más rápido y sufrir desequilibrios generales en los sistemas endocrinos y en los ciclos menstruales.

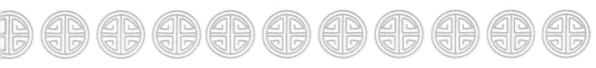

CINCO CORRESPONDENCIAS DE ELEMENTOS

Tabla 2

	Madera	Fuego	Tierra	Metal	Agua
Órganos	hígado, vesícula biliar	corazón, intestino delgado, pericardio,	bazo, estómago páncreas	pulmones, intestino grueso	riñones, vejiga
Sabor	agrio	amargo	dulce	pungente	salado
Sentido	vista-ojos	sabor-lengua	tacto-piel	olfato-nariz	oído-orejas
Color	verde	rojo	amarillo	blanco	negro
Emoción	cólera	alegría	preocupación	tristeza	miedo
Voz	grito	risa	canto	llanto	gemido
Manifestación física	músculos y tendones	vasos sanguíneos	carne	vello cutáneo y corporal	hueso
Modo o acción	movimientos	escozor	hipo	tos	temblor
Energía interna	corazonada (energía psíquica)	sen-chi (chi conductor)	yuanchi (chi primal)	pochi (chi físico)	ching chi (chi creativo)
Fluido corporal	bilis y lágrimas	sangre y sudor	saliva, humedad	jin (secreciones con mucosid.)	fluidos sexuales
Clima	viento	calor	humedad	sequedad	frío
Estación	primavera	verano	finales de verano (y entre estaciones)	otoño	invierno
Orientación	este	sur	centro	occidente	norte
Desarrollo almacenamiento	nacimiento	crecimiento	madurez	cosecha	
Conducta negativa	hostilidad	codicia	ambición	tenacidad	deseo
Influencia corruptora	competencia	sexo	mente	dinero	alcohol
Atributos de la mente	racionalidad	espiritualidad	tranquilidad	sentimentalismo	deseo
Moral	benevolencia	humildad	confianza	rectitud	sabiduría

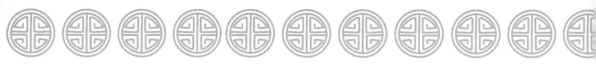

Concepción tradicional china del cuerpo

Según la medicina tradicional china, el ser humano es un todo complejo, configurado por estos componentes esenciales: *chi* (energía vital), sangre, líquidos corporales, *jing* y *shen* (espíritu). Si se pierde algunos de estos componentes, entonces no hay vida.

El *chi* se manifiesta de varios modos y en distintas acciones. En general el *chi* es como la fuerza vital, el cuerpo es una red de conductos repletos de *chi* que se llaman meridianos. En una persona sana este *chi* o energía fluye equilibradamente por estos canales. Cuando la energía se queda bloqueada, se desencadena la dolencia.

La acupuntura puede ser muy útil para facilitar el flujo de energía por estos trayectos. El *chi* (el componente yang) está estrechamente relacionado con la sangre (el componente yin). La sangre ofrece el aspecto nutritivo en el cuerpo y alimenta *chi*. El movimiento de la sangre depende del *chi*.

Los líquidos corporales son de dos tipos: los *jin* son los líquidos claros y purificados como el sudor, las lágrimas y los líquidos conjuntivos, y los *ye* son los líquidos espesos y lubricantes como los líquidos espinal y los sinovial (de las articulaciones).

El *jing* es la esencia de la vida que se encuentra en los óvulos, los espermas, la medula ósea y el cerebro y se guarda en los riñones. En el momento de la concepción, el feto absorbe esta esencia vital del óvulo y del esperma; en ese momento todos los cromosomas nos dan *jing*, de modo que nacemos ya con cierta cantidad. Utilizamos el *jing* a lo largo de nuestra vida, hasta que morimos.

En el actual ritmo de vida desenfrenado se utiliza el *jing* a una frecuencia muy rápida. Por este motivo, las mujeres tienen serios problemas con las reglas,

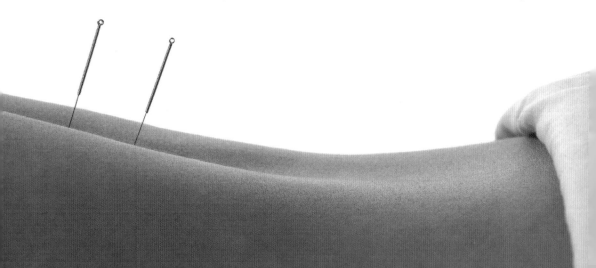

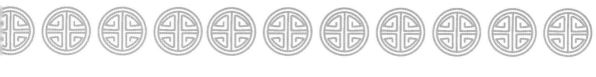

padecen la menopausia más temprano y no pueden dar a luz sin riesgos durante varios años. Todavía podemos notar la diferencia en algunas culturas más naturales.

El cultivo espiritual es muy importante para el desarrollo y la conservación correctos de nuestro *jing*, que se guarda en el riñón. El *shen* o espíritu nos da intuición, instinto y la capacidad de comprender.

Órganos corporales

La MTCh considera los órganos corporales como parejas que consisten en un órgano *yin* y otro *yang*. Cada pareja también tiene correlaciones energéticas que no asociamos directamente con el órgano físico. Por ejemplo, los riñones en la medicina china también incluyen funciones de los órganos reproductores. Cada par de órganos está asociado con una de las cinco energías o cinco elementos: madera, fuego, tierra, metal y agua. La calidad de los elementos se refleja en su órgano par.

■ La pareja relacionada con el **elemento madera** es el **hígado** y la **vesícula biliar**. El hígado encierra los ánimos, controla los tendones y se encarga de mantener los flujos de energía (por tanto, cuando la energía está bloqueada, piensa en el hígado), guarda la sangre y se manifiesta externamente en los ojos. La ira (así como la frustración y la depresión) está relacionada con el hígado. La vesícula biliar almacena y segrega bilis, protege el sistema nervioso de las sobrerreacciones y ayuda a equilibrar emocionalmente a una persona. Una vesícula biliar débil se manifestará con la dificultad de tomar decisiones.

■ Al **elemento fuego** le corresponden el **corazón** y los **intestinos delgados**. El corazón alberga el shen, gobierna la sangre, se manifiesta externamente en la lengua, el sabor es su función sensorial, y la alegría es su emoción relacionada. El intestino delgado absorbe líquidos y por su condición de órgano hueco se encarga de transportar los excrementos.

También relacionados con el elemento fuego hallamos el «triple calentador» (*saniiao*) y el pericardio, que en este caso son funciones más que órganos. El triple calentador es responsable de la comunicación entre las tres cavidades en el tronco y ayuda con el metabolismo fluido del cuerpo. Como se sabe, el pericardio envuelve y protege el corazón.

■ Correspondientes al **elemento tierra** hallamos la pareja **bazo** y **estómago**. El bazo transforma y transporta el alimento en esencia alimentaria útil (los

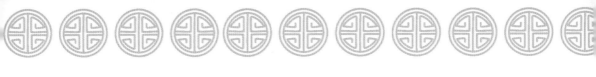

desperdicios se transportan hasta el intestino), produce sangre, abre la boca, controla los músculos y se encarga de conservar la sangre en los vasos (por tanto, tener moretones con facilidad es un signo de función del bazo débil). La emoción relacionada es la preocupación (pensar demasiado). En el sistema chino se hace referencia al bazo que también incluye funciones del páncreas. El estómago rompe y hace «madurar» el alimento y después, lo transporta hacia abajo.

■ La pareja que corresponde al **elemento metal** está formada por los **pulmones** y el **intestino grueso**. Las principales funciones de los pulmones son respirar, regular el metabolismo del agua, además de descender y dispersar el *chi* por todo el cuerpo. Los pulmones abren la nariz, controlan la piel, los poros y el cuero cabelludo. Tristeza es la emoción relacionada. El intestino grueso expulsa los excrementos del cuerpo y absorbe el agua.

■ Relacionados con el **elemento agua** hallamos los **riñones** y la **vejiga**. Los riñones guardan jing, y son responsables del crecimiento, del desarrollo y de la reproducción, producen médula, forman el cerebro y la médula espinal, controlan los huesos, abren los oídos, y equilibran el metabolismo del líquido corporal. La emoción relacionada es el temor. La vejiga guarda y expulsa orina. (Ver Tabla Cinco correspondencias de elementos, página 65).

Los Cinco Elementos

Una teoría útil en la concepción china del universo es la Teoría de los Cinco Elementos o de las cinco transformaciones energéticas (ver pág. 69). Nos da un marco útil para comprender el mundo en cambio constante, las relaciones internas de cambio y las interconexiones de todas las cosas. Los cinco elementos (madera, fuego, tierra, metal y agua) se conectan en esa secuencia llamada el «ciclo de creación».

Este ciclo tiene lugar tanto en la naturaleza como en el interior de nuestro cuerpo. En la naturaleza, frota dos piezas de madera y crearás fuego; el fuego se quema en cenizas y se convierte en tierra; de la tierra se extrae el metal; funde el metal hasta obtener un líquido (agua); pon una semilla en el agua y hará germinar un árbol que a su vez creará madera. Es un ciclo repetitivo, cerrado.

En el ciclo de creación, el elemento creador es la madre que da a luz a un elemento hijo. Por tanto, si el hijo es débil o deficiente, podemos tonificar (alimentar) su madre y por tanto beneficiar a su hijo. De modo que si no hay suficiente

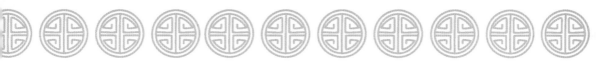

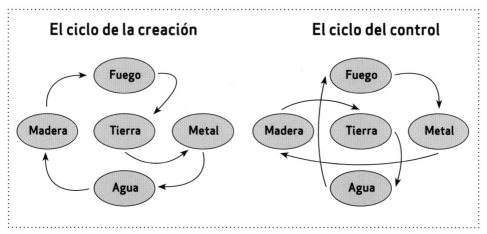

El ciclo de la creación

El ciclo del control

Fuego

Madera — Tierra — Metal

Agua

Fuego

Madera — Tierra — Metal

Agua

Las cinco transformaciones energéticas.

fuego, que corresponde al corazón, reforzaremos el órgano madera, el hígado, con los alimentos o plantas adecuados.

En tiempos remotos, estas correspondencias se hacían observando la naturaleza y cómo funcionaban nuestros cuerpos de modo parecido.

En la naturaleza, los cinco elementos se pueden correlacionar con las estaciones: la madera corresponde a la primavera, el fuego corresponde al verano, la tierra corresponde al final del verano y al tiempo entre estaciones, el metal se corresponde al otoño, el agua corresponde al inverno.

Relaciones de color

Hay una relación útil entre los colores de los alimentos, los elementos y los sistemas corporales correspondientes. Los alimentos blancos alimentan los pulmones; los alimentos negros y azul marino alimentan los riñones; los alimentos verdes alimentan el hígado; los alimentos naranja y amarillos alimentan el bazo y el estómago; los alimentos rojos alimentan el corazón.

Por tanto, una persona con una digestión pesada (debilidad del bazo) debería incluir en su dieta muchos alimentos amarillos y naranja, como los boniatos y la calabaza, pues éstos son los colores que corresponden al elemento tierra. Alguien con fragilidad cardíaca haría bien en comer más alimentos rojos como los tomates y las bayas de espino albar, puesto que el rojo corresponde al elemento fuego.

Otra relación que hay entre los cinco elementos es el «ciclo de control» (véase la figura). Funciona así: tomamos madera, por ejemplo un árbol, cuyas raíces

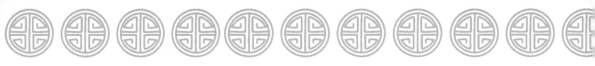

penetran en la tierra; tomamos la tierra y construimos un dique para controlar el agua; el agua expulsa el fuego; el fuego funde el metal; el metal hace el hacha que corta la madera. Si hay demasiada madera (hígado), que se manifiesta con hipertensión, ojos rojos y dolor de cabeza, puede que debamos reforzar o tonificar el elemento metal (pulmones) para controlar la madera.

Los ciclos creativos y de control tienen lugar como fenómenos naturales, y así mantienen la vida en equilibrio. Sin embargo, cuando alguno de los elementos es demasiado fuerte o débil, se da el desequilibrio. No olvides, al utilizar la teoría de los cinco elementos, que siempre hay excepciones a la regla.

Los cinco sabores

La sensación física del sabor tiene su significado en la medicina china. Se clasifica en cinco sabores –aunque de hecho, en este libro encontrarás siete–. Los cinco sabores son: agrio, dulce, amargo, pungente y salado. Los otros dos son suave, que está bajo la categoría de dulce, y astringente, bajo la categoría agrio.

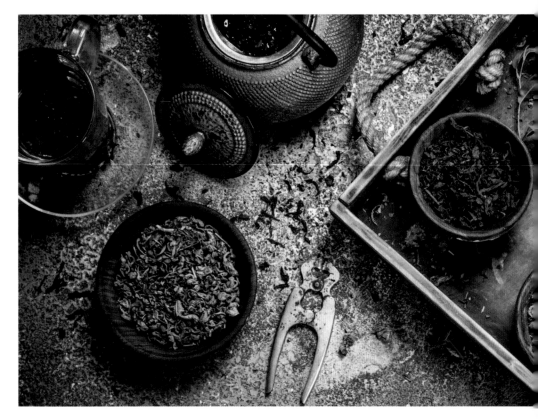

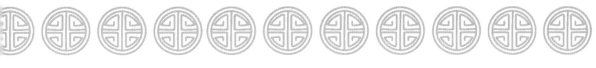

Cuando una sustancia como un alimento o una planta va al tracto gastrointestinal para ser digerido se dice que el hígado y la vesícula biliar absorben el sabor agrio; el corazón y el intestino delgado, el amargo; el bazo y el estómago el sabor dulce; el sabor pungente, los pulmones y el intestino largo, y el sabor salado el riñón y la vejiga.

Así pues, los alimentos y plantas con distintas energías y sabores se asimilan dentro del cuerpo para nutrir los distintos órganos.

Pongamos el caso de una persona con dificultades digestivas que padece de un bazo y un estómago débiles; a esta persona suelen apetecerle los dulces. Contrariamente a la medicina occidental, que desaconseja a quienes tienen una digestión débil comer dulces, la medicina china utiliza los alimentos que

La medicina tradicional china se utiliza con éxito en la prevención, rehabilitación y tratamiento de enfermedades. Para ello, tanto las plantas medicinales como la alimentación ejercen un importante papel, aunque sean menos conocidas que otros recursos. En la imagen, tés y plantas para infusiones herbales chinas.

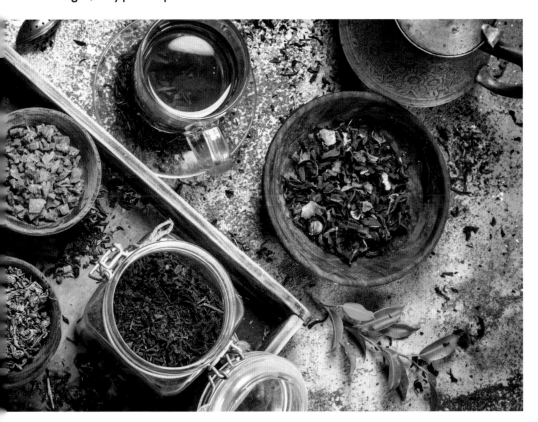

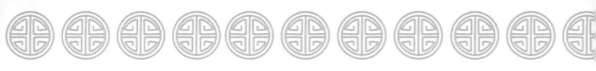

son ligeramente dulces para reforzar la debilidad del bazo y del estómago, como el boniato o el calabacín de invierno. Por tanto, el consumo de alimentos con distintos sabores beneficiará aquellos órganos que correspondan a estos sabores.

■ **Pungente (o picante)** es un sabor que actúa dispersando, vigorizando y activando la circulación. Su función de dispersar se utiliza básicamente para dispersar los patógenos del exterior del cuerpo, como vemos en resfriados comunes y en la gripe. La función de vigorizar sirve para activar la circulación del chi, la sangre y los fluidos corporales. En la medicina china, la enfermedad es la consecuencia de un bloqueo, por tanto, los alimentos que tienen este sabor pungente propiciarán y vigorizarán la circulación del chi, de la sangre y de los fluidos corporales.

La enfermedad o trastorno (la afección patológica del bloqueo) puede mostrarse con un dolor local, una menstruación irregular, una menstruación dolorosa, edemas, tumores, etcétera. El sabor pungente, dada su calidad dispersante, también actúa abriendo los poros y propiciando el sudor. Es un modo de expeler el patógeno del cuerpo. Algunos alimentos con sabor pungente son por ejemplo el jengibre, el ajo y la menta.

■ **Agrio** es un sabor que tiene funciones absorbentes, consolidadoras y astringentes. Actúa deteniendo la descarga anormal de fluidos corporales y sustancias como en afecciones de transpiración excesiva, diarrea, emisión seminal, espermatorrea, enuresis, etcétera. Ejemplos de alimentos agrios son la ciruela agria china, el limón y el vinagre.

■ **Astringente** es un sabor que va debajo del sabor agrio y sus acciones son muy parecidas a las del sabor agrio.

■ **Amargo** es un sabor que actúa secando la humedad y dispersando. A menudo, las sustancias que son amargas también eliminan el calor. Así, lo amargo ayuda en afecciones como humedad y edema. Su función de dispersar una obstrucción puede utilizarse en tos debida a bloqueo del chi, entre otros. Algunos alimentos con sabor amargo son, por ejemplo, el ruibarbo, los huesos de albaricoque y la col rizada.

■ **Salado** es el sabor que tiene la función de suavizar y disolver el endurecimiento. También humedece y lubrica los intestinos. Los síntomas corporales como los bultos, los nódulos, las masas, los quistes, etcétera, pueden ablandarse y disolverse con sustancias saladas. Un ejemplo de ello es el bocio que puede tratarse con algas marinas, exponentes del alimento salado. Asimismo, en casos

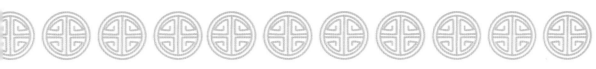

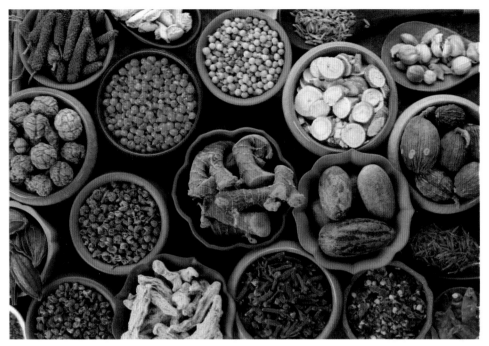

Plantas aromáticas tradicionales chinas y especias para aliñar, la mayoría con excelentes propiedades para la salud.

de estreñimiento, uno puede beber agua salada para lubricar los intestinos y actuar de laxante.

■ **Dulce** es el sabor que tiene la acción de tonificar, equilibrar y frenar. En casos de fatiga o deficiencia, las sustancias dulces tienen una acción vigorizante o reforzante . Las deficiencias se pueden dar en distintos aspectos del cuerpo, como insuficiencia de chi, de sangre, de yin o de yang. Algunos órganos también pueden padecer debilidad. Por ello la persona consume dulce cuando siente que está bajo de energía.

El sabor dulce también se utiliza para desacelerar, lo cual significa que relaja. Se utiliza en afecciones de dolor agudo para contribuir a relajar y por tanto, a liberar el dolor. Los alimentos dulces y las plantas pueden equilibrar como antídoto o contrarrestar los efectos no deseados de las plantas.

Un ejemplo de alimentos de sabor dulce son la batata, el maíz y el arroz.

■ **Suave** es el sabor que se sitúa en la categoría de sabor dulce. Suele ser diurético, propicia la emisión de orina y alivia el edema.

Un ejemplo de alimento de sabor suave es la cebada perlada.

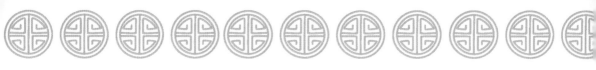

Diagnóstico. Las ocho diferencias

Con el fin de comprender mejor la energía del paciente así como la naturaleza y localización de la enfermedad, los chinos han desarrollado este sistema de diagnóstico. «interno» y «externo» sirven para localizar la zona afectada. «Deficiente» y «exceso» determinan la fuerza relativa del paciente o de la enfermedad. «Frío» y «caliente» dan indicaciones de la naturaleza del individuo o de los patógenos. «Yin» y «yang» dan una visión general de la afección.

Estas diferencias pueden proporcionar en su conjunto una visión acuñada del individuo y de la enfermedad tratados de antemano. A menudo hay una mezcla de síntomas que pueden confundir.

Estos principios ofrecen la base para comprender mejor síntomas que aparentemente son contradictorios. Un terapeuta de medicina china tradicional evaluará todos estos factores basándose en la observación de la lengua y del pulso, así como los signos y síntomas presentes.

Causas de la enfermedad

En la medicina china tradicional, la causa de la enfermedad se considera de fuente «externa» o «interna». Justo debajo de la superficie de la piel se halla una capa de energía que actúa de escudo protector. En una persona sana esta capa es fuerte, sin fisuras, como tiene que ser una barrera de protección: impenetrable para los agentes externos. Pero, si por el contrario, hay puntos débiles en esta capa y los agentes externos pueden penetrar en el cuerpo, padecemos una enfermedad. Ello forma parte del sistema inmunitario.

Si el sistema inmunitario de una persona es fuerte, no se contraen patógenos. Por ejemplo, hay individuos que tienen el virus del sida y no manifiestan síntomas; otros los contraen y mueren al poco tiempo. Ésta es la diferencia entre un *chi* fuerte y un *chi* débil.

En el concepto chino de la enfermedad, las causas externas de las enfermedades incluyen los siguientes factores ambientales: frío, calor, calor veraniego, sequedad, humedad y viento. En el pensamiento occidental, colocaríamos los virus y las bacterias en esta categoría.

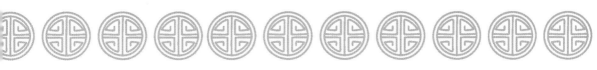

Las infecciones también pueden florecer como resultado de factores internos. Ello incluye las emociones: alegría, aflicción, melancolía y miedo. También refleja el estado mental inducido por el entorno de la persona. En sí mismo eso no causa la enfermedad. Pero cuando las emociones son muy intensas o duran mucho tiempo, puede darse el desequilibrio o la enfermedad. La actitud mental es muy importante para una buena salud. Apaciguando la mente desaparecen muchos problemas físicos.

Bloqueos de energía

En MTCh, las otras causas varias de enfermedad son los traumatismos, la sangre o las mucosidades estancadas, falta de ejercicio físico, actividades inadecuadas y una mala dieta. Los traumatismos incluyen accidentes, incisiones, esguinces, quemaduras y picaduras de insectos o animales. El estancamiento de sangre y las mucosidades bloquean los canales de energía; un buen ejemplo de ello son los tumores.

Emociones y salud

En un interesante estudio realizado en China con un grupo de enfermos de cáncer se observó que el 94% habían sido torturados física o mentalmente durante el severo período autoritario de la Revolución Cultural (1965-1975). Durante ese período tan duro, los intelectuales fueron torturados e incluso los maridos y esposas se traicionaban entre ellos por devoción al Partido. No se podía confiar a nadie los sentimientos y pensamientos más profundos. Estas personas fueron acumulando frustración, depresión y rabia. A su vez, dichas emociones destructivas se convirtieron en diversos tipos de cáncer. El aislamiento y la imposibilidad de expresar las emociones es muy devastador para la salud de la persona.

Conviene no olvidar la importancia que tiene el equilibrio emocional para conservar una buena salud. Hay que tener un canal para liberar toda emoción excesiva, bien con ejercicios como el t'ai chi o el chi kung (qi gong), con técnicas de respiración, acupuntura, meditación o simplemente, caminando. Estas actividades pueden contribuir a regular las emociones y favorecer la paz interior.

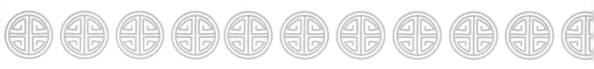

Tanto la falta como el exceso de ejercicio pueden causar enfermedad. Entre las actividades inadecuadas hallamos el sexo, el trabajo y el esfuerzo excesivos. Demasiado sexo es perjudicial para los riñones, el almacén de nuestro jing. Una mala dieta, como una alimentación insuficiente para la correcta nutrición del cuerpo, la comida en exceso o comer demasiados alimentos desaconsejados, como un exceso de alimentos crudos (o demasiado crudos), fríos, grasos o picantes.

Comer en exceso es un desequilibrio muy habitual que provoca enfermedades. En Occidente se come en exceso y constantemente; no sabemos cómo comer y solemos hacerlo muy rápido. Si masticamos bien el alimento, el mismo cuerpo ya te avisará cuándo debes detenerte. Además, la gente recurre a la comida y la utilizan como válvula de escape. Comer en un ambiente o con la cabeza relajados es fundamental para digerir bien y asimilar los nutrientes.

Exceso de proteínas

El ayuno intermitente –entre otras formas de ayuno– ya era conocido en China desde tiempo inmemorial. Hoy en día, en experimentos animales se ha descubierto que si un grupo come todo cuanto desea y otro grupo se alimenta día sí día no, el primer grupo tendrá cinco veces más riesgo de desarrollar un cáncer espontáneo. Recordemos que EE. UU. encabeza el consumo mundial de proteínas por persona… y la cifra total de casos de cáncer. Por eso no deja de sorprendernos que el conocimiento de los alimentos sea tan desconocido en las facultades de medicina occidentales.

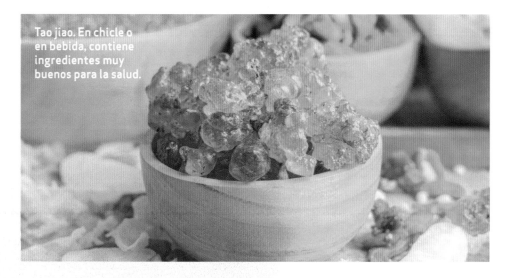

Tao jiao. En chicle o en bebida, contiene ingredientes muy buenos para la salud.

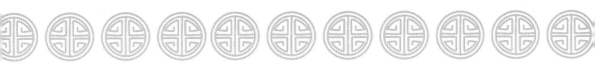

Las proteínas son necesarias, pero una cantidad excesiva provoca problemas. Un consumo excesivo de proteína cárnica también desata un elevado porcentaje de grasas en la dieta, otro gran contribuyente a las enfermedades. Las empresas cárnicas nos han hecho creer que necesitamos muchas más proteínas que la cantidad razonable y saludable. La moderación es fundamental para una buena salud.

Hoy existen abundantes estudios sobre el elevado impacto que supone el practicar ejercicio con regularidad y seguir una dieta baja en grasas y rica en fibras para mantener una buena salud.

Los primeros hallazgos del Proyecto Chino sobre Nutrición, Salud y Medio Ambiente se publicaron en 1990 (*Diet, Lifestyle and Mortality in China*, un proyecto dirigido por T. Colin Campbell, de la Universidad de Cornell, en colaboración con los investigadores de la Universidad de Oxford, la Academia China de Medicina Preventiva y la Academia China de Ciencias Médicas, las dos últimas en Pekín.

Los resultados sugieren que la dieta más sana contiene un mínimo de 80% a 90% de alimentos vegetales. Quienes solo obtienen entre 10% y 15% de sus calorías y 7% de sus proteínas totales de los productos animales, tienen menos incidencia de enfermedades cardíacas, cáncer de colon y osteoporosis.

Campbell es autor del famoso best-seller *El estudio de China*, en donde por primera vez se denuncia con rigor científico las causas del sobrepeso, trastornos cardiovasculares y un sinfín de enfermedades en EEUU, que es el país en donde, paradójicamente, más se gasta en asistencia sanitaria.

Una idea convencional de salud

El concepto occidental ante las enfermedades es matar las bacterias y suprimir los síntomas. La consecuencia es que se lleva la enfermedad más adentro del cuerpo. La modalidad china apoya el cuerpo y deja que éste se encargue de matar los patógenos. Sosteniendo el cuerpo, tonificándolo, se refuerza la energía curativa de éste. Recuerda que el cuerpo se puede curar por sí mismo si le das la debida oportunidad, sólo puede que tengas que ayudarle un poco con medidas nutritivas o plantas medicinales.

El ayuno o la comida ligera a veces es recomendable durante la enfermedad. Por ejemplo en caso de un fuerte resfriado con fiebre, de tal modo que no se reste valor a la sanación del cuerpo con la digestión de alimentos pesados. Hay

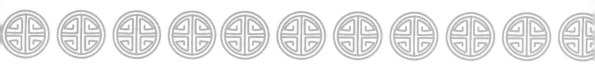

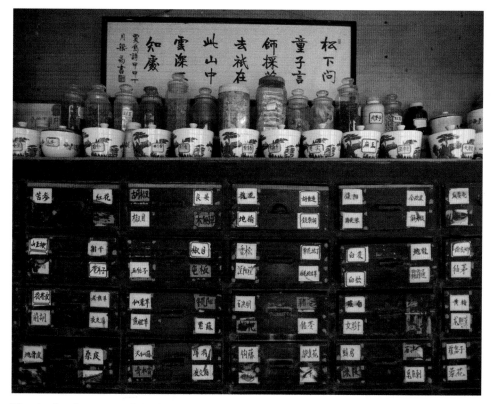

Tienda de plantas medicinales cerca de Chongqing. En los últimos años, el valor de las plantas medicinales chinas ha aumentado extraordinariamente.

una tradición extendida por todo el mundo de servir un caldo vegetal, o incluso una sopa ligera de copos de cereales cuando alguien está enfermo. Eso se digiere fácilmente y el cuerpo puede echar una mano de sus recursos para recuperarse. Si hay el trastorno o la fiebre son mayores, elegiremos un ayuno con zumo de frutas (cítricos, entre nosotros), o bien solo con agua: es algo que depende de cada caso.

La vía de los fármacos

Por el contrario, la vía antibiótica debilita el sistema inmunitario, lo vuelve más perezoso, hace que el organismo tienda más a contraer enfermedades y normalmente interfiere con el proceso curativo natural.

Se pueden tomar otras medidas de soporte con alimentos y plantas. En muchos casos, además de reforzar el cuerpo hay que desintoxicarlo o calmarlo constantemente. Éste es el concepto chino ante las enfermedades. Para los pacientes

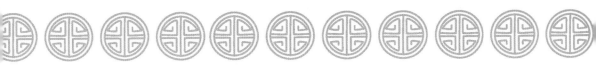

de cáncer de algunos hospitales de China, los médicos combinan las propiedades de aniquilación de la quimioterapia y la radiación con las medidas de apoyo de la medicina tradicional china, que incluye una dieta apropiada, plantas medicinales, ejercicios de qi gong y acupuntura. Con ello se ha conseguido alargar la esperanza de vida, en contraposición con el método convencional de aniquilar exclusivamente. También hay hospitales que tratan los enfermos de cáncer únicamente con medicina china; este grupo muestra la esperanza de vida más larga, con varias involuciones completas.

Prevención de la enfermedad

A medida que aumenta nuestra conciencia de salud, podemos mantener un estado de equilibrio dentro del cuerpo y ser más responsables de nuestra salud. A menudo padecemos nuestras propias acciones y pensamientos inadecuados. La nutrición china subraya la prevención de la enfermedad. En *El clásico de la medicina interna del Emperador amarillo*, se afirmaba: «Un médico que trata la enfermedad después de que ésta haya ocurrido es un médico mediocre, pero un médico que la trata antes de que ocurra es un médico excelente». Los médicos se consideraban maestros que enseñaban a sus pacientes a ser sanos y espiritualmente equilibrados. El éxito se medía por una salud vibrante. Es algo muy personal, pero como individuos podemos elegir ser uno u otro tipo de médico.

Tradicionalmente, las plantas se han utilizado para conservar la buena salud y prevenir las enfermedades, como veremos en el capítulo de fitoterapia y en cada alimento (ver pág. 85). Muchas de las plantas tonificantes se utilizan con este fin durante un período de tiempo largo. Las plantas tónicas se clasifican más en el yin, yang, sangre y chi tónicos, y casan bien con preparados de alimentos, como sopas, cocidos y gachas. Incorporar asiduamente las plantas adecuadas a una dieta puede ofrecer un gran beneficio para la salud.

Prevenir la enfermedad incluye una nutrición correcta, el equilibrio emocional, ejercicio adecuado y el alimento del alma. Alimentando el cuerpo, la mente y el alma conservamos un estado de equilibrio.

Consejos para una dieta equilibrada

Puesto que cada cuerpo es único, siempre habrá variaciones según las necesidades de la persona. Sin embargo, unos cuantos consejos básicos son adecuados para buscar un modo de comer que cree equilibrio y armonía.

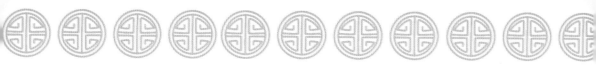

■ El estado de la mente es de máxima importancia a la hora de comer; come relajadamente y mastica bien el alimento para su mejor asimilación y digestión.

■ La mesa no es el lugar para discutir los problemas del día. Masticar es una parte importante de la digestión. No olvides que tu estómago no tiene dientes. La digestión, especialmente la de las féculas, empieza en la boca. Los alimentos que son difíciles de masticar del todo, como las semillas de sésamo, deberían molerse antes de ingerirlos.

■ Las frutas se digieren rápidamente, mientras que las carnes y proteínas necesitarán más tiempo para digerirse. Por eso conviene comer las frutas antes, no después de las comidas, aunque lo mejor sería comerlas fuera de las comidas.

■ El mejor modo de preparar comida es cocerla al vapor, sofreírla en agua, estofarla (hirviéndola, como las sopas) o al horno. Al vapor se conserva el máximo estado natural del alimento, mientras que al horno se crea más calor y es el método más adecuado para tratar las afecciones frías. Incluso los aceites de calidad más suprema son difíciles de digerir al calentarlos. Así que si deseas aceite, viértelo después de haber cocido el alimento.

■ Los alimentos deberían comerse enteros siempre que sea posible. Solo hay que pelar las frutas o las verduras si tienen una piel demasiado gruesa para digerir o contaminada con fungicidas químicos. Busca alimentos cultivados biológica-

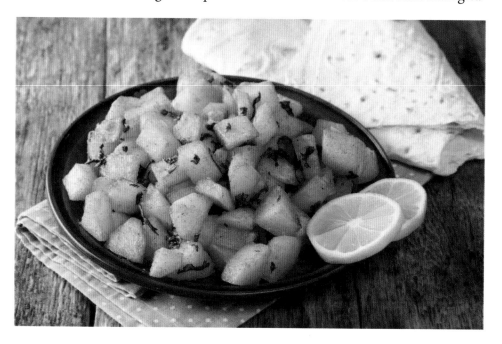

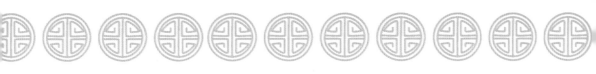

mente para evitar los residuos químico-tóxicos de los procesos de crecimiento comercial. Para lavar los alimentos a fondo, lo mejor es limpiarlos con agua salada. Evita también todo lo posible los alimentos irradiados y los hornos microondas.

■ Los mejores utensilios en los que cocinar son los de vidrio, barro o acero inoxidable. Hay que tratar de no cocinar sobre papel de aluminio o cobre; estos metales pueden lixiviarse fácilmente sobre los alimentos.

La dieta debería ceñirse a los alimentos de temporada y comer lo que se cultiva localmente. La naturaleza cuenta con la mejor planificación para ofrecernos los alimentos adecuados para cada estación. Las frutas y las verduras que maduran en la época de verano suelen estar al lado frío. En invierno nos decantamos por una dieta más cálida. Asimismo, deberías comer una gran variedad de alimentos para un buen equilibrio.

■ La mayoría de las verduras deberían cocerse como mínimo ligeramente, ya que los alimentos crudos suelen ser difíciles de digerir.

■ Nunca hay que comer los alimentos fríos porque estos «sofocan el fuego digestivo», por decirlo de algún modo. Eso es especialmente molesto para el ciclo menstrual femenino, porque el estómago se asienta al lado del hígado que se encarga de almacenar la sangre.

El enfriamiento del estómago puede desembocar en una afección por sangre bloqueada y en un período menstrual complicado. Los alimentos congelados, como el helado, no son nada sanos, y tampoco lo son las bebidas frías. Tampoco hay que consumir alimentos que arden tanto que hasta queman la boca o el estómago.

■ Es mejor parar de comer antes de llegar al punto de quedarse lleno.

■ Comer justo antes de acostarse no es una buena idea. Hay que tomar las comidas mínimo unas tres horas antes de irse a la cama. Ello no solo mejorará la digestión, sino que proporcionará un sueño más descansado. Comer tarde también suele almacenarse como kilos de más. La persona tiene que levantarse con ganas de desayunar. Éste es el plato del día que nos da el combustible o la energía para casi todo el día, de modo que tiene que ser un plato bien nutritivo.

■ Los frutos secos y las semillas contienen una gran proporción de aceite y deberían comerse lo más frescos posible y conservarlos en un lugar fresco. Puesto que la mayoría de las personas no mastican bien los frutos secos, si se muelen son más fáciles de digerir.

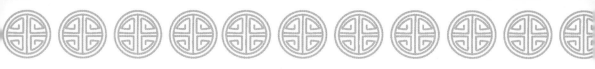

■ Sobre las legumbres, las habas hay que dejarlas en remojo antes de cocerlas, al menos durante unas cuantas horas; siempre hay que tirar el agua de remojo y cocerlas en agua fresca. Las legumbres pequeñas como las lentejas y los guisantes suelen ser más fáciles de digerir. Para una persona con una digestión difícil es mejor cocer los cereales caldosos, con más agua y tiempo de cocción. Puedes utilizar hasta diez partes de agua por una parte de cereales.

■ Evita los alimentos demasiado procesados y conserva los alimentos de la manera más sencilla posible. Una dieta equilibrada podría consistir en un consumo regular de los siguientes elementos:

• **Cereales integrales:** arroz, mijo, cebada, trigo, avena, maíz, centeno, quinoa, amaranto, etcétera. Este grupo de alimentos conforman el 40% de la dieta.

• **Verduras preparadas en fresco:** verduras de hoja verde oscura, col, brócoli, apio, hortalizas, etcétera. Este grupo de alimentos conforma el 40% de la dieta.

• **Frutas frescas:** se consumirán cuando sean de temporada y no serán más del 10% de la dieta. Las frutas pueden ser un gran aperitivo o un buen reemplazo del dulce.

• **Legumbres, semillas y frutos secos:** guisantes, judías, tofu, cacahuetes, lentejas, pipas de girasol, almendras, nueces, etcétera. Éstos forman el 10-20% de la dieta vegetariana y un poco menos si la dieta que incluye carne.

• **Algas marinas:** nori, wakame, dulse, kombu, hiziki y arame. Son una valiosa fuente mineral, consumidas en pequeñas cantidades (un pequeño puñado seco), de un valor especial para los vegetarianos que se abstienen de comer productos lácteos.

• **Productos animales:** productos lácteos, carne, pescado, aves de corral y huevos. Si eliges incluir estos alimentos en la dieta, no deberían formar más del 10% de la dieta. Intenta encontrar criadores que no utilicen fármacos ni prácticas crueles con los animales.

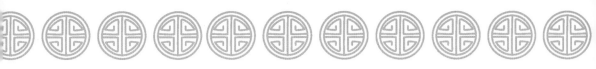

¿Qué conviene evitar?

Evita al máximo los conservantes químicos, los aditivos, los colorantes y los aromatizantes, el glutamato monosódico, los alimentos fritos o grasos, el café, el helado y el consumo excesivo de azúcar.

Las pirámides sobre el consumo de alimentos son muy populares en Norteamérica, y menos en Europa (ver Pirámide de los alimentos). Son un modo gráfico de tener presentes los alimentos en nuestra vida de cada día. Después de bastantes modificaciones y peripecias, las autoridades sanitarias de EE.UU. proponen hoy en día una pirámide muy parecida a las proporciones de los grupos de alimentos utilizadas por la nutrición china. Cereales, habas, verduras y frutas constituyen la base de la pirámide y de la mayoría de la dieta, mientras que la carne y los productos lácteos, comidas en pequeñas proporciones, están en el grupo que menos conviene comer. Cada vez más norteamericanos se están dando cuenta de la necesidad de hacer cambios en sus hábitos alimentarios y la manera de considerar los alimentos.

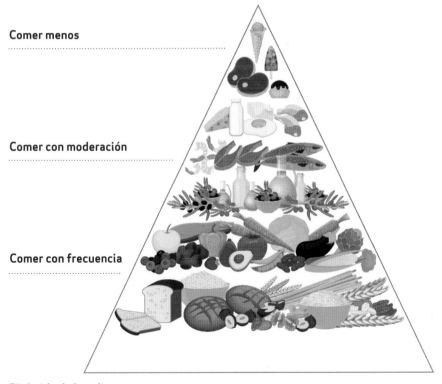

Comer menos

Comer con moderación

Comer con frecuencia

Pirámide de los alimentos

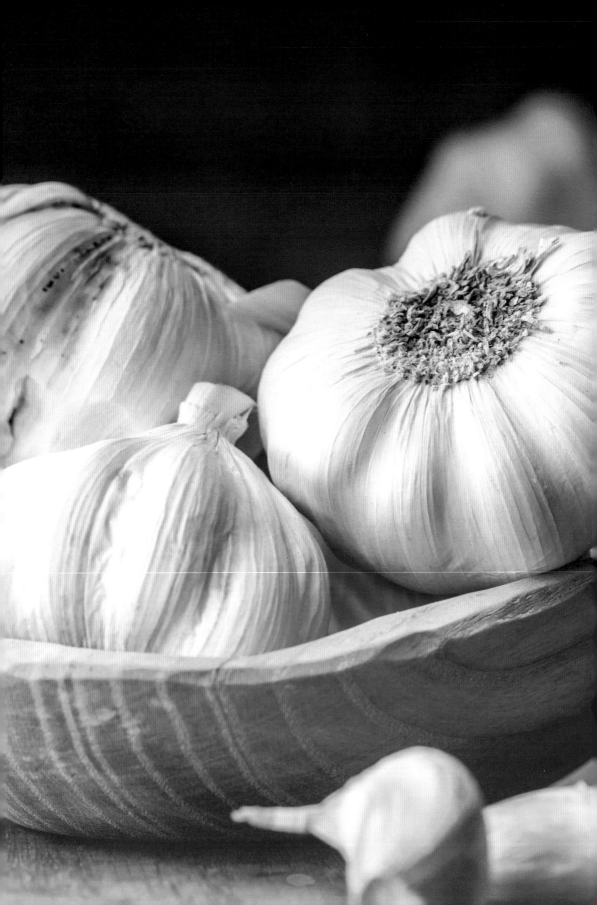

☯ Los alimentos
Aplicaciones en Medicina china

Verduras

Ajo
- **Naturaleza y sabor:** caliente y pungente.
- **Propiedades:** antivírico, antifúngico, desintoxica la carne y el marisco, mata las lombrices, elimina la retención de comida y la sangre bloqueada, reduce los abscesos.
- **Afecciones:** cáncer, colesterol y tensión alta, infecciones, diarrea, gastroenteritis, vómitos y tos con sangre.
- **Contraindicaciones:** no utilizar con trastornos de ojos calientes o secos, úlceras bucales o linguales.

El ajo como remedio tradicional
1. **Infecciones vaginales:** hierve un bulbo de ajo, y cuando el agua esté tibia hazte una ducha vaginal con el líquido.
2. **Tos o vómitos con sangre:** aplica ajo pelado y machacado en las plantas de los dos pies en la depresión de la planta anterior (ver dibujo riñón 1); cambia la cataplasma cada 4 horas.
3. **Gastroenteritis:** machaca entre 3 y 5 dientes de ajo crudo, mézclalos con agua cálida; bebe cada 2 horas.
4. **Vómitos:** cuece un bulbo de ajo con tres rodajas de jengibre; mezcla con una cucharadita de miel y un poco de agua.
5. **Dolor o infección de oído:** vierte unas cuantas gotas de aceite o jugo de ajo en el oído varias veces al día.
6. **Lombrices intestinales:** come ajo cocido con el estómago vacío; reanuda la comida tres horas más tarde.

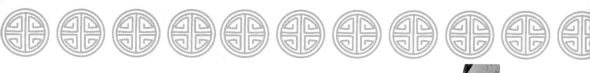

Alga marina

Existen distintas variedades de algas marinas que se pueden incorporar fácilmente a las sopas, o a los platos sofritos, etcétera. Se puede hacer un aperitivo delicioso y saludable con hiziki o arame (tienen el aspecto de tallarines negros y finos) en remojo, una pizca de salsa de soja, miel y vinagre de arroz. La variedad de alga marina menos fría se llama nori.

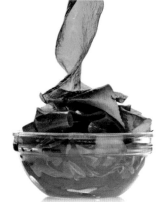

■ **Naturaleza y sabor:** fría y salada.

■ **Propiedades:** suaviza el agarrotamiento, elimina el calor, des intoxica, beneficia la glándula tiroides, neutraliza el material radioactivo, beneficia el sistema linfático, es diurética, aporta muchos minerales.

■ **Afecciones:** glándulas linfáticas hinchadas, bocio, tos, abscesos pulmonares con mocos espesos, amarillos y odoríferos, edema, beriberi, tumores fibroides, pechos císticos, nódulos, bultos, cáncer, hipotiroidismo.

El alga marina como remedio tradicional

1. Tos y abscesos pulmonares: haz una infusión de algas marinas, nuez o hueso de melocotón y piel de naranjas verdes para tomar internamente. Externamente, prepara una cataplasma de algas marinas, jengibre y diente de león, y procede a aplicártela localmente.

2. Tuberculosis linfática: incorpora algas marinas en tu dieta durante dos meses como mínimo.

3. Bultos, nódulos y tumores: prepara una infusión de alga marina, hueso de melocotón y pieles de naranja verde. Externamente, coloca una cataplasma de algas marinas, jengibre y diente de león sobre la zona afectada.

Apio

■ **Naturaleza y sabor:** fresco, dulce y ligeramente amargo.

■ **Propiedades:** tonifica el riñón, detiene las hemorragias, refuerza el bazo y el estómago, elimina el calor, hace bajar la presión sanguínea, es diurético, favorece la circulación.

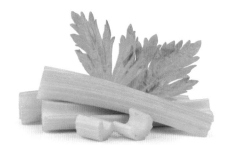

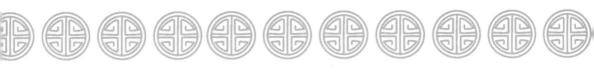

El apio como remedio tradicional

1. Presión sanguínea alta (hipertensión): come apio con regularidad; toma tres tazas de apio ligeramente hervido todos los días. O toma zumo de apio tibio con el estómago vacío todos los días.

2. Diabetes: toma tres tazas de apio ligeramente hervido todos los días. O combina apio, batata y calabaza para hacer un pastel de verduras.

3. Tos ferina: cuece ligeramente al vapor el apio y haz un zumo, añade una pizca de sal y toma un vaso lleno a las siete de la mañana y a las siete de la tarde, tres días seguidos.

4. Insomnio: toma una infusión de rabos de apio y de remolacha al atardecer, dos horas antes de ir a la cama.

Batata (ñame)

■ **Naturaleza y sabor:** neutra y dulce.

■ **Propiedades:** refuerza el bazo y la función digestiva, tonifica el chi, elimina el calor, desintoxica, aumenta la producción de leche.

■ **Afecciones:** heces con sangre, diarrea, estreñimiento; ictericia, edema, ascitis, ceguera nocturna, diabetes, abscesos pectorales, furúnculos, lesiones cutáneas.

■ **Contraindicaciones:** el consumo excesivo de batatas puede producir gases, ardor de estómago, indigestión, distensión abdominal y eructos ácidos.

La batata como remedio tradicional

1. Ictericia: cuece una sopa de ñame con calabaza y cebada perlada.

2. Herpes y abscesos pectorales: aplica localmente batata cruda y rallada o una mezcla en una pizca de bórax.

4. Eccema (en especial el eccema genital): prepara una infusión con batata y una pizca de sal y baña la zona. Espolvorea por encima después talco natural.

5. Picaduras venenosas de insectos: tritura el ñame o la batata con miel y aplícalo localmente.

6. Cirrosis del hígado y edema abdominal: aplica sobre el ombligo una mezcla de batata triturada y azúcar integral de caña; cambia cada hora.

7. Diabetes: cuece la sopa con melón de invierno chino (mao gua).

8. Heces con sangre: mezcla batata o ñame en polvo con miel.

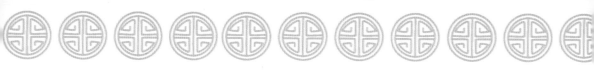

Berenjena

- **Naturaleza y sabor:** fresca y dulce.
- **Propiedades:** alivia el dolor, es diurética, alivia la inflamación, elimina la retención de sangre.
- **Afecciones:** dolor estomacal, gastroenteritis, diarreas por calor, emisión de orina dolorosa, congelación, úlceras, picaduras de serpiente y de escorpión, hemorragia anal, hepatitis, ictericia.
- **Contraindicaciones:** No tomar para problemas de clase fría.

La berenjena como remedio tradicional

1. **Picaduras:** aplica berenjena fresca para absorber las toxinas.
2. **Ictericia y hepatitis:** toma berenjena y arroz tres veces al día durante una semana.
3. **Hinchazón y edema:** seca la berenjena y redúcela a polvo; toma una cucharadita en agua caliente tres veces al día.
4. **Congelación:** remoja la zona en una infusión de berenjena.
5. **Úlceras:** carboniza la berenjena y aplícala localmente.

Berro

- **Naturaleza y sabor:** fresco y amargo.
- **Propiedades:** elimina el calor, apaga la sed, lubrica los pulmones, es diurético.
- **Afecciones:** sed, irritabilidad, nerviosismo, garganta seca e inflamada, tos con esputo amarillo.
- **Contraindicaciones:** no debe utilizarse en caso de diarrea.

El berro como remedio tradicional

1. **Sed, irritabilidad y dolor de garganta:** toma zumo de berros crudos y frescos.

Bok choy (*Oldenlandia umbellata*)

Hoy esta col es ya muy fácil de encontrar en el mercado.

- **Naturaleza y sabor:** fresca, pungente y dulce.
- **Propiedades:** elimina el calor, lubrica los intestinos, elimina los alimentos retenidos, apaga la sed, facilita la digestión.
- **Afecciones:** retención de alimentos, estreñimiento, indigestión, diabetes.

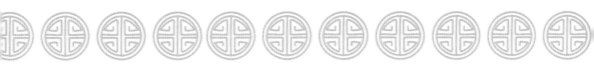

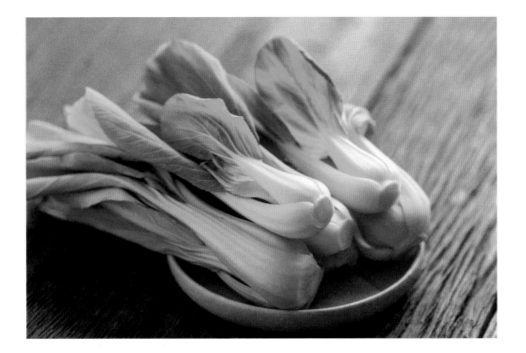

La col bok choy como remedio tradicional

1. **Retención de alimentos:** prepara una infusión o una sopa de bok choy y piel de naranja.
2. **Indigestión:** come bok choy aliñada.
3. **Estreñimiento:** cuece bok choy con remolacha.
4. **Sed:** toma un zumo de bok choy y pepino.

Bróculi

■ **Naturaleza y sabor:** fresca y dulce.
■ **Propiedades:** elimina el calor, es diurético, hace brillar los ojos, elimina los problemas de calor en verano. Esta hortaliza tiene una acción débil.
■ **Afecciones:** conjuntivitis, miopía, dificultades urinarias, irritabilidad.

El bróculi como remedio tradicional

1. **Eliminar el calor:** come bróculi cocido ligeramente al vapor.
2. **Conjuntivitis:** toma una infusión a base de zanahoria y bróculi.
3. **Problemas urinarios:** mezcla bróculi con repollo chino y haz una sopa.

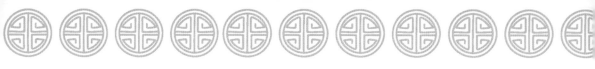

Calabacín (calabacín de verano)

Por calabacín de verano se entienden todas las variedades de piel suave. (Ver calabaza, pág. 91, para las propiedades de la calabaza de invierno).

■ **Naturaleza y sabor:** fresco y dulce.

■ **Propiedades:** alivia el calor, desintoxica, es diurético, apaga la sed, calma el nerviosismo.

■ **Afecciones:** lesiones cutáneas, dificultades al orinar, edema, calor veraniego, irritabilidad, sed.

■ **Contraindicaciones:** no es conveniente consumirlo para el beriberi o la sarna.

El calabacín como remedio tradicional

1. **Quemaduras:** pon en conserva calabacín cortado hasta que se convierta en líquido (habitualmente entre seis y doce meses) y aplica el líquido a la quemadura.

2. **Edema en las extremidades o el abdomen:** cuece el calabacín con vinagre hasta que quede empapado y cómelo con el estómago vacío o haz una infusión de la piel del calabacín.

3. **Calor veraniego e irritabilidad:** come el calabacín como ensalada.

4. **Ictericia:** toma una taza de infusión hecha de la piel del calabacín, tres veces al día.

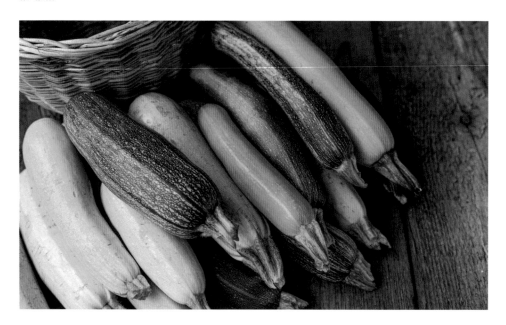

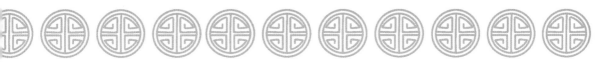

Calabacín verde (o rojo)

- **Naturaleza y sabor:** fresco y dulce.
- **Propiedades:** elimina el calor, lubrica los intestinos, detiene la tos.
- **Afecciones:** estreñimiento, tos ferina, rubores, resfriado común y congelación.

El calabacín verde como remedio tradicional

1. Resfriado común: toma de calabacín y 3 cebollas tiernas, hierve durante diez minutos, toma el líquido y procura sudar.

2. Tos ferina: prepara una infusión de calabacín y agrega 2 cucharaditas de miel para lubricar los pulmones (o añade un hueso de albaricoque).

3. Congelación: limpia la zona con una infusión caliente de calabacín y cebollas tiernas.

Calabacín chino

- **Naturaleza y sabor:** fresco y dulce.
- **Propiedades:** elimina el calor, lubrica los intestinos, diurético, hace sudar.
- **Afecciones:** irritabilidad, inquietud, estreñimiento, dificultades urinaria.

El calabacín chino como remedio tradicional

1. Estreñimiento o dificultades urinarias: prepara una sopa de calabacín chino.

2. Resfriado común (resfriado del tipo viento): mezcla calabacín chino o jengibre, hierve a fuego lento, y procura sudar.

Calabaza (y calabacín de invierno)

Los calabacines de invierno son la variedad de piel dura, como las calabazas: bellota, nogal, ranúnculo y kobocha. También la calabaza espagueti, con la que se puede preparar cabello de ángel.

- **Naturaleza y sabor:** fresca y dulce.
- **Propiedades:** disipa la humedad, baja la fiebre, alivia el dolor, estabiliza el feto hiperactivo, detiene la gastroenteritis, beneficia la diabetes, lubrica el intestino; sus semillas matan los parásitos.
- **Afecciones:** gastroenteritis, diabetes, ulceraciones de las extremidades inferiores, eccema, dolor de estómago, es un antídoto contra el opio, sensación de

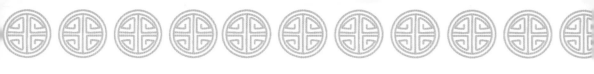

huesos calados por la humedad (la sensación de calor en lo profundo del cuerpo, así como de humedad en los huesos son síntomas de una afección por falta de yin en el cuerpo, junto con insomnio, irritabilidad, rubores en las mejillas, calor, que empeora a última hora de la tarde o de la noche, con sudor nocturno, sed, sensación de fiebre en las palmas y las plantas de los pies).

La calabaza como remedio tradicional

1. **Quemaduras:** aplica calabaza fresca sola o mezclada con gel de áloe vera.

2. **Úlceras de los miembros inferiores:** aplica harina de calabaza seca.

3. **Lombrices intestinales:** toma una cucharadita de harina de semillas de calabaza con el estómago vacío, tres veces al día.

4. **Vómitos infantiles:** haz una infusión con el tallo de la calabaza y la piel superior.

5. **Cáncer de pecho:** asa a la brasa la piel y redúcela a polvo. Toma una cucharadita del polvo con un hilo de vino de arroz, dos veces al día. El alcohol es un agente útil para aumentar la circulación y eliminar el bloqueo. En MTCh se considera que el tumor es un tipo de sangre, *chi* o mucosidad bloqueada.

6. **Feto hiperactivo:** toma una cucharadita de calabaza molida con gachas de arroz dulce (arroz glutinoso, ver pág. 134).

7. **Diabetes:** toma una rodaja de calabaza con todas las comidas. Cuece un pastel con calabaza, ñame y patata.

Castaña de agua

También la castaña de agua china (*Trapa natans*) es bastante fácil de encontrar en las tiendas asiáticas.

■ **Naturaleza y sabor:** frío y dulce.

■ **Propiedades:** elimina el calor y detiene la hemorragia.

■ **Afecciones:** tos seca debida al calor en el pulmón con mucosidades densas y apegadas, ictericia, heces con sangre, hemorragia uterina excesiva. Antídoto contra intoxicación de plomo y cobre.

La castaña de agua como remedio tradicional

1. **Heces con sangre:** prepara un zumo de castañas de agua y mézclalo con una parte igual de vino de arroz y tómalo tres veces al día con el estómago vacío. Deben verse resultados dentro de los tres días siguientes.

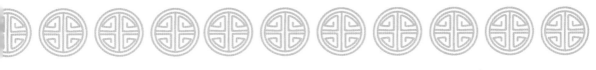

2. Hemorragia uterina en exceso: asa a la brasa las castañas de agua, redúcelas a polvo y tómalas con vino de arroz.

3. Bronquitis, neumonía, tos: haz una infusión de castañas de agua frescas y flores de madreselva; toma de tres a cinco tazas al día.

4. Intoxicación de plomo y cobre: toma al día 425 g de castañas de agua frescas con 60 g de huesos de melocotón.

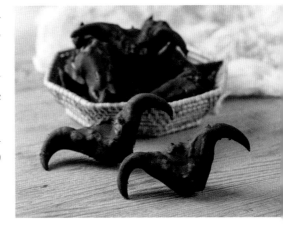

Cebolla (o puerro)

■ **Naturaleza y sabor:** cálida y pungente.

■ **Propiedades:** es sudorífera, elimina las flemas (mucosidad) y es diurética. Las propiedades de la cebolla también pueden aplicarse al puerro.

■ **Afecciones:** resfriado común, sinusitis aguda o crónica, infección respiratoria superior, alergia, dificultades al orinar, parásitos intestinales, ciertos tipos de furúnculos y lesiones.

La cebolla como remedio tradicional

1. Resfriado común: prepara una infusión de cebolla triturada y un par de rodajas de raíz de jengibre fresco. O come solo la cebolla.

2. Resfriado común y sinusitis en niños: frota el jugo de la cebolla sobre el labio superior del niño, debajo de la nariz, o impregna la habitación con el vapor de una infusión de cebolla.

3. Sinusitis crónica o aguda: antes de irse a la cama, lávate las fosas nasales con una solución salina. A continuación, extrae el jugo de la cebolla y remoja en él dos motas de algodón. Después insértalas primero en una nariz y después en la otra, y déjalas durante cinco minutos.

4. Tos, mucosidades e infección respiratoria superior: pon rodajas de cebolla sobre la nariz como una máscara e inhala el aroma durante treinta minutos. O cuece al vapor la cebolla a rodajas y aplícalas calientes como una cataplasma sobre la

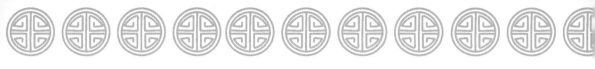

zona pectoral; tápate para conservar el calor, dejándolo entre veinte y treinta minutos.

5. Dificultades al orinar: tritura la cebolla y cuécela al vapor; a continuación, aplica una cataplasma sobre el abdomen por debajo del ombligo como una compresa caliente.

6. Parásitos intestinales en niños: tritura la cebolla y mézclala con una o dos cucharaditas de aceite de sésamo; dáselo a tomar con el estómago vacío dos veces al día durante tres días consecutivos.

7. Forúnculos: tritura la cebolla y mézclala con vinagre y aplica sobre las lesiones.

Cebollino

- **Naturaleza y sabor:** caliente (la parte blanca es caliente, la verde es cálida) y pungente.
- **Propiedades:** arroja patógenos externos, disipa el viento y el frío, es sudorífera, antivírica y bactericida.
- **Afecciones:** resfriado común, congestión nasal, sarampión, abscesos, artritis del tipo frío.
- **Contraindicaciones:** No debe tomarse para la artritis del tipo caliente. No debe usarse en estadios de calor del resfriado común, caracterizado por la fiebre, por una sed extrema y esputo amarillo.

El cebollino como remedio tradicional

1. Resfriado común: prepara una infusión hirviendo ligeramente los cebollinos durante cinco minutos. También es recomendable una infusión de albahaca y cebollinos.

2. Sarampión: toma una infusión de cebollinos; aplica cebollinos crudos y triturados sobre el ombligo para eliminar el sarampión.

3. Abscesos: mezcla cebollinos crudos con clara de huevo y aplícalos localmente; cambia de cataplasma cada cuatro horas.

4. Dolor artrítico: haz una infusión de cebollino y remoja la zona dolorida; aplica cebollinos cocidos y triturados sobre la zona afectada. También es bueno tomar una infusión de cebollinos y clavo.

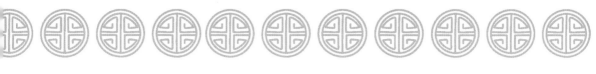

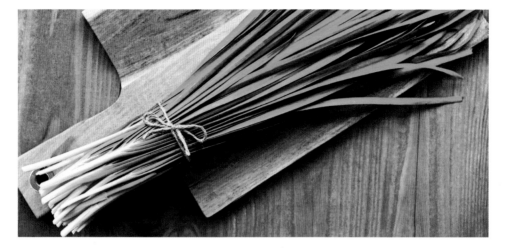

Cebollino chino

■ **Naturaleza y sabor:** cálido y pungente.

■ **Propiedades:** tonifica los riñones y las funciones sexuales, elimina la humedad, calienta la frialdad.

■ **Afecciones:** dolor de estómago por resfriado, leucorrea, diarrea, orina en la cama, sueños mojados, ausencia de la regla.

El cebollino chino como remedio tradicional

1. Para las afecciones que hemos citado, haz una infusión hirviendo cebollino chino durante 25-30 minutos.

2. Funciones sexuales débiles: cuece cebollinos chinos con judías negras, semillas de sésamo negro, nueces, ciruelas agrias y dos cucharaditas de miel. Con estos ingredientes prepara una pasta y come una cucharadita tres veces cada día.

Champiñón blanco

Ésta es la variedad de champiñones que suele encontrarse en el supermercado. Busca los que no se hayan cultivado con productos químicos.

■ **Naturaleza y sabor:** frío y dulce.

■ **Propiedades:** elimina el calor del verano, hace bajar la presión sanguínea, previene los tumores, desintoxica.

■ **Afecciones:** hipertensión, irritabilidad veraniega y otros problemas del calor del verano, tumores.

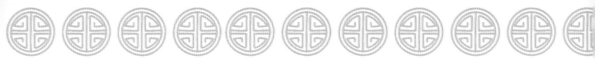

El champiñón blanco como remedio tradicional

1. Colesterol alto en la sangre o hipertensión: utiliza champiñones blancos y barbas de maíz para preparar una sopa o una infusión con regularidad.

2. Tumores: haz una sopa o una infusión de champiñones y toma tres tazas al día.

3. Problemas de calor en verano: come champiñones crudos en las ensaladas.

Champiñón botón *(Agaricus bisporus)*

■ **Naturaleza y sabor:** un tanto fresco y dulce.

■ **Propiedades:** induce las erupciones del sarampión, desintoxica, despierta el apetito, detiene la diarrea, elimina la flema, previene los tumores.

■ **Afecciones:** hepatitis infecciosa, sarampión, diarreas, tos con mucosidades abundantes, falta de apetito.

El champiñón botón como remedio tradicional

1. Hepatitis infecciosa, leucocitopenia: toma champiñones botón en la dieta o en la infusión.

2. Sarampión: hierve la infusión de champiñones botón y tomar una taza tres veces al día. O bien, cuece con poi (plato hawaiano con taro, ver pág. 000) y bebe el caldo.

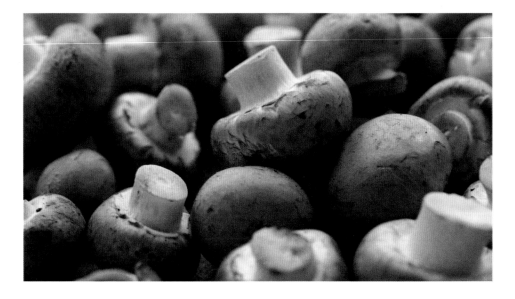

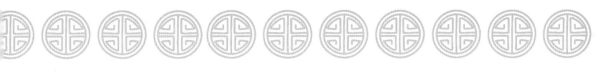

Champiñón o seta reishi o ling zhi *(Ganoderma lucidum)*

- **Naturaleza y sabor:** cálido y suave.
- **Propiedades:** alimenta el corazón, calma el espíritu, refuerza el chi y la sangre.
- **Afecciones:** deficiencia de chi en el corazón, deficiencia en la sangre que provoca insomnio, sueños excesivos, ansiedad, inquietud, fatiga; tos, asma, colesterol alto, presión arterial alta, enfermedades coronarias, hepatitis crónica, baja producción de células blancas.

El reishi (ling zhi) como remedio tradicional

1. **Presión arterial alta, colesterol alto:** el champiñón ling zhi suele consumirse en forma de polvos o infusión como rutina diaria.
2. **Hepatitis crónica:** prepara una infusión de ling zhi y raíz de regaliz.
3. **Bronquitis crónica:** prepara una infusión de ling zhi y bulbos de azucena.
4. **Asma alérgico:** toma una infusión de ling zhi, albahaca y menta.
5. **Rinitis alérgica:** haz. un concentrado de la infusión de ling zhi, colarla con un filtro de papel y limpiarse la nariz con la infusión.

Champiñón o seta shiitake negro
(Lentinula edodes)

- **Naturaleza y sabor:** neutro y dulce.
- **Propiedades:** refuerza el estómago, acelera la cicatrización, baja la presión sanguínea, desintoxica, previene los tumores, baja el colesterol.
- **Afecciones:** tumor, diabetes, hipertensión, cicatrización lenta, presión sanguínea alta, colesterol alto.

El shiitake como remedio tradicional

1. **Tumores:** prepara una infusión de champiñones negros y tómala tres veces al día, continuamente. También puedes utilizarlos para prevenir el cáncer de estómago y cervical. Como postoperatorio, este remedio puede prevenir la metástasis (expansión) de las células tumorales.
2. **Para limpiar toxinas de los intestinos:** pon en remojo champiñones negros chinos, tritúralos con el agua en remojo; caliéntalo como una sopa y tómalo con el estómago vacío. También puedes añadir un poco de jengibre.

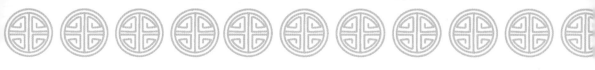

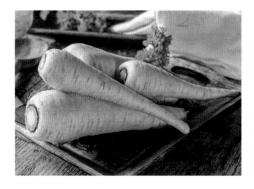
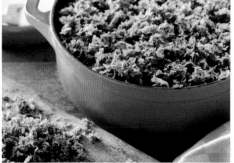

Chirivía

■ **Naturaleza y sabor:** cálida y pungente.

■ **Propiedades:** sudorífera, disipa la humedad y el viento, alivia el dolor, detiene la hemorragia (cuando se cuece a la brasa). La chirivía a la brasa utilizada como infusión sirve para detener hemorragias como una tos con sangre o las hemorragias nasales.

■ **Afecciones:** resfriado común, dolor de cabeza, dolor muscular, vértigo, artritis, tétanos.

La chirivía como remedio tradicional

1. Resfriado común (del tipo viento, húmedo y frío): prepara una infusión de chirivía y jengibre.

2. Artritis del tipo 'viento frío': mezcla chirivía, canela, pimienta negra, y jengibre seco para hacer una infusión y bébela.

Externamente, aplica pimiento jalapeño fresco y triturado, o bien jalapeño mezclado con infusión de jengibre.

Col rizada

■ **Naturaleza y sabor:** cálida y un poco amarga.

■ **Propiedades:** refuerza el estómago, detiene el dolor, propicia la regeneración de tejido.

■ **Afecciones:** úlceras estomacales o duodenales.

La col rizada como remedio tradicional

1. Úlceras: toma ½ vaso de zumo de col rizada tibio antes de las comidas.

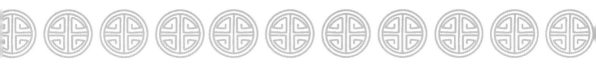

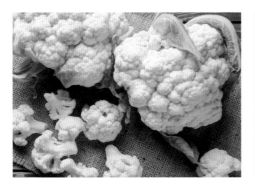
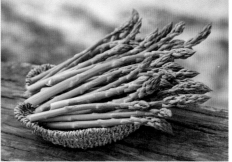

Coliflor

■ **Naturaleza y sabor:** fresca y dulce.
■ **Propiedades:** lubrica los intestinos, refuerza el bazo. Esta hortaliza es de baja acción.
■ **Afecciones:** estreñimiento, digestión pesada.

La coliflor como remedio tradicional

1. **Digestión pesada:** come coliflor cocida ligeramente al vapor con pimentón dulce y apio.
2. **Estreñimiento:** come coliflor cruda en las ensaladas.

Espárrago

■ **Naturaleza y sabor:** fresco, dulce y amargo.
■ **Propiedades:** elimina el calor, desintoxica, activa la circulación sanguínea, limpia los pulmones.
■ **Afecciones:** estreñimiento, cáncer, hipertensión, colesterol alto en la sangre, aterosclerosis, bronquitis.

El espárrago como remedio tradicional

1. **Colesterol alto, hipertensión y aterosclerosis:** toma un vaso al día de jugo de espárrago pasado por la batidora, la pulpa inclusive; añade una cucharadita de miel.
2. **Cáncer de pecho:** hierve espárrago con diente de león; toma el líquido y aplica la parte sólida sobre la zona.
3. **Estreñimiento:** come espárrago con col, cocido ligeramente al vapor.

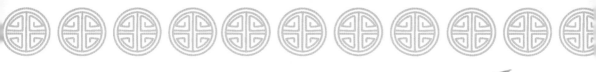

Espinaca

■ **Naturaleza y sabor:** fresca y dulce.

■ **Propiedades:** refuerza todos los órganos, lubrica el intestino, favorece la orina, ventila el pecho,
apaga la sed.

■ **Afecciones:** estreñimiento, sed, compresión en
el pecho, incapacidad para orinar, ceguera nocturna, diabetes.

■ **Contraindicaciones:** No la consumas con diarrea, o antecedentes de cálculos
en el riñón. Asimismo, las espinacas no combinan bien con el tofu o los productos lácteos, debido a la combinación insana derivada del ácido oxálico en
las espinacas y los alimentos ricos en calcio. Pueden provocar cálculos en los
riñones si hay predisposición a ello.

La espinaca como remedio tradicional

1. **Conjuntivitis aguda:** hierve a fuego lento las espinacas y las flores de crisantemo; bebe el líquido.

2. **Ceguera nocturna:** toma una taza de jugo de espinacas fresco, dos veces al día.

3. **Diabetes:** los no vegetarianos pueden preparar una infusión con las espinacas
y la molleja del pollo; toma una taza tres veces al día.

4. **Estreñimiento, obstrucción de la orina, dolor de cabeza:** toma una sopa de
espinacas.

Germinados de alfalfa

■ **Naturaleza y sabor:** fresca y un poco amarga.

■ **Propiedades:** Beneficia el bazo y el estómago, disipa la humedad, lubrica el
intestino.

■ **Afecciones:** inflamación, estreñimiento, lesiones cutáneas.

Los germinados de alfalfa como remedio tradicional

1. **Inflamación:** prepara una infusión con los germinados de alfalfa y tómala
tres veces al día.

2. **Estreñimiento:** come germinados de alfalfa crudos.

3. **Lesiones cutáneas:** aplica germinados de alfalfa machacados; cambia la cataplasma tres o cuatro veces al día.

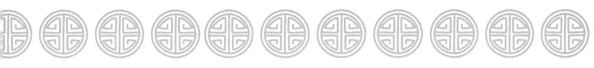

Germinados de soja

■ **Naturaleza y sabor:** fresco y dulce.
■ **Propiedades:** diurético, elimina el calor.
■ **Afecciones:** retención de comida, ardor estomacal, hinchazón, artritis, espasmos.

Los germinados de soja como remedio tradicional
1. **Hipertensión:** hierve una infusión durante cuatro horas; tómala tibia, cada día durante un mes.
2. **Verrugas:** toma solo germinados de soja al vapor (sin nada más) durante tres días consecutivos.

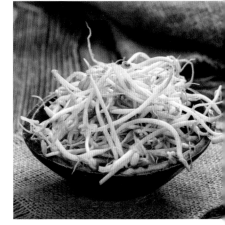

Guisante

■ **Naturaleza y sabor:** frío y dulce.
■ **Propiedades:** refuerza el Calentador Medio (ver pág. 000), desintoxica, alivia los vómitos, es diurético, reduce la barriga salida, detiene la gastroenteritis, ayuda a la lactancia, apaga la sed.
■ **Afecciones:** diarrea crónica, gastroenteritis, dificultades al orinar, distensión abdominal inferior y empacho, diabetes, lactoestasis, vómitos.

Los guisantes como remedio tradicional
1. **Diabetes:** cuece los guisantes y tritúralos hasta obtener su jugo; toma ½ taza dos veces al día.
2. **Hipertensión:** prepara un zumo de guisantes frescos; toma ½ taza dos veces al día.
3. **Diarrea:** cuece guisantes en arroz dulce y tómalo con todas las comidas hasta aliviarla.
4. **Lactostasis (en la lactancia):** consume guisantes cocidos al vapor con frecuencia.

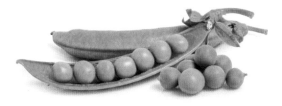

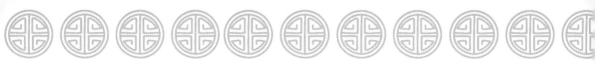

Hoja de cilantro (perejil chino)

■ **Naturaleza y sabor:** ligeramente fresca y pungente. Las semillas de cilantro son ligeramente cálidas e indicadas para la digestión.

■ **Propiedades:** sudorífera, refuerza la digestión y favorece el flujo de chi (o energía vital).

■ **Afecciones:** sarampión, resfriado común, indigestión, falta de apetito, pecho y estómago cargados.

Las hojas de perejil chino como remedio tradicional

1. **Sarampión:** toma una infusión de cilantro y de menta para provocar erupciones.

2. **Resfriado común del tipo viento:** toma una infusión de cilantro y jengibre.

3. **Resfriado común del tipo calor:** toma una infusión de cilantro y menta.

4. **Retención del chi:** toma una infusión de cilantro y piel de naranja.

Nota: el cilantro (*Coriandrum sativum*) i el culantro (*Eryngium foetidum*) no son lo mismo. Pertenecen a familias botánicas diferentes y el único parecido está en el sabor, que en el culantro es más intenso.

Hojas de diente de león

■ **Naturaleza y sabor:** fresco, amargo y ligeramente dulce.

■ **Propiedades:** elimina el calor, desintoxica, previene los tumores, propicia la función hepática, propicia el flujo de bilis, diurético. Se ha descubierto que el diente de león es muy eficaz inhibiendo bacterias, virus y hongos.

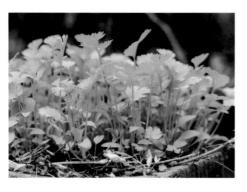
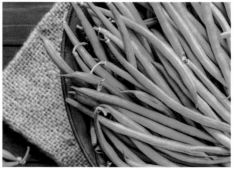

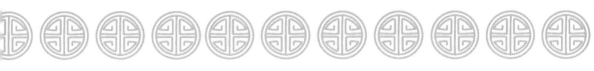

Se considera un antibiótico similar en acción a la raíz de la hidrastis (Hydrastis canadensis).

■ **Afecciones:** lesiones cutáneas. tóxicas, picaduras de insectos, ampollas por contacto de tóxicos, conjuntivitis, aumento del calor del hígado, estadios iniciales de resfriado común.

Las hojas de diente de león como remedio tradicional
1. **Lesiones cutáneas tóxicas:** aplica hojas frescas machacadas; cambia la cataplasma cada hora.
2. **Conjuntivitis (aumento del calor del hígado):** toma una infusión o un zumo.
3. **Resfriado común:** haz una infusión de diente de león fresco (con toda la planta), menta y regaliz.
4. **Bultos y tumores pectorales:** aplica cataplasmas de diente de león y jengibre.

Judías verdes
■ **Naturaleza y sabor:** cálida y dulce.
■ **Propiedades:** da calor al bazo y al estómago, desciende el chi, tonifica los riñones, beneficia el chi.
■ **Afecciones:** eructos, pecho cargado y malestar, tos ferina, hernia en niños, diarrea crónica, dolor de espalda por debilidad de los riñones.

Las judías verdes como remedio tradicional
1. **Tos ferina:** hierve ½ taza de judías verdes y 6 gramos de regaliz en 1 y ½ tazas de agua; debe hervir hasta que se reduzca a 1 taza y luego agrega dos cucharaditas de miel. Bebe el líquido.
2. **Diarrea crónica:** cuece al vapor judías verdes con arroz.
3. **Hernia infantil:** fríe en seco judías verdes con hinojo y redúcelo a polvo. Toma 1 ½ cucharadita cada vez, tres veces al día con agua tibia. También se puede aplicar sobre el ombligo como una pasta (judías verdes e hinojo) con pimienta negra.
4. **Dolor de espalda:** haz una sopa con judías verdes, negras y judías azuki y agrega una pizca de canela molida.

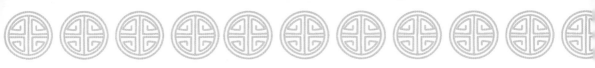

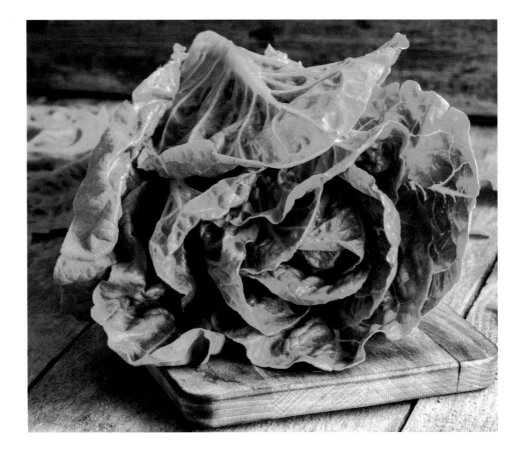

Lechuga

■ **Naturaleza y sabor:** neutra y suave. Las variedades más amargas de lechuga como la romana o la endibia son frías y secas.

■ **Propiedades:** vigoriza el chi, elimina el bloqueo, reduce la inflamación, ablanda lo rígido. Esta hortaliza es de acción suave.

■ **Afecciones:** lesiones cutáneas, dolor abdominal, abscesos pectorales, dolor abdominal en el postparto, debido al bloqueo de la sangre.

La lechuga como remedio tradicional

1. Lesiones cutáneas, picaduras de insectos, dolor de garganta con pus: aplica localmente lechuga machacada, cambia la cataplasma tres veces al día; y toma una taza de jugo de lechuga tibio tres veces al día.

2. Abscesos pectorales: haz la cataplasma y el zumo con diente de león. Toma el zumo y aplica con una gasa externamente.

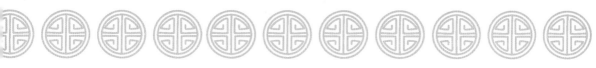

Melón de invierno chino *(Benincasa hispida)*

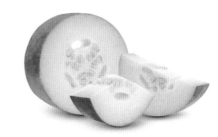

■ **Naturaleza y sabor:** fresco, dulce y suave.

■ **Propiedades:** elimina el calor, desintoxica, es diurético, apaga la sed, alivia la irritabilidad, disipa la humedad, sirve de antídoto contra la intoxicación por marisco.

■ **Afecciones:** furúnculos, lesiones cutáneas, ascitis (edema en el abdomen), dificultades al orinar, insolación.

El melón de invierno como remedio tradicional

1. **Urticaria:** toma una infusión de la cáscara del melón de inverno.

2. **Dificultades al orinar:** toma el zumo fresco con miel.

3. **Insolación:** haz una sopa de melón de invierno y tómala tres veces al día.

4. **Para propiciar la lactancia:** cuece la cáscara del melón de invierno con truchas.

5. **Calor veraniego con fiebre alta persistente:** prepara una infusión de cáscara de melón y semillas de uva (eliminando las cáscaras de las pipas o triturándolas) y luego bébela constantemente.

Mostaza verde

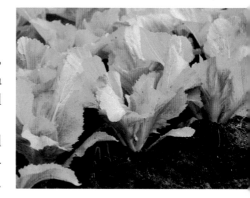

■ **Naturaleza y sabor:** cálida y pungente.

■ **Propiedades:** alivia los resfriados comunes, diurética, disuelve los mocos, refuerza y lubrica los intestinos, ventila los pulmones, despierta el apetito.

■ **Afecciones:** cuando se presentan dificultades al orinar, tos con sangre, gastroenteritis, dolor de garganta, pérdida de la voz, esputo blanco abundante.

La mostaza verde como remedio tradicional

1. **Dificultades al orinar:** prepara una infusión de granos de mostaza verde y tómala a menudo.

2. **Tos con sangre:** prepara un zumo de granos de mostaza cruda, mezcla con agua tibia y bébelo lentamente.

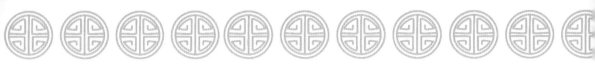

3. Gastroenteritis: asa a la brasa raíz de la planta de mostaza y tritúrala hasta obtener una harina. Mezcla 150 g de harina con agua y agrega una cucharadita de miel; bébela dos veces al día.

4. Resfriado común (resfriado de tipo viento): toma una infusión de granos de mostaza, cilantro y cebollas verdes e intenta sudar.

5. Esputo blanco abundante: toma una infusión de semillas de mostaza.

Nabo

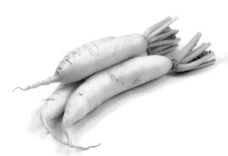

■ **Naturaleza y sabor:** fresco, dulce, amargo y pungente.
■ **Propiedades:** elimina el calor, la humedad, la retención de comida, desintoxica, detiene la tos.
■ **Afecciones:** furúnculos, abscesos pectorales, diabetes, tiña, calvicie infantil.

El nabo como remedio tradicional

1. Abscesos: aplica bulbos de nabo crudos y rallados, mezclados con una cucharada de sal.

2. Calvicie infantil: asa varios nabos a la brasa y mézclalos con aceite de sésamo; aplica sobre las zonas calvas.

Patata

■ **Naturaleza y sabor:** fresca y dulce.
■ **Propiedades:** alivia el dolor ulceroso, refuerza el bazo, armoniza el estómago, tonifica el chi, lubrica el intestino, es diurética.
■ **Afecciones:** úlceras estomacales y duodenales, estreñimiento, eccemas, lesiones cutáneas, hinchazón, estatura física pequeña.
■ **Contraindicaciones:** no tomar patatas germinadas o verdes porque son tóxicas.

La patata como remedio tradicional

1. Dolor ulceroso o estreñimiento: haz un zumo de patata cruda en la batidora y mezcla con una pequeña cantidad de miel; toma dos cucharadas todas las mañanas con el estómago vacío. Debes hacer todos los días un preparado fresco.

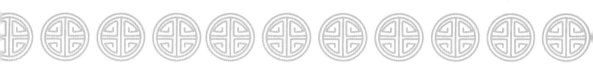

2. Eccema u otras úlceras húmedas y exudativas: aplica patata cruda rallada localmente con una gasa; cámbiala cada tres horas.

3. Eccema genital: aplica patata rallada cruda por las noches; cámbiala seis veces; repite el procedimiento durante tres días.

4. Hinchazón: Toma una infusión de patata rallada y pepino.

Pepino

- **Naturaleza y sabor:** fresco, dulce y suave (la piel es más amarga).
- **Propiedades:** elimina el calor, apaga la sed, alivia la irritabilidad, es diurético.
- **Afecciones:** hinchazón de las extremidades, ictericia, diarrea, epilepsia, dolor de garganta, conjuntivitis.
- **Contraindicaciones:** tomar pepinos en exceso causará humedad. Las semillas de pepino no son fáciles de digerir.

El pepino como remedio tradicional

1. Hinchazón de las extremidades e ictericia: haz una infusión con la piel de pepino.

2. Diarrea: utiliza dos cucharaditas de pepino desecado mezclado con gachas de arroz.

3. Epilepsia: haz una infusión de la vid de pepinos.

4. Ojos ardientes, ásperos o hinchados: aplica envolturas de pepino rayado sobre los ojos cerrad os; déjalo veinte minutos.

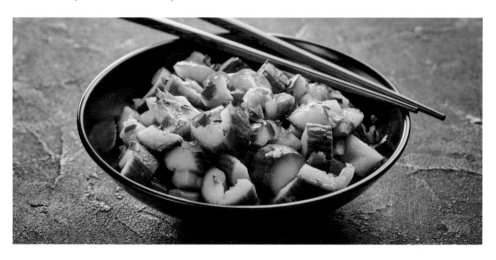

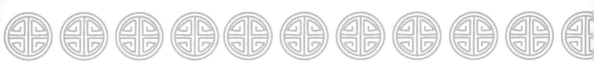

Perejil

El perejil es un alimento fuerte que se come en cantidades reducidas. Procura que el perejil sea de cultivo ecológico.

■ **Naturaleza y sabor:** ligeramente cálido y pungente.

■ **Propiedades:** digestiva, elimina la comida retenida, regula el flujo de chi, induce la erupción del sarampión, es diurético.

■ **Afecciones:** retención de comida, indigestión, estómago y abdomen llenos, sarampión, intoxicación por marisco o carne.

■ **Contraindicaciones:** en exceso no es bueno para los ojos.

El perejil como remedio tradicional

1. **Abscesos pectorales:** prepara un jugo de 225 g de perejil, divídelo en tres partes, que tomarás con un vino caliente.

2. **Sarampión:** haz una infusión de perejil; tómala y mezcla la infusión con vino que te servirá para hacer un lavad o externo que inducirá la erupción.

3. **Retención de comida, indigestión y empacho:** haz una infusión de perejil, bayas de espino albar, rábano daikon y piel de naranja (cultivada sin pesticidas) desecada.

Pimentón dulce

■ **Naturaleza y sabor:** ligeramente cálido, pungente y dulce.

■ **Propiedades:** refuerza el estómago, aumenta el apetito, favorece la circulación, elimina la comida retenida, baja la hinchazón.

■ **Afecciones:** indigestión, falta de apetito, hinchazón, congelación, retención de alimentos

El pimentón dulce como remedio tradicional

1. **Indigestión y retención de alimentos:** prepara una infusión de pimentón verde.

2. **Congelación:** lava la zona afectada con una infusión de pimentón dulce y canela, y bebe la infusión.

3. **Falta de apetito y anorexia:** mezcla el pimentón dulce con pimienta negra y fríelo en seco (sin aceite). O dora unos pedazos de pimentón dulce en aceite.

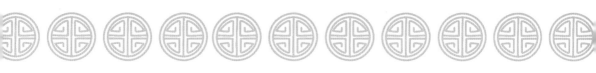

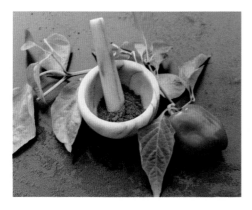 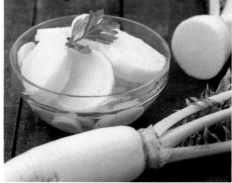

Rábano daikon

■ **Naturaleza y sabor:** fresco, pungente y dulce.

■ **Propiedades:** elimina la retención de alimentos, humedece los pulmones, ablanda las mucosidades, apaga la sed, alivia la intoxicación por alcohol.

■ **Afecciones:** bronquitis, dolor de garganta, tos seca, tos con sangre, emisión de orina dolorosa, exceso de mucosidades, intoxicación por alcohol, retención de alimentos.

■ **Contraindicaciones:** no debe consumirse con raíz de ginseng porque van en direcciones opuestas en el cuerpo.

El rábano daikon como remedio tradicional

1. **Bronquitis o dolor de garganta:** haz un zumo de rábano y agrega dos gotas de zumo de jengibre; toma una taza tibia, tres veces al día.

2. **Tos seca con esputo amarillo:** toma un zumo tibio de rábano y castañas de agua con una cucharadita de miel.

3. **Quemaduras:** aplica rábano rayado solo o mezclado con gel de áloe vera.

4. **Intoxicación por alcohol:** toma zumo de rábano antes y después del alcohol.

Raíz de bardana (gobo)

• **Naturaleza y sabor:** fresca, pungente y amarga.

• **Propiedades:** elimina el calor, disipa el viento, agudiza la vista.

• **Afecciones:** resfriado común debido al viento o al calor, dolor de garganta, sarampión, conjuntivitis, paperas.

• **Contraindicaciones:** No lo tomes en caso de diarrea.

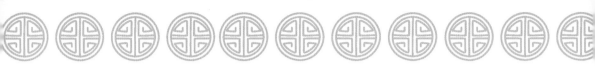

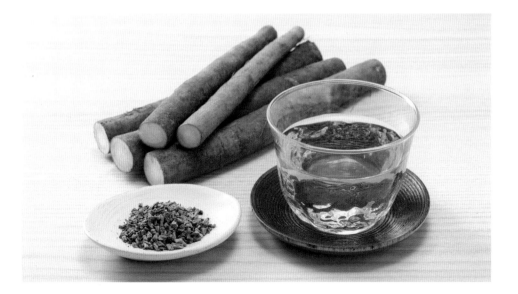

La raíz de bardana como remedio tradicional

1. Conjuntivitis: haz una infusión, seguidamente recibe el vapor de ésta en los ojos, y después tómala.

2. Resfriado común y sarampión: bebe una infusión de bardana y trata de sudar.

3. Paperas: prepara una infusión de bardana y diente de león, aplica localmente y tómate la infusión.

Raíz de loto (Renkon)

La raíz de loto, también conocida como Renkon, es un tubérculo comestible que crece bajo el agua a grandes profundidades. La planta que se nutre de esta raíz se llama Nelumbo Nucifera y se cultiva en la India, Japón y China.

■ **Naturaleza y sabor:** fresca y dulce.

■ **Propiedades:** muy curativa, elimina el calor, apaga la sed, alivia la irritabilidad, detiene la hemorragia, refuerza el estómago, es diurética, enfría la sangre.

■ **Afecciones:** dificultades para orinar, vómitos con sangre, hemorragias nasales, sangre al defecar o orinar, hipertensión, gastritis, colitis.

La raíz de loto como remedio tradicional

1. Hemorragias nasales e hipertensión: toma zumo de raíz de loto todos los días.

2. Gastritis y colitis: toma un zumo diluido de raíz de loto.

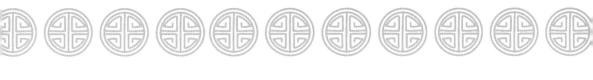

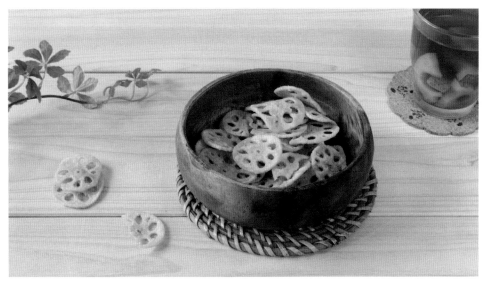

3. Vómitos o heces con sangre: cuece ½ taza de corteza de raíz de loto con ½ taza de gachas de arroz hasta que tenga la consistencia de una gelatina; consúmelo tibio.

4. Sangre al orinar: haz una infusión de raíz de loto y hojas de bambú.

Raíz de taro *(Colocasia esculenta)*

■ **Naturaleza y sabor:** neutra, dulce y pungente.

■ **Propiedades:** elimina el calor, alivia la hinchazón, beneficia el bazo, regula el sistema digestivo.

■ **Afecciones:** glándulas linfáticas hinchadas, nódulos, bocio, externamente para el dolor derivado de tendinitis, torceduras, traumas, picaduras de serpiente, picaduras de abeja.

■ **Contraindicaciones:** si comes demasiado, puede causarte retención de alimentos y dolores estomacales. Externamente, puede provocar reacciones alérgicas en algunas personas; un antídoto para ello es aplicar zumo de jengibre fresco. Asimismo, la raíz de taro cruda es un tanto tóxica.

La raíz de taro como remedio tradicional

1. Externamente para infecciones como pleuresía, peritonitis, apendicitis, dolor articular, ciática, dolores lumbares, artritis: mezcla raíz de taro rallada y jengibre, hasta hacer una pasta con un poco de harina y agua, y aplícala sobre la zona afectada. Cubre con un paño. Durante el invierno, calienta la pasta y aplícala. Cambiar todos los días y aplícalo fresco.

2. Picadura de serpiente, de abeja y de chinches: tritura la raíz de taro con una pizca de sal y aplica localmente.

3. Ampollas que contienen líquido: asa hasta carbonizar el taro, mézclalo con el aceite de sésamo y aplícalo sobre la ampolla.

4. Glándulas linfáticas hinchadas, nódulos, escrófula y tuberculosis: seca raíz de taro, redúcela a polvo y toma partes iguales de castaña de agua y gelatina de pescado, hervido en infusión. Toma el líquido y mézclalo con los polvos de raíz de taro; haz con ello píldoras del tamaño de soja verde mungo. Toma dos cucharaditas tres veces al día con agua cálida.

Remolacha

■ **Naturaleza y sabor:** fresca y dulce.

■ **Propiedades:** nutre la sangre, tonifica el corazón, calma los ánimos, lubrica el intestino, depura el hígado.

■ **Afecciones:** anemia, debilidad cardíaca, irritabilidad, nerviosismo, herpes, estreñimiento, intoxicación hepática por drogas o alcohol.

■ **Contraindicaciones:** No recomendado para quienes sufran antecedentes de cálculos en el hígado dado el contenido ácido oxálico.

La remolacha como remedio tradicional

1. Estreñimiento: haz una sopa de remolacha, o combina remolacha con repollo.

2. Deficiencia sanguínea: cuece remolachas con judías negras y cacahuetes.

3. Depuración del hígado: toma una infusión de rabos de remolacha, o mézclala con diente de león y haz una infusión.

4. Herpes: ayuna tres días con caldo vegetal e infusión de rabos de remolacha. Un caldo vegetal básico para desintoxicación puedes hacerlo hirviendo a fuego lento zanahorias y rabos de zanahoria, apio, diente de león, espárrago y calabacín.

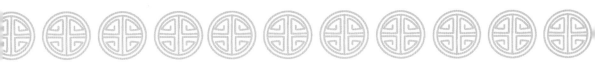

Remolacha-acelga o cardo suizo
(Beta vulgaris cicla)

■ **Naturaleza y sabor:** neutra y dulce.

■ **Propiedades:** elimina el calor, desintoxica, favorece la circulación.

■ **Afecciones:** gastroenteritis, furúnculos, lesiones cutáneas.

La remolacha-acelga como remedio tradicional
1. Gastroenteritis: prepara una infusión de remolacha suiza y diente de león.

2. Forúnculos: Usa una aplicación tópica de una mezcla de remolacha suiza con jugo de áloe vera.

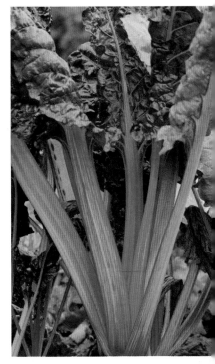

Vástago (brotes) de bambú
(Phyllostachys edulis)

■ **Naturaleza y sabor:** fresco y dulce.

■ **Propiedades:** refuerza el estómago, alivia la retención de comida, deshace las mucosidades, es diurético, corta o emulsiona las grasas, alivia la intoxicación de alcohol, alivia el sarampión.

■ **Afecciones:** diabetes, indigestión, hinchazón y empacho por comidas grasientas, diarrea, gastroenteritis, prolapso rectal, edema.

■ **Contraindicaciones:** No debe usarse después del parto porque puede desencadenar la reaparición de una antigua enfermedad, manifestándose en lesiones cutáneas.

Los brotes de bambú como remedio tradicional
1. Diarrea, gastroenteritis y prolapso rectal: cuece vástagos de bambú con arroz.

2. Inflamación por enfermedades de riñón, corazón o hígado: toma una infusión de vástagos de bambú y cáscara de melón de invierno.

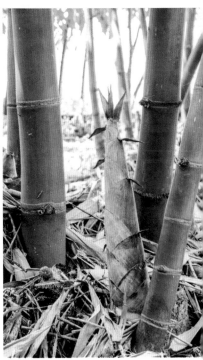

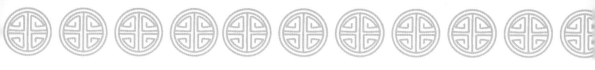

3. Diabetes: mezcla vástagos de bambú y jugo de apio, calienta y tomar una taza dos veces al día. Come muchos vástagos de bambú.

4. Hinchazón del estómago y empacho: haz una infusión de vástagos de bambú, jengibre y cáscara de naranja, y bébela.

Zanahoria

▪ **Naturaleza y sabor:** fresca, dulce y pungente.

▪ **Propiedades:** elimina el calor, desintoxica, refuerza todos los órganos internos, agudiza la vista, beneficia los ojos, alivia el sarampión, lubrica los intestinos, propicia la digestión.

La zanahoria como remedio tradicional

1. Difteria con dolor de garganta: toma una infusión de rabos de zanahoria.

2. Indigestión: prepara una infusión de zanahoria y añade una cucharadita de azúcar integral de caña o maltosa.

3. Sarampión: haz una infusión de zanahorias, castañas de agua y cilantro para provocar erupciones. Desaparece después de eructar.

4. Ceguera nocturna: toma un zumo de zanahoria tibio.

5. Lesiones cutáneas o vista cansada: prepara una infusión o zumo de rabos de zanahoria y zanahorias enteras.

6. Cáncer (prevención): cuece ½ zanahoria con champiñones negros chinos y cómelo a diario. Bebe también una infusión de rabos de zanahoria.

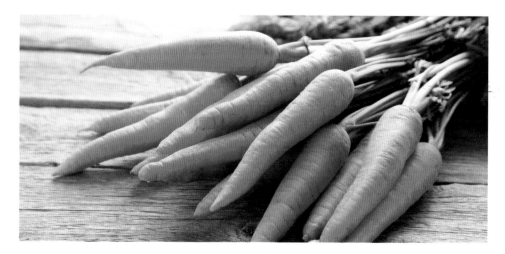

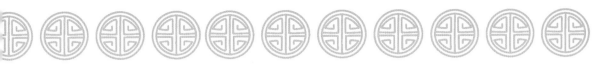

Frutas

Albaricoque

- Naturaleza y sabor: ligeramente fresco, dulce y agrio.
- Propiedades: regenera los fluidos corporales, elimina el calor, desintoxica, apaga la sed.
- Afecciones: deshidratación, sed, tos.
- Contraindicaciones: En exceso provoca lesiones de huesos y tendones, y produce mucosidades; en los niños, puede provocar erupciones cutáneas. No es aconsejable para comer durante el embarazo.

El albaricoque como remedio tradicional

1. **Sed veraniega y deshidratación:** come albaricoques frescos (no más de cinco o diez, según el tamaño).
2. **Tos:** prepara una infusión de una cucharadita de huesos de albaricoque en polvo, y agrega un poco de miel. El hueso interior de la semilla de albaricoque se utiliza para ventilar los pulmones, bajar un chi rebelde, lubricar los intestinos, aliviar el estreñimiento, aliviar la tos y el asma. Es necesario sacar el ápice del hueso porque es tóxico.

Bayas de espino albar

- **Naturaleza y sabor:** ligeramente cálida, agridulce.
- **Propiedades:** refuerza el bazo, elimina el alimento retenido, vigoriza la sangre, disuelve el esputo, alivia el chi bloqueado, es digestivo.
- **Afecciones:** retención de comida (sobre todo carne), heces con sangre, dolor abdominal, ausencia de menstruación por bloqueo de la sangre, falta de apetito, hipertensión, colesterol alto.

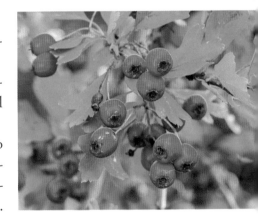

Las bayas de espino albar como remedio tradicional

1. **Niños sin apetito:** dales las bayas o la infusión todos los días.
2. **Hipertensión:** toma la infusión todos los días.

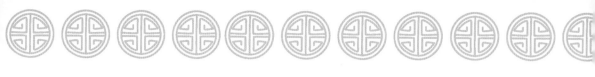

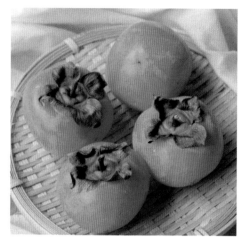
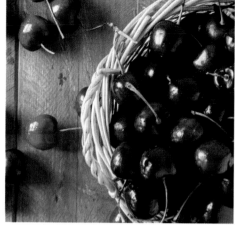

Caqui

■ **Naturaleza y sabor:** fresco, dulce y astringente.

■ **Propiedades:** lubrica los pulmones, detiene la tos con calor, disuelve el esputo, refuerza el bazo, detiene la diarrea, apaga la sed, elimina el calor.

■ **Afecciones:** dolor de garganta debido al calor, tos, sed, vómitos con sangre, gastroenteritis, intoxicación por alcohol.

■ **Contraindicaciones:** no comer caquis con cangrejos porque la combinación produce mucha diarrea.

El caqui como remedio tradicional

1. **Vómitos o tos con sangre:** cuece un caqui un tanto maduro en vino de arroz durante diez minutos; come el caqui. Otro remedio es tomar polvos de caqui carbonizado y secado en agua caliente.

2. **Úlceras sangrientas y hemorragias del intestino inferior:** toma caqui carbonizado y desecado en agua caliente (una cucharada del polvo).

3. **Hipertensión:** toma tres vasos al día de jugo de caqui sin madurar.

4. **Náusea y vómitos:** agrega caqui puesto a secar al agua hasta conseguir una masa blanda y espesa, cuécelo y toma dos cucharadas tres veces al día, durante tres o cuatro días, o hasta que termine la dolencia. Los clavos podrían constituir un buen complemento; o prepara una infusión de rabos de caqui y clavos.

5. **Intoxicación de alcohol:** toma un zumo o una infusión de caqui.

6. **Lesiones cutáneas ulcerosas:** aplica una combinación de caqui carbonizado en polvo y pimienta negra.

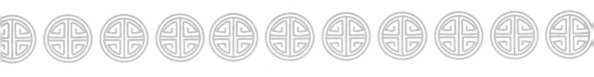

Cereza

■ **Naturaleza y sabor:** cálida y dulce.

■ **Propiedades:** beneficia la piel y el cuerpo en general, rejuvenece, refuerza el bazo, estimula el apetito, detiene la gastroenteritis y las diarreas, apaga la sed, regenera los fluidos, detiene las emisiones seminales, prolonga la vida.

■ **Afecciones:** sarampión, quemaduras, diarrea, gastroenteritis, sed, eyaculación precoz.

■ **Contraindicaciones:** comerla en exceso te causará náuseas, vómitos, lesiones cutáneas y te producirá calor, lesionando los huesos y los tendones.

La cereza como remedio tradicional

1. **Sarampión:** toma zumo de cerezas frescas calentado.

2. **Quemaduras:** aplica localmente.

3. **Tiroides engrandecida o bocio:** pon en remojo huesos de cereza en vinagre hasta que se desintegren, después aplica localmente.

4. **Dolor por hernia:** asa huesos de cereza con vinagre, redúcelo a polvo; toma una cucharadita por dosis.

Ciruela

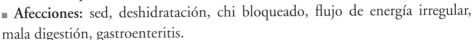

■ **Naturaleza y sabor:** ligeramente cálida, agridulce.

■ **Propiedades:** estimula el apetito, es digestiva, regula los fluidos corporales, detiene la tos, suaviza o calma el hígado, elimina el chi bloqueado, elimina la sensación de huesos calados.

■ **Afecciones:** sed, deshidratación, chi bloqueado, flujo de energía irregular, mala digestión, gastroenteritis.

■ **Contraindicaciones:** demasiadas ciruelas no son buenas para la dentadura.

La ciruela como remedio tradicional

1. **Gastroenteritis:** bebe infusión de piel de ciruela.

Ciruela china

Estas ciruelas se elaboran con ciruelas medio maduras y tienen un sabor agrio. Terapéuticamente son más beneficiosas que la variedad dulce que se hace de ciruelas totalmente maduras.

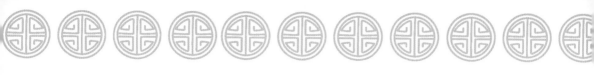

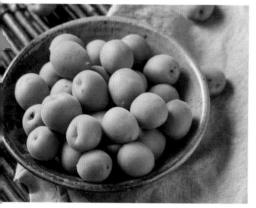

■ **Naturaleza y sabor:** cálida y agria

■ **Propiedades:** astringente para los intestinos, detiene la diarrea, mata los parásitos, detiene la tos, fortalece los pulmones, apaga la sed, propicia los fluidos corporales. Las ciruelas dulces apagan la sed, propician los fluidos corporales y humedecen los intestinos.

La ciruela china como remedio tradicional

1. Gastroenteritis: tanto para prevenir (por ejemplo, antes de viajar a países como la India o a México) como para tratar, prepara una infusión de ciruelas y tómala antes de las comidas con el estómago vacío.

2. Parásitos intestinales: haz una infusión con ciruelas y pimienta negra.

3. Espinas de pescado clavadas en la garganta: prepara una infusión concentrada de ciruela y añade una parte igual de vinagre de arroz; tómala lentamente. La planta clemátide, pulverizada y mezclada con vinagre de arroz se podría dar en una emergencia, para disolver una espina de pescado.

4. Irritabilidad por el calor veraniego: toma zumo de ciruelas.

Coco

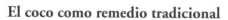

■ **Naturaleza y sabor:** cálido y dulce. La leche del interior del coco es neutra y dulce.

■ **Propiedades:** refuerza el cuerpo, reduce la hinchazón, detiene las hemorragias, mata los parásitos, activa la función cardíaca.

■ **Afecciones:** debilidad, hemorragias nasales, parásitos intestinales o cutáneos.

El coco como remedio tradicional

1. Parásitos: todas las mañanas con el estómago vacío, toma el zumo y come la pulpa de ½ coco; espera tres horas antes de comer nada más.

2. Edema por un corazón débil: toma mucho zumo de coco.

3. Estreñimiento: come germinados de alfalfa crudos.

4. Lesiones cutáneas: aplica germinados de alfalfa machacados; cambia la cataplasma tres o cuatro veces al día.

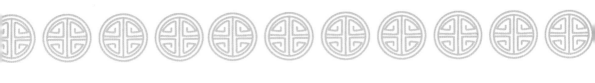

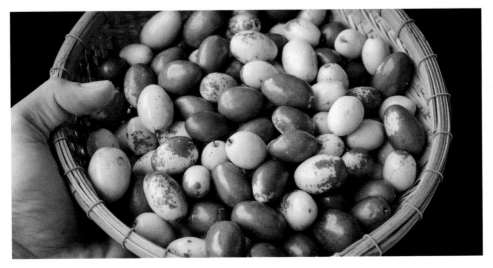

Dátil chino *(Ziziphus jujuba)*

Se conoce también como yuyuba (roja o negra), o azufaifo.

■ **Naturaleza y sabor:** neutro y dulce. Los dátiles negros son ligeramente cálidos.

■ **Propiedades:** refuerza el bazo, tonifica el yin, nutre el cuerpo, tonifica la sangre, lubrica los pulmones, detiene la tos, detiene la diarrea, regula dentro del cuerpo o dentro de la fórmula de una planta (los dátiles y el regaliz pueden reducir la severidad de un alimento o una planta y unir la combinación en la acción).

■ **Afecciones:** deficiencia de yin, digestión débil, tos, sudores nocturnos, debilidad, anemia, sangre en la orina, diarrea, magulladuras, histeria nerviosa.

■ **Contraindicaciones:** si se consume demasiado crea mucosidades, un estómago distendido y es agresivo para los dientes.

El dátil chino como remedio tradicional

1. **Sangre en la orina:** toma una infusión de dátil rojo.

2. **Sudoración espontánea:** hierve una infusión de 10 dátiles rojos y 10 ciruelas en conserva.

Frambuesa

■ **Naturaleza y sabor:** ligeramente cálida, agridulce.

■ **Propiedades:** tonifica el hígado y los pulmones, retiene la esencia, retiene la orina, hace brillar los ojos.

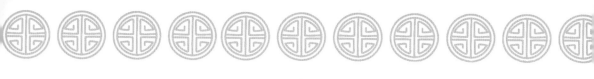

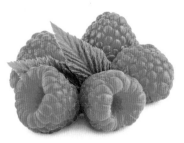

■ **Afecciones:** deficiencia de riñones y del hígado, visión borrosa, espermatorrea, emisión seminal, orina frecuente.

La frambuesa como remedio tradicional

1. Impotencia y emisión seminal: toma frambuesas secas, carbonizadas y reducidas a polvo; toma 3 cucharaditas todas las noches antes de acostarte con un poco de vino de arroz.

2. Cama mojada u orina frecuente: toma polvos de frambuesa carbonizada, prepara una infusión y tómala todas las noches.

3. Eccema, lesiones cutáneas y hongos: hierve las frambuesas frescas hasta obtener un concentrado; lava la zona afectada con el concentrado.

4. Durante el embarazo: la hoja de frambuesa es un refuerzo para el organismo femenino, y puede utilizarse durante el embarazo, así como en otras fases de la vida de la mujer. Suele tomarse como infusión.

Fresa

■ **Naturaleza y sabor:** fresca, agridulce.
■ **Propiedades:** lubrica los pulmones, propicia los fluidos corporales, refuerza el bazo, limpia en una intoxicación por alcohol.
■ **Afecciones:** tos seca, garganta seca, dificultades al orinar, retención de alimentos, falta de apetito.

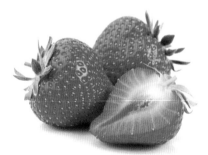

La fresa como remedio tradicional

1. Tos seca: tritura las fresas con azúcar integral de caña, cuécelo al vapor y cómelo tres veces al día.

2. Garganta seca, sed, voz ronca, anginas: toma un vaso de zumo de fresas frescas dos veces al día.

3. Dificultades al orinar: tritura fresas frescas y agrega agua fría; bébelo tres veces al día.

4. Falta de apetito, retención de alimento, distensión y dolor abdominales: come cinco fresas antes de las comidas.

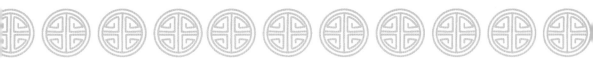

Higo

- **Naturaleza y sabor:** fresco y dulce.
- **Propiedades:** elimina el calor, lubrica los pulmones, detiene la diarrea.
- **Afecciones:** tos seca, garganta seca, ardor pulmonar, estreñimiento, indigestión, hemorroides, deslizamiento o caída del recto.

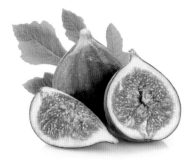

El higo como remedio tradicional

1. **Síntomas de ardor pulmonar:** prepara una infusión de higos (mejor si son frescos).
2. **Hemorroides:** baña la zona afectada con una infusión de higos.
3. **Asma:** prepara un zumo de higo con la batidora y tómalo tres veces al día.
4. **Hernia:** toma una infusión de higos e hinojo.

Lichi

- **Naturaleza y sabor:** cálido, dulce y astringente.
- **Propiedades:** nutre la sangre, calma el espíritu, alivia el hígado, regula el chi.
- **Afecciones:** hernia, afecciones débiles y deficiencias, irritabilidad, corazón intranquilo.

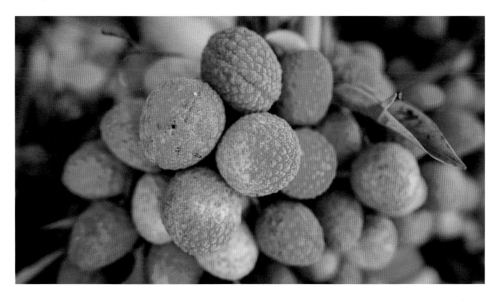

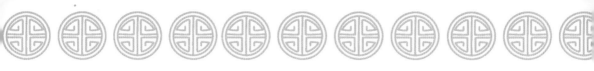

■ **Contraindicaciones:** el consumo excesivo puede provocar hemorragias nasales, sensación de fiebre, sed y puede desatar una erupción de viruela o varicela. No debe utilizarse en ningún tipo de dolencia caliente.

El lichi como remedio tradicional

1. **Dolencias débiles, deficiencia sanguínea:** prepara una infusión con lichi desecado y dátil negro (siete de cada uno); tómala todos los días.

2. **Orinarse en la cama:** torna diez lichis desecados al día.

3. **Náuseas, vómitos y eructos:** torna lichi desecado con el hueso; carbonízalo, redúcelo a polvo y tómalo con agua caliente.

4. **Hemorragias postparto o aborto:** torna siete lichis secos, tritúralos y hiérvelos con dos tazas de agua, hasta reducir a una taza; tómalo tres veces al día hasta que la hemorragia se pare.

5. **Hernia:** pon un hueso de lichi al horno, rállalo y redúcelo a polvo; torna una cucharadita con el estómago vacío todos los días. O bien, muele el hueso de lichi, mézclalo con vino de arroz y tómalo todas las mañanas con el estómago vacío.

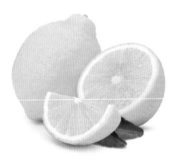

Limón

■ **Naturaleza y sabor:** fresco y agrio.

■ **Propiedades:** regenera los líquidos corporales, armoniza el estómago, regula el chi, apaga la sed, beneficia el hígado.

■ **Afecciones:** dolor de garganta, boca seca, distensión estomacal, tos.

El limón como remedio tradicional

1. **Hipertensión:** prepara una infusión de un limón pelado, diez castañas de agua frescas, y 2 ½ tazas de agua; torna una al día.

2. **Dolor de garganta:** torna una infusión de limón con miel.

3. **Regular chi, beneficiar el hígado:** exprime ½ limón en agua caliente y tómalo todas las mañanas.

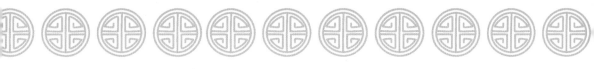

Mandarina

- **Naturaleza y sabor:** cálida, agridulce.
- **Propiedades:** carminativa, abre los canales, refuerza el estómago, detiene la tos.
- **Afecciones:** náuseas, vómitos, tos, mucosidades demasiado blancas o transparentes, pecho comprimido, dolor de costillas.

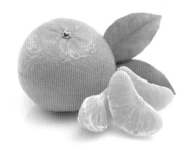

La mandarina como remedio tradicional

1. Náuseas, vómitos, malestar estomacal: prepara una infusión de piel de mandarina, raíz de jengibre fresco y semillas de cardamomo. La piel de mandarina es cálida, pungente y amarga; carminativa, detiene la tos, refuerza el estómago y disuelve la flema.

2. Pecho cargado, dolor de costillas: prepara una infusión con la carne de la mandarina, vino de arroz y agua.

3. Hernia, dolor de los testículos: asa partes iguales de pepitas de mandarina y de hinojo; muélelas y redúcelas a polvo. Tradicionalmente se toman 3-6 gramos con sake caliente antes de acostarse.

Mango

- **Naturaleza y sabor:** neutro, dulce y agrio.
- **Propiedades:** regenera los líquidos corporales, detiene la tos, detiene la sed, refuerza el estómago.
- **Afecciones:** tos, sed, mala digestión, hipertrofia de la próstata, náuseas.
- **Contraindicaciones:** comerlo en exceso puede provocar escozor o erupciones cutáneas.

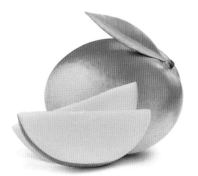

El mango como remedio tradicional

1. Hipertrofia de la próstata: prepara una infusión de piel de mango y semillas.

2. Digestión pesada: toma zumo de mango.

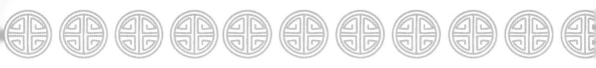

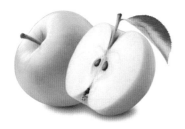

Manzana

- **Naturaleza y sabor:** fresca, dulce y un tanto agria.
- **Propiedades:** refuerza el corazón, tonifica el chi, apaga la sed, beneficia los fluidos corporales, lubrica los pulmones, alivia las mucosidades.
- **Afecciones:** garganta seca, deshidratación, indigestión, hipertensión, estreñimiento, diarrea crónica.

La manzana como remedio tradicional

1. **Estreñimiento:** come una manzana fresca con el estómago vacío.

2. **Indigestión:** come una manzana después de las comidas.

3. **Diarrea:** toma dos cucharaditas de manzana desecada en polvo, tres veces al día con el estómago vacío hasta que ceda la disfunción.

4. **Tos con esputo amarillo:** toma zumo de manzana

5. **Hipertensión:** come tres manzanas al día.

6. **Depuración general:** ayuna un día a la semana con manzanas, zumo de manzana e infusión de rabos de remolacha. Las manzanas contienen pectina, que actúa limpiando los intestinos.

7. **Para problemas de naturaleza fría:** cuece al horno las manzanas para disminuir sus propiedades frías.

Melocotón

- **Naturaleza y sabor:** muy fresco, dulce y ligeramente agrio.
- **Propiedades:** lubrica los pulmones, elimina el calor, ayuda en la diabetes, propicia los fluidos corporales, es sudorífero.
- **Afecciones:** diabetes, tos seca, parásitos intestinales, vaginitis.
- **Contraindicaciones:** no consumirlo con afecciones húmedas y frías.

El melocotón como remedio tradicional

1. **Inducir el calor o matar parásitos:** toma una infusión de hojas de melocotón.

2. **Favorecer la circulación sanguínea:** prepara una infusión de la semilla más interna, el hueso.

3. **Tos seca:** come melocotones frescos.

4. **Vaginitis:** haz una ducha vaginal de infusión de hojas de melocotón.

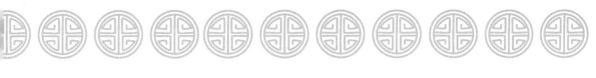

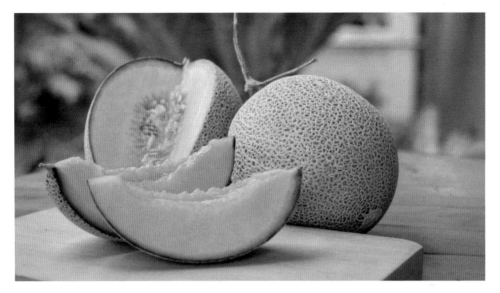

Melón cantalupo

■ **Naturaleza y sabor:** frío y dulce.

■ **Propiedades:** elimina el calor, apaga la sed, alivia los problemas por el calor veraniego, facilita la orina.

■ **Afecciones:** sed de calor veraniego, abscesos pulmonares, irritabilidad.

■ **Contraindicaciones:** no recomendado en condiciones frías, antecedentes de tos o vómitos con sangre, diarrea, úlceras, enfermedades cardíacas o estómago débil. Los melones se descomponen fácilmente en el estómago y por tanto hay que comerlos solos.

El melón cantalupo como remedio tradicional

1. Para inducir el vómito: toma semillas desecadas y molidas en agua caliente.

Mora

■ **Naturaleza y sabor:** ligeramente fría y dulce.

■ **Propiedades:** apaga la sed, desintoxica, nutre la sangre, tonifica los riñones, lubrica los pulmones, alivia el estreñimiento, calma el espíritu, es diurética.

■ **Afecciones:** sed, irritabilidad, tos seca, diabetes, anemia, estreñimiento, dolor de espalda por debilidad del riñón, intoxicación por alcohol, engrandecimiento del nodo linfático, visión borrosa.

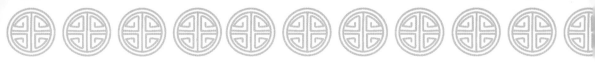

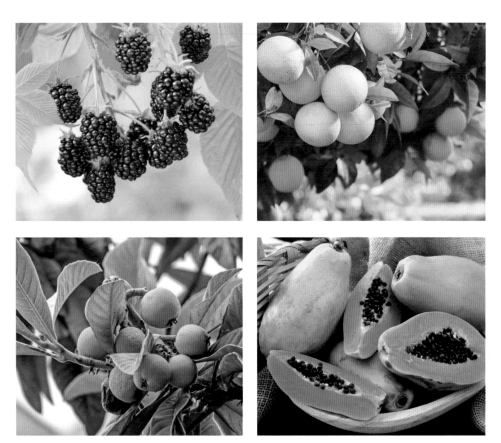

La mora como remedio tradicional

1. Tos: jarabe de moras, que se prepara así: cuece moras a un fuego lento hasta que se disuelvan, a continuación agrega la miel y déjalo al fuego hasta obtener un jarabe espeso; toma dos cucharaditas dos veces al día.

2. Estreñimiento: toma zumo de moras.

3. Insomnio: prepara una infusión de moras y toma ½ taza.

Naranja

■ **Naturaleza y sabor:** fresca, agridulce. La piel de naranja es cálida, amarga y pungente, y se utiliza para vigorizar el movimiento de chi y secar la humedad.

■ **Propiedades:** lubrica los pulmones, elimina las mucosidades, abre el apetito, refuerza el bazo, apaga la sed, propicia los fluidos corporales.

■ **Afecciones:** sed, deshidratación, chi bloqueado, hernias.

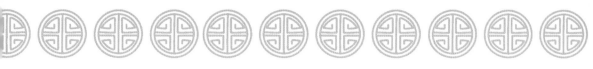

La naranja como remedio tradicional

1. Tos con mucha mucosidad: cuece la naranja y cómetela.

2. Mucosidades retenidas, chi bloqueado, pecho cargado o distensión: haz una infusión de piel de naranja biológica desecada.

3. *Chi* bloqueado, hipertrofia de la próstata y hernia: prepara una infusión de pepitas de naranja.

Níspero

Se conoce también como níspero del Japón (*Eriobotrya japónica*).

■ **Naturaleza y sabor:** neutro, dulce y agrio.

■ **Propiedades:** lubrica la sequedad, detiene la tos, armoniza el estómago, desciende el chi rebelde, alivia el hígado.

■ **Afecciones:** tos seca, sed, irritabilidad, boca seca, náuseas, vómitos.

El níspero como remedio tradicional

1. Vómitos y náuseas: hierve la infusión.

2. Tos: tómalo fresco.

Papaya

■ **Naturaleza y sabor:** neutra, agridulce. La papaya fresca es cálida, agridulce. Se utiliza para vigorizar y activar los canales, para ayudar a la digestión y eliminar la humedad.

■ **Propiedades:** refuerza el estómago y el bazo, es digestiva, elimina el calor veraniego, lubrica los pulmones, detiene la tos, ayuda en la irritabilidad, mata los parásitos, aumenta la producción de leche.

■ **Afecciones:** tos, indigestión, dolor estomacal, eccema, lesiones cutáneas, parásitos intestinales.

La papaya como remedio tradicional

1. Aumento de la producción de leche: pon papaya fresca en la sopa de pescado.

2. Tos: pela y cuece la papaya al vapor, después añade miel.

3. Dolor estomacal e indigestión: cuece la papaya y cómela con las comidas o después de ellas.

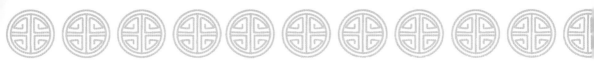

4. Parásitos intestinales: seca al sol la papaya verde, muélela, y toma dos cucharaditas con el estómago vacío todas las mañanas.

5. Lesiones cutáneas: aplica localmente papaya fresca.

Pera asiática

■ **Naturaleza y sabor:** se trata de la pera nashi (*Pyrus pyrifolia*), que es fría y dulce.

■ **Propiedades:** regenera los líquidos corporales, apaga la sed, calma el corazón, lubrica los pulmones, alivia la inquietud, es diurética, elimina el calor, desintoxica, lubrica la garganta, disuelve las mucosidades, baja el chi y detiene la tos. La pera tradicional tiene las mismas propiedades que la asiática, pero es más suave.

■ **Afecciones:** tos por calor en los pulmones, mucosidades excesivas, irritabilidad, sed, garganta seca, garganta ronca, dolor de la retina, estreñimiento, dificultades al orinar, lesiones cutáneas, intoxicación por alcohol. • Contraindicaciones: no consumirla con el estómago y el bazo fríos, que se manifiestan con extremidades frías o diarrea. Asimismo, no deben consumirla las mujeres embarazadas, o en casos de anemia.

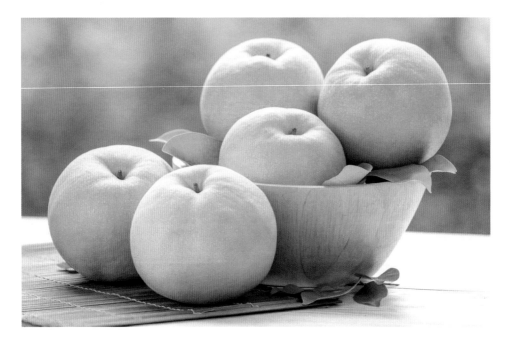

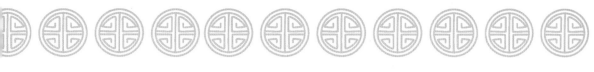

La pera nashi como remedio tradicional

1. Tos y bronquitis: deshuesa la pera y cuécela al vapor; cómela tres o cuatro veces al día. Las peras también se pueden cocer con cebollinos.

2. Tos con flema amarilla: deshuesa la pera y rellénala con 3 g de bulbo de fritillaria (chan beí mu) en polvo y un poco de azúcar integral de caña o bien con azúcar moscovado; cuécelo al vapor unos treinta minutos y cómelo entero.

3. Pérdida de voz aguda: pela y prepara un zumo de dos o tres peras, y agrega dos cucharaditas de miel.

4. Tos ferina: deshuesa la pera y agrega ½ gramo de efedra; cuece al vapor, retira la hierba y come la pera.

5. Náuseas, barriga hinchada: deshuesa la pera y agrega 10-15 clavos; cuece al vapor y después saca los clavos y come la pera.

6. Intoxicación por alcohol: toma zumo de pera o infusión para prevenir la resaca.

Piña

- **Naturaleza y sabor:** cálida, agridulce.
- **Propiedades:** es digestiva, detiene la diarrea, disipa el calor de verano.
- **Afecciones:** insolación, irritabilidad, sed, indigestión, diarrea.
- **Contraindicaciones:** las piñas son un tanto tóxicas; ello se puede neutralizar lavándolas en agua salada. También se dice que la piña genera humedad, así que no debe usarse en esas afecciones.

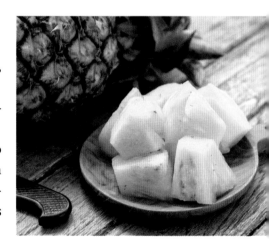

La piña como remedio tradicional

1. Insolación e irritabilidad: toma el zumo fresco.

2. Nefritis (inflamación del riñón): haz una infusión de piña pelada y raíces de junco; tómala durante el día.

3. Bronquitis: hierve la infusión y agrégale miel.

4. Gastroenteritis: hierve la infusión.

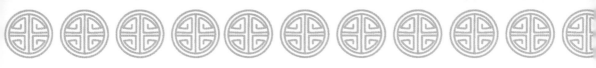

Plátano

■ **Naturaleza y sabor:** fría y dulce.

■ **Propiedades:** elimina el calor, lubrica los pulmones, lubrica los intestinos, hace bajar la presión sanguínea, ayuda en la desintoxicación de alcohol.

■ **Afecciones:** estreñimiento, sed, tos, hemorroides, hipertensión, intoxicación por alcohol

■ **Contraindicaciones:** no consumirla en condiciones frías.

El plátano como remedio tradicional

1. Hemorroides y estreñimiento: come un plátano todos los días con el estómago vacío.

2. Hipertensión: bebe una infusión de piel de plátano (si es de cultivo ecológico).

3. Tos: cuece el plátano con un poco de azúcar. Recuerda que no hay que añadir más azúcar si estás entre las personas que ya consumen alrededor de 54 kilos de azúcar al año. Si se sustituye por miel (sin cocerla), o bien por sirope de ágave de absorción lenta.

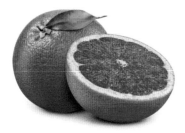

Pomelo

■ **Naturaleza y sabor:** frío, dulce y agrio.

■ **Propiedades:** refuerza el estómago, es digestivo, hace circular el chi, desintoxicación por alcohol.

■ **Afecciones:** falta de apetito, digestión débil, empacho, intoxicación por alcohol, tos seca.

El pomelo como remedio tradicional

1. Tos seca: cuece cuatro rodajas de pomelo con cerdo o con repollo.

2. Tos crónica: prepara una infusión con unas veinte semillas de pomelo y agrega un poco de miel; toma esta infusión tres veces al día.

3. Ictericia y distensión estomacal: carboniza y reduce a polvo la piel de pomelo; la piel de pomelo es calorífica y puedes utilizarla para disipar el frío, regular el chi, ayudar a digerir, secar la humedad. Haz una infusión de piel desecada, toma una cucharadita con agua caliente tres veces al día.

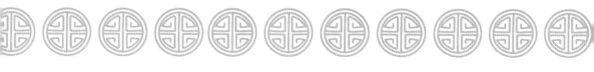

4. **Gastritis o inflamación del estómago:** prepara una infusión de piel de pomelo vieja, hojas de té verde y dos láminas de jengibre fresco; tómala todo el día.

5. **Congelación:** lava o remoja la zona en una infusión de piel de pomelo.

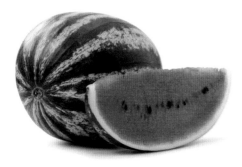

Sandía

■ **Naturaleza y sabor:** fresca, y dulce.

■ **Propiedades:** apaga la sed, alivia la irritabilidad, disipa los problemas de calor veraniego, es diurética, desintoxica.

■ **Afecciones:** úlceras, boca seca, irritabilidad por el calor veraniego, gastroenteritis sanguinolenta, ictericia, edema, dificultades al orinar.

■ **Contraindicaciones:** no consumirla con afecciones frías, con el estómago débil o con poliuria.

La sandía como remedio tradicional

1. **Edema por nefritis:** haz una infusión de la cáscara y de la parte interna.

2. **Ictericia:** prepara una infusión con la cáscara de la sandía y judías pintas.

3. **Fluidos en el abdomen:** toma una infusión con las pieles de sandía, calabaza y melón de invierno.

4. **Estreñimiento:** prepara una infusión con semillas de melón o redúcelas a polvo y tómala con agua caliente.

Tomate

■ **Naturaleza y sabor:** ligeramente fresco, agridulce.

■ **Propiedades:** propicia los fluidos corporales, apaga la sed, refuerza el estómago, es digestivo, enfría la sangre, elimina el calor, desintoxica, calma el hígado, elimina la retención de comida.

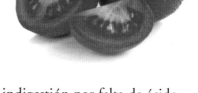

■ **Afecciones:** subida del calor en el hígado, hipertensión, ojos sanguinolentos, deshidratación, indigestión por falta de ácido estomacal, retención de alimentos, infección renal.

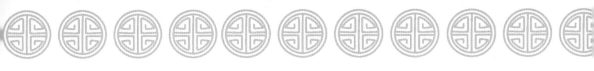

El tomate como remedio tradicional

1. **Hipertensión y hemorragia ocular:** toma dos tomates crudos con el estómago vacío, todos los días durante un mes; evita también las comidas especiadas.

2. **Enfermedad renal:** toma al menos un tomate al día.

3. **Indigestión y retención de alimentos:** come un tomate fresco después de las comidas.

Uva

■ **Naturaleza y sabor:** cálida, agridulce.

■ **Propiedades:** muy tonificante (sobre todo las variedades rojas o moradas), nutre la sangre, refuerza los huesos y tendones, tonifica el chi, estabiliza el estómago, es diurética, alivia la irritabilidad.

■ **Afecciones:** artritis del tipo frío, tendinitis, orina dolorosa, hepatitis, ictericia, anemia, gripe.

■ **Contraindicaciones:** el vino de uva no debería combinarse con alimentos grasos porque puede causar flema y un calor que suba hasta el corazón, lo cual provocaría apoplejías y ataques cardíacos. Asimismo, el consumo excesivo de uvas provoca estreñimiento o diarrea.

La uva como remedio tradicional

1. **Anemia:** come uvas.

2. **Artritis (del tipo frío) y tendinitis:** haz una infusión de vid y agrega un poco de mosto de uva. El uso del mosto (o bien si se usa vino de uva moderadamente) puede ser apropiado para entornos fríos y condiciones frías.

3. **Hepatitis e ictericia:** prepara una infusión de vid.

4. **Gripe:** toma mosto, el zumo de uva recién preparado (las actuales extractoras de jugos son excelentes para hacerlo en casa)..

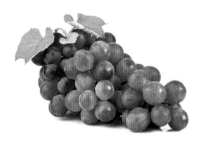
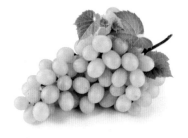

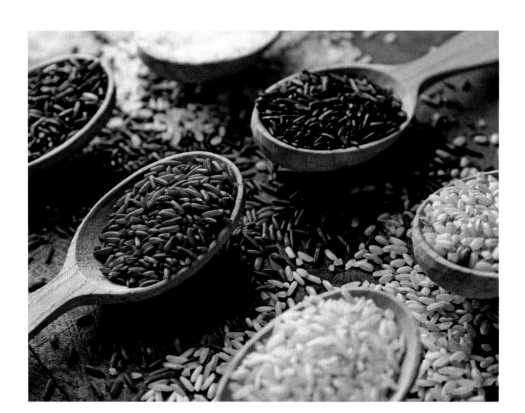

Cereales

Arroz blanco

- **Naturaleza y sabor:** ligeramente fresco y dulce.
- **Acciones:** humedece el yin, elimina el calor, diurético, alivia la hinchazón.
- **Afecciones:** enfermedades febriles, hinchazón, vómitos con sangre, hemorragias nasales, náuseas.

El arroz blanco como remedio tradicional

1. Gastritis crónica: tuesta el arroz, muélelo y tómalo dos veces al día con una infusión de jengibre antes de las comidas durante tres días consecutivos, seguido de una dieta líquida, evitando los alimentos fríos, crudos y grasientos.

2. Vómitos por una enfermedad febril: come gachas de arroz.

3. Retención de alimentos: lava el arroz a fondo, después llévalo a ebullición, añade jugo de áloe vera y bebe el líquido. Este preparado actuará de laxante y servirá para reducir la tensión estomacal.

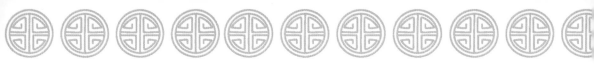

Arroz dulce (pegajoso)

Se conoce también como arroz «glutinoso», aunque no contiene gluten. Es muy pegajoso cuando se cuece.

- **Naturaleza y sabor:** cálido y dulce.
- **Acciones:** calienta el bazo y el estómago, tonifica el chi, astringe la orina.
- **Afecciones:** dolores estomacales por un resfriado, diabetes, orina frecuente, obesidad, anemia.
- **Contraindicaciones:** Comer demasiado provoca indigestión.

El arroz dulce como remedio tradicional

1. **Obesidad:** come pastel de arroz dulce (es el mochi japonés); una pequeña cantidad ya llena mucho.

2. **Indigestión:** prepara una infusión de malta y germinados de arroz dulce.

3. **Anemia, tuberculosis pulmonar:** cuece gachas de arroz dulce con dátiles rojos y cebada perlada; cómelo con regularidad.

4. **Sudoración espontánea:** asa a la plancha arroz dulce y salvado de trigo, muélelo hasta obtener una harina; toma una cucharada tres veces al día.

5. **Dolores estomacales por un resfriado, diarrea:** prepara gachas de arroz dulce con boniato, semillas de loto, dátiles rojos chinos y una pizca de pimienta.

Arroz integral

- **Naturaleza y sabor:** neutro y dulce.
- **Acciones:** refuerza el bazo, nutre el estómago, apaga la sed, alivia la irritabilidad, astringe los intestinos, detiene la diarrea.
- **Afecciones:** indigestión, diarrea, vómitos, náuseas, irritabilidad por el calor veraniego.

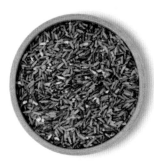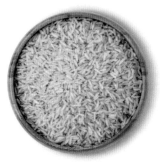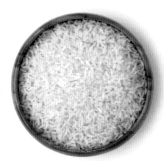

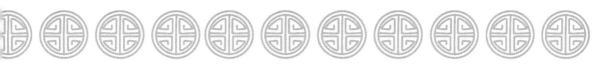

El arroz integtal como remedio tradicional

1. Gastroenteritis sanguinolenta: cuece arroz integral con la coronilla del caqui; come el arroz.

2. Digestivo: toma pastel de arroz fermentado después de las comidas.

3. Bebés que vomitan la leche materna: tuesta arroz hasta que esté muy hecho, agrega agua y cuécelo; dale a beber el líquido.

4. Diarrea: muele el arroz, carbonízalo y toma una o dos cucharaditas cada vez, tres veces al día.

5. Anorexia y debilidad digestiva: prepara ½ taza de arroz pasado de cocción (pegado a la base de la cazuela) mezclada con cardamomo, hinojo y piel de naranja, y cocínalo hasta obtener gachas.

6. Emisión de orina dolorosa: consume gachas de arroz continuamente durante un mes.

Arroz (salvado)

■ **Naturaleza y sabor:** neutro y dulce.
■ **Acciones:** disipa la humedad, es diurético.
■ **Afecciones:** edema moderado en las piernas y en los pies, colesterol alto.

El salvado de arroz como remedio tradicional

1. Colesterol alto: agrega salvado de arroz a un plato de cereales todos los días, al menos durante dos meses.

Avena

■ **Naturaleza y sabor:** cálida y dulce.
■ **Propiedades:** refuerza el bazo, tonifica el chi, armoniza el estómago, regula el chi, es carminativa, detiene la lactancia (solo cuando se sobrepasa).
■ **Afecciones:** falta de apetito, indigestión, distensión abdominal y empacho, gastroenteritis, hinchazón.

La avena como remedio tradicional

1. Detener la lactancia: hierve avena germinada o una infusión de avena perlada germinada

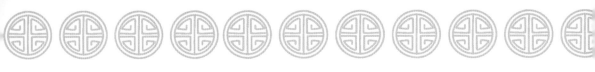

y toma una taza tres veces al día, o utiliza malta perlada como edulcorante en la dieta.

2. Hinchazón: cuece avena y judías azuki o bien avena y soja verde mungo hasta obtener una masa blanda y espesa.

3. Emisión de orina del postparto y obstrucción del bazo: tuesta avena germinada, muele hasta obtener una harina, toma dos cucharaditas tres veces al día con agua tibia.

4. Hepatitis: prepara una infusión de avena germinada y piel de naranja seca, toma una taza tres veces al día.

Cebada perlada

La cebada perlada, la que suele hallarse en los supermercados es más pequeña y suave que la variedad china. Se pueden intercambiar. Tiene un sabor más fuerte y es más diurética.

■ **Naturaleza y sabor:** fresca y blanda.

■ **Propiedades:** es diurética, refuerza el bazo, beneficia la vesícula biliar, elimina el calor, desintoxica.

■ **Afecciones:** hinchazón, indigestión, diarrea, ictericia, tumores, disuria.

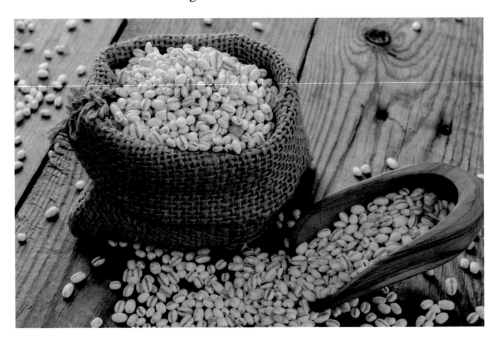

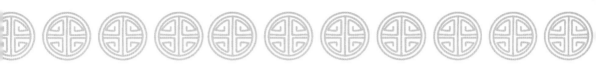

La cebada perlada como remedio tradicional

1. Para dejar de tomar café: sustituye el café por la infusión de cebada tostada.

2. Hinchazón: toma sopa de cebada perlada.

3. Afecciones de calor y humedad: prepara una sopa de gachas de soja verde mungo y cebada perlada y tómala a diario.

4. Afecciones de calor y lesiones cutáneas: mezcla cebada y agua, hiérvela y toma el líquido.

5. Lesiones cutáneas con pus: esparce cebada perlada en polvo sobre la zona afectada.

6. Acné: mezcla cebada perlada en polvo con gel de áloe vera y prepara una máscara facial que te aplicarás todas las noches. Lávala con agua a la mañana siguiente.

Centeno

■ **Naturaleza y sabor:** neutro y dulce.

■ **Acciones:** detiene la respiración debida a la debilidad, refuerza el estómago, fortalece el chi.

■ **Afecciones:** fatiga, letargo, sudores nocturnos o diurnos por debilidad, retención fetal (el feto ha muerto pero la madre aún no lo ha expulsado).

El centeno como remedio tradicional

1. Transpiración de tipo debilidad: hierve el centeno integral durante quince o veinte minutos, agrega melaza y bebe el líquido.

2. Retención fetal: prepara una infusión de toda la planta de centeno y de hojas de frambuesa, y bebe cuanto puedas.

Maíz

En la cultura china se considera el maíz como una hortaliza.

■ **Naturaleza y sabor:** fresco y dulce.

■ **Propiedades:** detiene la hemorragia, es diurético, beneficia la vesícula biliar, hace bajar la presión sanguínea, elimina el calor, desintoxica.

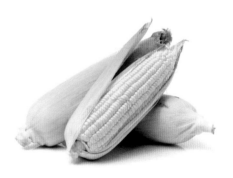

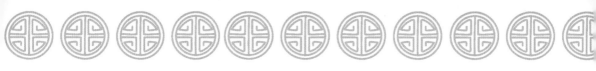

■ **Afecciones:** dificultades urinarias, cálculos biliares, hepatitis, ictericia, hipertensión, enfermedades cardíacas.

El maíz como remedio tradicional

1. Hipertensión, ictericia y cálculos biliares: come maíz con regularidad y toma una infusión de barbas de maíz.

2. Desintoxicar y eliminar el calor: toma una infusión de barbas de maíz y diente de león.

3. Hinchazón o dificultades urinarias: toma una infusión de barbas de maíz y de cebada perlada.

4. Presión sanguínea alta: toma una infusión de barbas de maíz y crisantemos.

5. Orina con sangre: toma una infusión de maíz y raíz de loto.

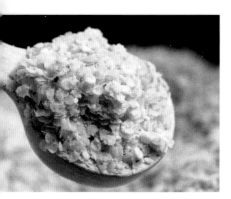

Germen de trigo

■ **Naturaleza y sabor:** cálido y dulce.

■ **Acciones:** alivia el nervio sismo, detiene la diabetes.

■ **Afecciones:** agitación emocional, diabetes

■ **Contraindicaciones:** compra siempre germen de trigo fresco y guárdalo en la nevera. Dado el elevado contenido de germen de trigo, puede volverse rancio si no se conserva adecuadamente. El aceite rancio provocará una sensación de ardor en el estómago.

El germen de trigo como remedio tradicional

1. Diabetes: prepara pan con un 60% de germen de trigo y un 40% de harina de trigo integral con un huevo añadido a ésta. Lo ideal sería consumir 650 g de germen de trigo al día.

Harina de maíz

■ **Naturaleza y sabor:** neutra y dulce.

■ **Propiedades:** tonifica el chi, refuerza el estómago y el bazo, beneficia el corazón, es diurética, estimula el flujo de bilis. El maíz fresco y las barbas de maíz son fríos y más diuréticos que la harina de maíz seca.

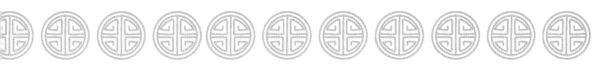

■ **Afecciones:** digestión pesada, enfermedades cardíacas, presión sanguínea alta, edema y cálculos biliares.

La harina de maíz como remedio tradicional

1. **Digestión pesada:** prepara una sopa de gachas con harina de maíz. Es un preparado fácil de digerir para recuperarte de una gripe o de un resfriado.

2. **Edema, dificultades al orinar, hipertensión:** procura comer harina de maíz con regularidad y toma una infusión de barbas de maíz.

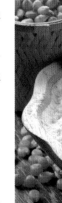

Mijo

■ **Naturaleza y sabor:** fresco y dulce.

■ **Propiedades:** detiene los vómitos, alivia la diarrea, fortalece o astringe el estómago y los intestinos, elimina el calor, es diurético, calma las náuseas matutinas.

El mijo como remedio tradicional

1. **Náuseas matutinas y vómitos:** come gachas de mijo como plato regular ; puedes añadir jengibre fresco.

2. **Diarrea:** tuesta mijo hasta que sea aromático; come ½ taza tres veces al día.

3. **Orina obstruida:** prepara una infusión de mijo y agrega ½ cucharadita de azúcar integral de caña.

4. **Diabetes:** cuece el mijo al vapor con ñame y dátiles. Cómelo con regularidad

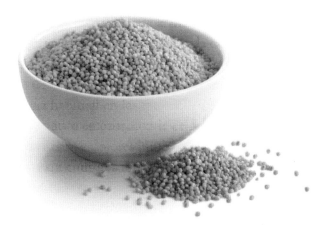

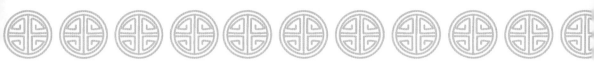

Salvado de trigo

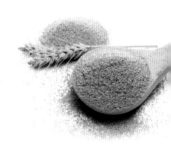

- **Naturaleza y sabor:** ligeramente cálido, dulce.
- **Acciones:** calma el alma, elimina la humedad, es laxante.
- **Afecciones:** agitación, hinchazón, colesterol alto, estreñimiento.
- **Contraindicaciones:** no usarlo en caso de colitis; puede ser irritante.

El salvado de trigo como remedio tradicional

1. **Nerviosismo e inestabilidad emocional:** prepara una infusión de salvado de trigo, raíz de regaliz y dátiles chinos. Bébelo tres veces al día hasta aliviar los síntomas.

2. **Estreñimiento:** añade salvado de trigo a la dieta regularmente, sin olvidar de tomar también mucha agua. Las semillas y sus derivados son en general un laxante eficaz en casos agudos de estreñimiento.

Trigo

- **Naturaleza y sabor:** ligeramente fresco y dulce.
- **Acciones:** elimina el calor, apaga la sed, calma el nerviosismo, es diurético, calma el alma, detiene los sudores.
- **Afecciones:** boca y garganta secas, hinchazón, dificultades al orinar, insomnio, irritabilidad, inquietud, menopausia, sudor espontáneo, sudores nocturnos, diarrea, quemaduras.

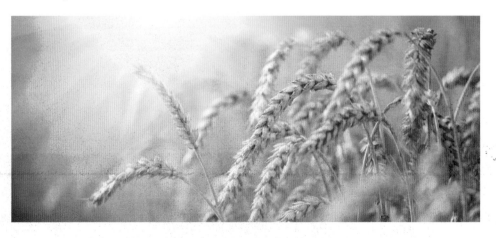

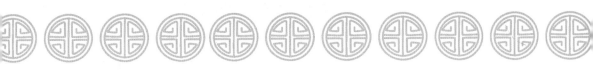

■ **Contraindicaciones:** Utiliza siempre trigo de cultivo orgánico. El trigo absorbe diez veces más nitratos (por ejemplo, de fertilizantes químicos) que cualquier otro cereal. Ello puede explicar la elevada incidencia de alergias al trigo de nuestros días.

El trigo como remedio tradicional

1. Insomnio, menopausia, nerviosismo: prepara una infusión con una taza de trigo, 12 gramos de regaliz y 15 dátiles negros chinos. Toma una taza tres veces al día.

2. Hinchazón, dificultades al orinar: prepara una infusión de trigo y cebada perlada.

3. Sudores espontáneos: prepara una infusión de trigo, conchas de ostras machacadas y dátiles rojos chinos.

Trigo sarraceno

■ **Naturaleza y sabor:** neutro y dulce.

■ **Propiedades:** desciende el chi, refuerza el estómago, detiene la gastroenteritis, hace bajar la presión arterial, refuerzas los vasos sanguíneos.

■ **Afecciones:** diarrea crónica, gastroenteritis, sudores espontáneos, hipertensión, lesiones cutáneas.

El trigo sarraceno como remedio tradicional

1. Lesiones cutáneas: prepara una infusión y limpiar la zona. O bien, tuesta el trigo sarraceno, redúcelo a polvo y mézclalo con vinagre de arroz para obtener una pasta; acto seguido, aplica en la zona afectada.

2. Leucorrea y diarrea crónica: muele trigo sarraceno tostado, mézclalo con agua caliente y toma dos cucharaditas dos veces al día.

3. Presión sanguínea alta: prepara una infusión de trigo sarraceno y raíz de loto.

4. Hemorroides: mezcla bilis de gallo con harina de trigo sarraceno y enróllalo en forma de píldora. Toma una cucharadita dos veces al día.

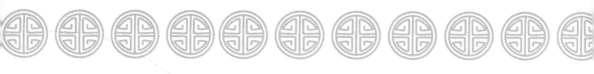

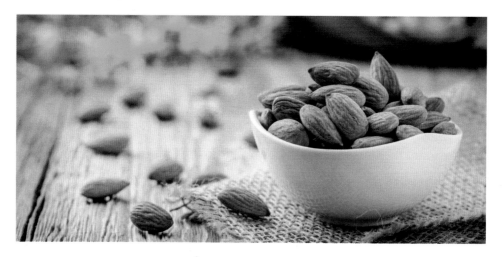

Semillas, frutos secos y legumbres

Almendra

■ **Naturaleza y sabor:** neutra y seca.
■ **Acciones:** ventila los pulmones, alivia la tos y el asma, transforma la flema, lubrica los intestinos.
■ **Afecciones:** afecciones pulmonares, asma, estreñimiento, tos.

La almendra como remedio tradicional
1. **Tos y asma:** muele las almendras hasta obtener una harina fina, agrega fructosa; disuelve dos cucharadas en agua.

Avellana

■ **Naturaleza y sabor:** neutra y dulce.
■ **Acciones:** fortalece el chi, refuerza la digestión.
■ **Afecciones:** diarrea, pérdida del apetito.

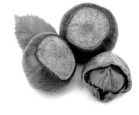

La avellana como remedio tradicional
1. **Diarrea:** tuesta avellanas y muélelas hasta obtener una harina; toma una cucharadita dos veces al día con infusión de dátiles.
2. **Falta de apetito:** muele avellanas crudas hasta obtener una harina; toma una cucharadita dos veces al día con infusión hecha de piel de limón.

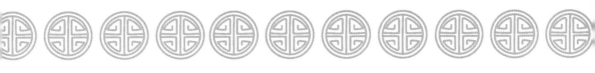

Cacahuete

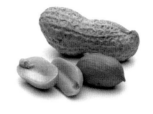

■ **Naturaleza y sabor:** neutro y dulce.

■ **Acciones:** abre el apetito, refuerza el bazo, regula la sangre, lubrica los pulmones, es diurético, ayuda en la lactancia.

■ **Afecciones:** edema (exceso de líquidos), galactostasis, sangre en la orina, insomnio, falta de apetito.

El cacahuete como remedio tradicional

1. **Edema:** toma una infusión de cacahuete durante siete días consecutivos.

2. **Falta de leche:** cuece los cacahuetes al vapor, tritúralos y añádelos a una sopa de arroz.

3. **Tos crónica:** combina cacahuetes, yuyuba y miel; prepara una infusión y tómala dos veces al día.

4. **Nefritis crónica:** combina cacahuetes y dátiles rojos; prepara una infusión y come los frutos. Tómala durante una semana.

5. **Insomnio:** prepara una infusión de cacahuete, tómala al atardecer.

6. **Hipertensión:** coge varias cáscaras de cacahuete, prepara con ellas una infusión o redúcelas a polvo; tómala con agua caliente tres veces al día durante veinte días, como mínimo.

Castaña

■ **Naturaleza y sabor:** cálida, dulce y salada.

■ **Acciones:** tonifica los riñones, refuerza la digestión, fortalece el chi, detiene la tos.

■ **Afecciones:** chi del riñón débil, dolor de espalda, extremidades inferiores débiles, orina frecuente, náuseas, eructos, hipo, bronquitis crónica, tos, asma, diarrea.

La castaña como remedio tradicional

1. **Diarrea:** muélela hasta obtener una harina, ponla a hervir durante diez o quince minutos, déjala reposar y consume después las gachas.

2. **Tos crónica, bronquitis:** come castañas cocidas al vapor y bebe una infusión de hoja de castaña.

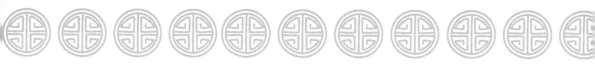

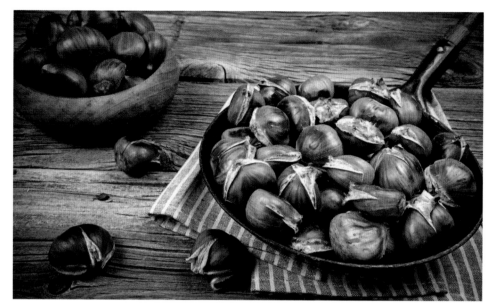

3. **Náuseas, hipo, gastritis:** carbonízala, reduce a polvo la membrana (no la cáscara), y cuece alrededor de 1-1,5 gramos en gachas de arroz.

4. **Debilidad del riñón, dolor de espalda o de piernas, orina frecuente:** come al día dos castañas crudas, una por la mañana y la otra al atardecer; mastícalas bien.

5. **Astillas, traumas y úlceras:** tritura castañas crudas y aplícalas sobre la zona afectada para arrancar astillas o pus, alivia el dolor y detiene las hemorragias.

Frijol o judía *(Phaseolus vulgaris)*

■ **Naturaleza y sabor:** neutra y dulce.

   ■ **Acciones:** refuerza la digestión, propicia la eliminación, es diurético.

      ■ **Afecciones:** hinchazón, dificultades al orinar, diarrea.

Los frijoles como remedio tradicional

    1. **Hinchazón por nefritis:** prepara una sopa fuerte con ½ taza de fríjoles por cinco tazas de agua.

      2. **Diarrea crónica:** tuesta los fríjoles, y cuécelos después con agua de arroz (el agua del remojo) para preparar la infusión.

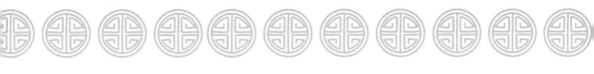

Guisante

- **Naturaleza y sabor:** neutro y dulce.
- **Acciones:** refuerza la digestión, refuerza el bazo y el estómago, es diurético, lubrica los intestinos.
- **Afecciones:** indigestión, edema, estreñimiento.

El guisante como remedio tradicional

1. **Edema:** tuesta los guisantes hasta que queden secos, muélelos y tómalos con agua caliente.
2. **Indigestión:** prepara un zumo de guisante con la batidora y tómalo con las comidas.

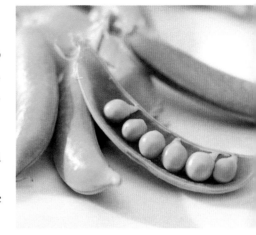

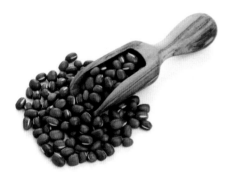

Judías azuki

- **Naturaleza y sabor:** neutra, dulce y agria.
- **Acciones:** refuerza el bazo, previene la diabetes, contrarresta las toxinas, disminuye la humedad, beneficia los riñones.
- **Afecciones:** paperas, diabetes, leucorrea, sed excesiva, hambre, excreción de fluidos, edema.

Las judías azuki como remedio tradicional

1. **Diabetes:** tras remojar las judías pintas, déjalas hervir dos horas; bebe el líquido tres veces al día.
2. **Paperas:** tritura las judías pintas y aplícalas, ya sea solas o mezcladas con diente de león.

Judía negra

- **Naturaleza y sabor:** cálida y dulce.
- **Acciones:** tonifica los riñones, alimenta el yin, refuerza y alimenta la sangre, hace brillar los ojos, es diurética y refuerza los riñones.
- **Afecciones:** dolores lumbares, dolor de rodillas, infertilidad, emisiones seminales, visión borrosa, problemas del oído, dificultades al orinar.

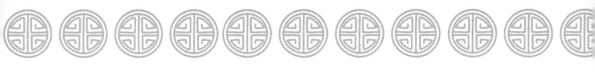

Las judías negras como remedio tradicional

1. Beriberi: cuece las judías negras con carpa.

2. Sudor menopáusico espontáneo: prepara un jugo de judías negras.

3. Dolores lumbares, rodillas débiles, orina con frecuencia, y otros síntomas de debilidad renal: cuece lentamente (durante dos o tres horas) ½ taza de judías negras, ½ taza de agua y ¾ de taza de vino de arroz. Éste es un buen tónico de invierno.

4. Cálculos renales: añade algas kombu al tónico de invierno descrito arriba.

5. Orinarse en la cama (enuresis nocturna): agrega las judías negras en la dieta regularmente.

Judías mungo (soja verde)

■ **Naturaleza y sabor:** muy fresca y dulce.

■ **Acciones:** elimina el calor, desintoxica, apaga la sed, es diurética, alivia la hinchazón, alivia el edema en los miembros inferiores, contrarresta las toxinas.

■ **Afecciones:** edema, conjuntivitis, diabetes, gastroenteritis, problemas de calor veraniego, insolación, deshidratación, intoxicación por tomar alimentos caducados, granos.

■ **Contraindicaciones:** no indicadas para afecciones frías. Las mujeres no deberían comer judías mungo si intentan quedar embarazadas.

La soja verde mungo como remedio tradicional

1. Gastroenteritis: toma cinco partes de judías mungo por una parte de pimienta negra; muélela y toma una cucharada tres veces al día. Normalmente se notan los resultados en las siguientes seis o doce horas. La pimienta negra actúa de agente bactericida.

2. Abscesos y forúnculos pectorales: toma dos cucharadas de polvos de judías mungo en agua caliente dos veces al día.

3. Urticaria y lesiones cutáneas malas: prepara un zumo de judías mungo en la trituradora y tómalo crudo.

4. Problemas de calor veraniego: prepara una sopa de judías mungo, cebada y arroz.

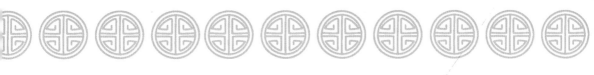

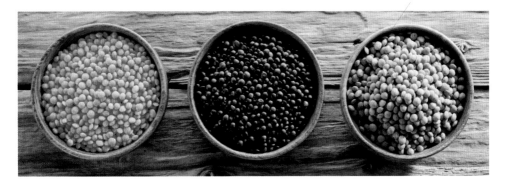

Lenteja

■ **Naturaleza y sabor:** ligeramente cálida y dulce.

■ **Acciones:** armoniza la digestión, refuerza el estómago, reduce el *chi* rebelde, elimina el calor veraniego.

■ **Afecciones:** cólera, vómitos, diarrea, gastroenteritis.

Las lentejas como remedio tradicional

1. Diarrea veraniega, gastroenteritis: muele un puñado de lentejas hasta obtener una harina, mézclala con gachas de arroz y cómelo.

2. Insolación con fiebre, nerviosismo y dificultades al orinar: toma una sopa de lentejas frescas.

Nuez

■ **Naturaleza y sabor:** ligeramente cálida y dulce.

■ **Acciones:** tonifica los riñones, refuerza la espalda, astringe los pulmones, alivia el asma, lubrica los intestinos, ayuda al chi errático o rebelde, disminuye el colesterol.

■ **Afecciones:** deficiencia renal, impotencia, disfunciones sexuales, infertilidad, micción frecuente, dolor de espalda y de piernas, piedras en el tracto urinario, tos, estreñimiento, neurastenia.

Las nueces como remedio tradicional

1. Impotencia y debilidad renal: come veinte nueces al día durante un mes.

2. Dolor de espalda y artritis del tipo frío: toma harina de nuez con vino caliente (preferentemente vino tinto).

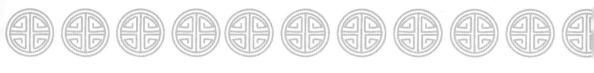

3. **Piedras renales:** toma 120 gramos (aproximadamente dos o tres tazas) de nueces; muele hasta obtener una harina y agrega 120 gramos de azúcar integral; tuesta con aceite de sésamo. Toma ¼ de la mezcla cuatro veces al día.

4. **Neurastenia:** toma partes iguales de nueces, semillas de sésamo y moras desecadas, tritúralos hasta obtener una pasta; haz con ella unas píldoras pequeñas y toma tres píldoras tres veces al día.

5. **Tos, estreñimiento:** muele las nueces hasta obtener una harina y mézclalas con miel. Toma dos cucharadas al día con agua caliente.

Piñón

- **Naturaleza y sabor:** cálido y dulce.
- **Acciones:** lubrica los pulmones, detiene la sed, lubrica los intestinos, propicia los fluidos corporales.
- **Afecciones:** tos seca, estreñimiento.
- **Contraindicaciones:** no debes tomarlo en caso de diarrea, emisión seminal o cualquier afección con mucosidades.

Los piñones como remedio tradicional

1. **Tos seca:** muele nueces y piñones, agrega miel y cuece a fuego lento hasta que espese; toma dos cucharaditas con agua caliente.

2. **Estreñimiento:** come piñones con gachas de arroz.

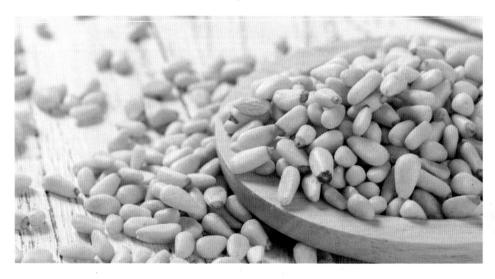

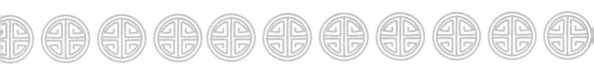

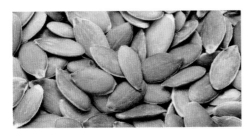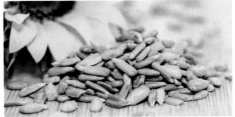

Pipas de calabaza

- **Naturaleza y sabor:** frío y dulce.
- **Acciones:** antiparasitarias, diuréticas.
- **Afecciones:** parásitos intestinales, hinchazón, diabetes, problemas de próstata.

Las pipas de calabaza como remedio tradicional

1. Parásitos intestinales: tuesta y muele las pipas de calabaza y después mézclalas con miel; tómalas dos veces al día. O come un puñado abundante dos o tres veces al día.

2. Hinchazón tras el embarazo, diabetes: prepara una infusión de pipas de calabaza tostadas.

3. Problemas de próstata: come un puñado abundante de pipas de calabaza dos veces al día.

Pipas de girasol

- **Naturaleza y sabor:** neutra y dulce.
- **Acciones:** suaviza el hígado, baja la presión sanguínea, alivia la gastroenteritis, elimina el pus, humedece los intestinos.
- **Afecciones:** dolor de cabeza, vértigo, aumento del ardor de estómago, gastroenteritis con sangre, parásitos intestinales.

Las pipas de girasol como remedio tradicional

1. Dolor de cabeza o vértigo: muele las pipas y tómalas con miel y agua caliente antes de acostarte.

2. Hipertensión: toma harina de pipas de girasol con zumo de apio.

3. Gastroenteritis con sangre: cuece las semillas con agua durante una hora, agrega miel; bebe el líquido y come las pipas.

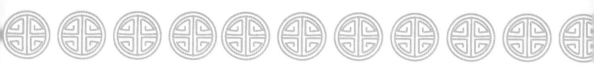

Semillas de loto

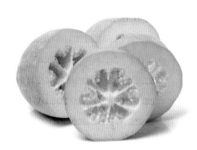

- **Naturaleza y sabor:** neutra y dulce.
- **Acciones:** refuerza los riñones, astringente, tónico nutritivo.
- **Afecciones:** debilidades renales, orina frecuente, emisión seminal, diarrea.

Las semillas de loto como remedio tradicional

1. **Tónico nutritivo:** puedes preparar una sopa tónica de invierno exquisita hirviendo semillas de loto, judías (pintas) azuki y cebada perlada; agrega un poquito de miel antes de servir.
2. **Orina frecuente, emisión seminal, diarrea:** cuece semillas de loto y dados de boniato en unas gachas de arroz.

Semillas de melón de invierno

- **Naturaleza y sabor:** fresco y suave.
- **Acciones:** son diuréticas, eliminan las mucosidades, detienen la tos, elimina el calor, desintoxica.
- **Afecciones:** esputos de sangre, estreñimientos, absceso intestinal (apendicitis), edema, leucorrea.

Las semillas de melón de invierno como remedio tradicional

1. **Esputos de sangre, estreñimiento y abscesos intestinales:** prepara una infusión con las semillas.
2. **Edema y leucorrea:** muele las semillas hasta obtener una harina y toma una cucharadita con agua caliente tres veces al día.
3. **Edema en verano:** cuece sopa con piel de melón de invierno (comprado seco), semillas de melón de invierno, judías mung y cebada perlada.
4. **Esputos de sangre:** haz una infusión de semillas de melón de invierno, cebada perlada y raíz de loto fresca.

Semillas de sésamo

- **Naturaleza y sabor:** ligeramente cálido y dulce.
- **Acciones:** nutre el hígado y los riñones, lubrica los intestinos, tonifica el cuerpo en general, beneficia la piel.

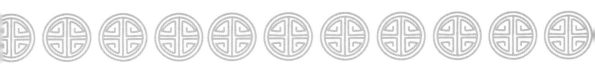

■ **Afecciones:** dolor de espalda, debilidad, canas prematuras, zumbido en los oídos, visión borrosa, vértigo, estreñimiento, tos seca, sangre en la orina, tónico para los mayores, rodillas flojas.

■ **Contraindicaciones:** Muele siempre las semillas de sésamo porque son indigestas si las tomas con su pared celular rígida.

Las semillas de sésamo como remedio tradicional

1. Afecciones por debilidad, estreñimiento: muele las semillas de sésamo hasta obtener una harina, mézclalas con miel y consigue así una pasta; toma dos cucharaditas dos veces al día.

2. Tos seca y asma: tuesta semillas de sésamo, muélelas hasta obtener una harina y agrega zumo de jengibre y miel. Toma una cucharadita tres veces al día.

Semillas de sésamo negro

■ **Naturaleza y sabor:** neutra y dulce.

■ **Acciones:** tonifica el hígado, armoniza la sangre, lubrica los intestinos, restablece el color del pelo, alimenta el yin, propicia la lactancia.

■ **Afecciones:** estreñimiento crónico, calvicie o canas prematuras, artritis crónica, inflamación de las articulaciones, tos.

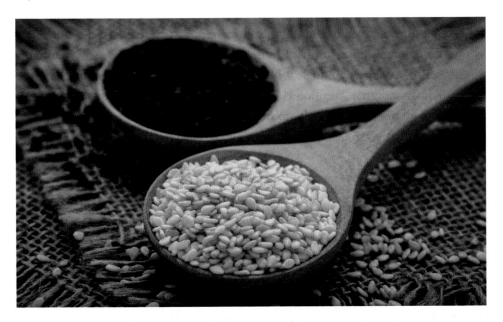

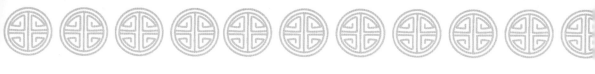

Las semillas de sésamo negro como remedio tradicional

1. Estreñimiento crónico: muele hasta obtener una harina y mézclala con miel; forma unas bolas de masticar, de unos 6 g cada una. Toma una, tres veces al día con vino de arroz.

2. Calvicie o canas prematuras: muele semillas negras y judías negras, y cuécelas con leche de arroz. Toma una vez al día durante tres meses como mínimo.

3. Tos crónica, asma: muele partes iguales de sésamo negro y hueso de albaricoque; toma una cucharadita con agua caliente tres veces al día.

Soja (habas de soja)

■ **Naturaleza y sabor:** fresca y dulce.

■ **Acciones:** elimina el calor, desintoxica, facilita la emisión de orina, lubrica los pulmones y los intestinos, aporta un alimento proteico excelente.

■ **Afecciones:** calor pulmonar y estomacal, piel seca, apetito voraz, úlceras estomacales o bucales, gingivitis, diarrea, estreñimiento, problemas de calor en general.

■ **Contraindicaciones:** no se deben comer las habas de soja crudas, pues no se pueden digerir.

Las habas de soja como remedio tradicional

1. Afecciones de calor: conviene beber leche de soja o comer tofu. La leche de soja se prepara fácilmente triturando habas de soja en remojo con un mayor volumen de agua; pasa la leche por un colador y llévala a ebullición durante unos veinte minutos; endulza al gusto.

Para preparar el tofu, primero cuaja la leche de soja con sulfato de calcio, o bien nigari (en dietéticas especializadas), o bien zumo de limón. Luego, escúrrelo y prensa los ingredientes sólidos hasta obtener un bloque.

2. Diarrea: tuesta las habas de soja (carbonízalas) y muélelas hasta obtener un polvo; toma una cucharadita tres veces al día.

3. Estreñimiento habitual: prepara una infusión con habas de soja hervidas y tómala cuatro veces al día.

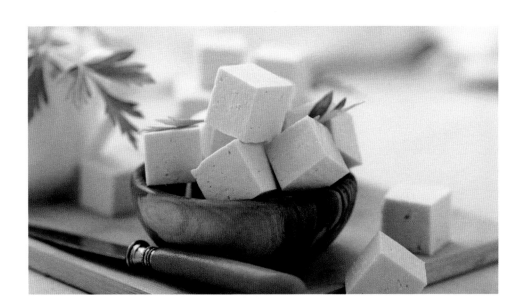

Tofu (cuajada de habas de soja)

■ **Naturaleza y sabor:** fresca y dulce.

■ **Acciones:** elimina el calor, lubrica la sequedad, propicia los fluidos corporales, desintoxica, refuerza el bazo y regulariza el estómago.

■ **Afecciones:** gastroenteritis crónica, malaria, tuberculosis pulmonar, anemia, leucorrea, menstruación irregular.

El tofu como remedio tradicional

1. **Gastroenteritis crónica:** sofríe tofu con vinagre.

2. **Malaria:** sofríe tofu con vinagre; tómalo en las tres horas inmediatamente después del ataque de síntomas.

3. **Tuberculosis pulmonar:** combina el tofu con la planta medicinal raíz de alismatis (*Alisma orientalis*) o Ze Xie; hierve y come el tofu. Tomar a diario durante dos meses.

4. **Anemia:** toma tofu descongelado, mezcla con la clara de un huevo hasta que el tofu la haya rezumado; cuece y come a diario durante un mes.

5. **Leucorrea:** cuece el tofu al vapor con azúcar integral.

6. Para reducir la naturaleza fría del tofu, exprime el agua sobrante, alíñalo con jengibre y ajo, y cuécelo al horno. Ello sería más adecuado para afecciones de frío o humedad. El tofu cocido al horno se puede encontrar en abundancia en tiendas orientales y de productos naturales.

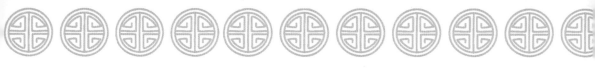

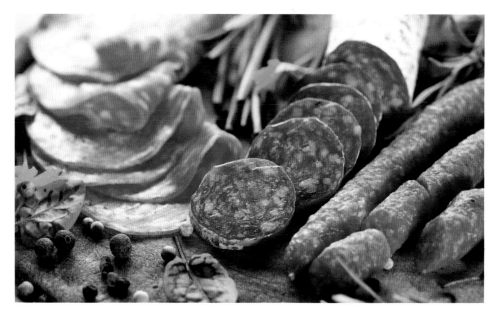

Carne, pescado, aves de corral, huevos y lácteos

La carne, el pescado, las aves y los huevos siempre se tendrían que cocinar correctamente y nunca comerlos crudos. Busca productores que no utilicen fármacos o tratamientos crueles con los animales. Las personas **veganas**, **vegetarianas**, o que deban seguir una dieta estricta para un trastorno ya diagnosticado, saltarán este apartado.

Buey

- **Naturaleza y sabor:** cálido y dulce.
- **Acciones:** tonifica el chi y la sangre, refuerza el bazo y el estómago, disipa la humedad, alivia el edema, refuerza los huesos y los tendones.
- **Afecciones:** edema, distensión abdominal y empache, espalda y rodillas débiles, estómago y bazo deficientes.
- **Contraindicaciones:** no debe tomarse nunca bajo cualquier clase de lesión cutánea, hepatitis o cualquier tipo de inflamación renal.

La carne de buey como remedio tradicional

1. **Deficiencias de la sangre, chi y bazo:** toma buey picado cocido y remójalo en agua caliente durante diez minutos; toma el zumo.

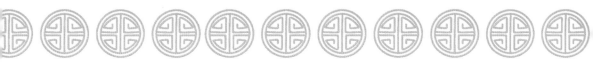

Cerdo
- **Naturaleza y sabor:** ligeramente frío y dulce.
- **Acciones:** hidrata y alimenta los órganos, tonifica el chi.
- **Afecciones:** sequedad interna, estreñimiento, tos seca, demacración.
- **Contraindicaciones:** no deben tomarlo las personas obesas, quienes padezcan de un bazo y estómago deficientes, hipertensión, personas con riesgo de apoplejías o con diarreas.

La carne de cerdo como remedio tradicional
1. **Estreñimiento, tos seca:** prepara una sopa con cerdo, zanahorias y bulbos de azucena.
2. **Debilidad, demacración:** cuece cerdo con gachas de arroz.

Cordero
- **Naturaleza y sabor:** caliente y dulce.
- **Acciones:** tonifica la debilidad, disipa el frío, refuerza y nutre el chi y la sangre, abre el apetito, ayuda en la lactancia.
- **Afecciones:** deficiencia renal con dolor de espalda, impotencia, afecciones frías, afecciones por deficiencia, pérdida de sangre, postparto, falta de leche, leucorrea.
- **Contraindicaciones:** el cordero no suele comerse en verano porque es de naturaleza caliente. No debe consumirse en caso de edema, malaria, resfriado común, dolor de dientes o cualquier tipo de afección caliente.

La carne de cordero como remedio tradicional
1. **Anemia, debilidad, deficiencia sanguínea:** cocina el cordero con jengibre y dang gui (*Angelica sinensis*). En general, las carnes acostumbran a prepararse con plantas aromáticas como el dang gui, yuyuba, astrágalo, jengibre, cebolletas o ginseng para problemas de debilidad y de resfriados.

Huevos de gallina
- **Naturaleza y sabor:** fresco y dulce.
- **Acciones:** nutre el yin, tonifica la sangre, estabiliza el feto hiperactivo, lubrica la sequedad.

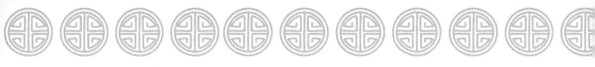

- **Afecciones:** tos seca, voz ronca, gastroenteritis, deficiencia de sangre y de yin, feto hiperactivo.
- **Contraindicaciones:** comer demasiados huevos no es sano. Por lo general, no comas huevos fritos o crudos.

Los huevos de gallina como remedio tradicional

1. **Deficiencia de yin y de sangre:** cuece los huevos al vapor.
2. **Postparto:** come huevos con cebollas tiernas.
3. **Dolor por gastroenteritis:** cuece huevos con vinagre de arroz.
4. **Feto hiperactivo:** come un huevo duro al día.

Leche y derivados lácteos

- **Naturaleza y sabor:** neutro y dulce.
- **Acciones:** refuerza la debilidad, alimenta el chi y la sangre, lubrica la sequedad.
- **Afecciones:** deficiencia nutritiva, debilidad, malnutrición, anemia, estreñimiento, sequedad.
- **Contraindicaciones:** no debe consumirse en afecciones húmedas o frías, o en casos de diarrea. En general no lo pueden tomar adultos o quienes son resistentes, porque entonces los productos lácteos pueden causar mucosidades y otros trastornos.

Como alimento ocasional utilizado con moderación, no debería causar problemas; sin embargo, no debe consumirse a diario. Suelen surgir alergias a esta comida puesto que muchas personas pierden la capacidad de digerir el azúcar de la leche después de la infancia. Entre las reacciones alérgicas suelen darse diarrea e hinchazón del vientre.

Pescado

- **Naturaleza y sabor:** cálido y dulce. El pescado de mar será más fresco que el de río. Muchos de los pescados oceánicos se consideran neutros. Las almejas y los cangrejos son frescos, las ostras son neutras y los camarones son cálidos. El marisco puede causar erupciones cutáneas y otras reacciones alérgicas.

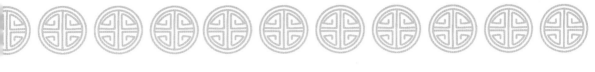

■ **Acciones:** refuerza el bazo, tonifica el chi, elimina la humedad, regula la sangre, ayuda en la diarrea por debilidad del bazo.

■ **Afecciones:** estados de baja energía, hemorroides, hemorragia excesiva en el postparto, escozores o lesiones cutáneas exudativas del tipo húmedo.

■ **Contraindicaciones:** no comer el pescado crudo, porque a menudo está lleno de parásitos. Siempre cocina el pescado con ajo, jengibre o cebolla para neutralizar las posibles toxinas.

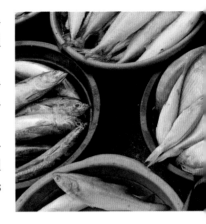

El pescado como remedio tradicional

1. **Deficiencia renal y dolor de espalda:** cuece pollo con pescado.

Pollo

La pava también es de naturaleza cálida, pero no es tan tonificante como el pollo.

■ **Naturaleza y sabor:** cálido y dulce.

■ **Acciones:** tonifica el chi, nutre la sangre, ayuda en la deficiencia renal, beneficia el bazo y el estómago.

■ **Afecciones:** debilidad postparto, debilidad en las personas mayores, artritis del tipo frío, debilidad tras una enfermedad o pérdida de sangre.

■ **Contraindicaciones:** no comas pollos que estén cebados con gránulos químicos e inyectados con esteroides y antibióticos. Este tipo de pollos puede causar una variedad de problemas en la salud, incluida la esterilidad, la pubertad femenina precoz, desequilibrio del ciclo menstrual, impotencia masculina, para nombrar algunos de ellos. Asimismo, el pollo no deben consumirlo quienes tengan un cáncer de tipo caliente como la leucemia, o cuando hay síntomas de calor como una lengua roja, fiebre y sed extrema.

La carne de pollo como remedio tradicional

1. **Debilidad o anemia:** cuece un pollo con 25 g de dang gui (Angelica sinensis), y 6 y ½ tazas de agua. Cuécelo todo junto a fuego lento durante una hora. Las aves más oscuras de carne, como el pollo chino negro, son más tonificantes

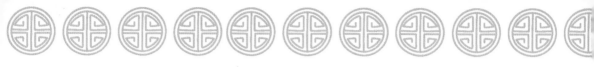

Otros alimentos, plantas y preparados

Aceitunas

■ **Naturaleza y sabor:** al mismo tiempo es neutra, dulce, agria y astringente.
■ **Acciones:** elimina el calor, desintoxica, contribuye a los fluidos corporales, apaga la sed, limpia los pulmones, beneficia la garganta.
■ **Afecciones:** tos ferina, gastroenteritis, dolor de garganta, deshidratación, laringitis, sed.

Las aceitunas como remedio tradicional

1. **Tos y afecciones secas:** procura comer aceitunas con cierta regularidad.
2. **Dolor de garganta, garganta seca y laringitis:** pon 50 aceitunas negras sin hueso y tres o cuatro tazas de miel a calentar sobre un fuego bajo. Toma dos o tres cucharadas, tres veces al día, tragándolas lentamente.

Albahaca

■ **Naturaleza y sabor:** cálida y pungente.
■ **Acciones:** sudorífera, estabiliza el estómago, sirve de antídoto contra la intoxicación por marisco.
■ **Afecciones:** sequedad interna, estreñimiento, tos seca, demacración.

La albahaca como remedio tradicional

1. **Resfriado común:** hierve una infusión con albahaca, jengibre y cebollas verdes.
2. **Diarrea, vómitos y intoxicación por marisco:** hierve una infusión de albahaca.

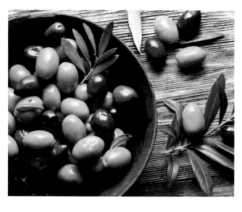
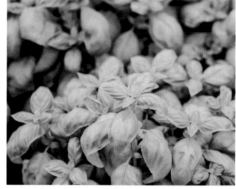

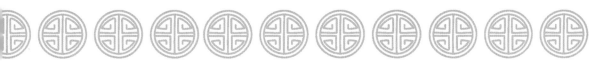

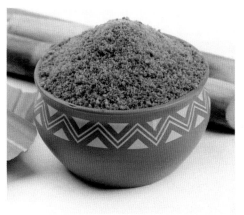
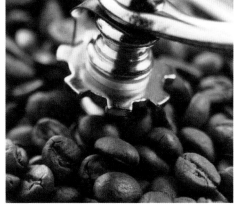

Azúcar integral de caña

- **Naturaleza y sabor:** cálido y dulce.
- **Acciones:** refuerza la digestión, lubrica los pulmones, detiene la tos, calienta el cuerpo.
- **Afecciones:** tos seca, mala digestión, frío.
- **Contraindicaciones:** no debes tomarla en exceso. Puede provocar mucosidades y humedad al cuerpo.

El azúcar integral de caña como remedio tradicional

1. **Dolores estomacales, dolores por úlceras:** mezcla una cuchara en agua caliente y bébelo para calmar el dolor.
2. **Tos seca, dolor de garganta:** ralla zanahorias y mézclalas con azúcar integral de caña. Déjalo reposar en la nevera toda la noche y consúmelo al día siguiente.

Café

- **Naturaleza y sabor:** caliente, dulce y amargo.
- **Acciones:** estimulante, diurético, depurativo.
- **Afecciones:** inflamación moderada, estreñimiento, hipersomnia, letargo, mente nublada, afecciones que requieren estimulación.
- **Contraindicaciones:** esta bebida es una sustancia muy adictiva. Conviene evitar el café en caso de hipertensión, insomnio, nerviosismo y úlceras estomacales o acidez. El café es más digerible para el estómago si se toma con leche vegetal. Si lo consumes, debería ser siempre con moderación. Evitarlo durante el embarazo.

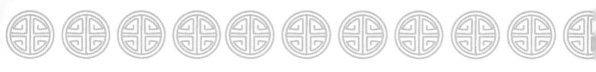

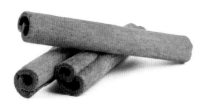

Canela

- **Naturaleza y sabor:** caliente, pungente y dulce.
- **Acciones:** refuerza el estómago, calienta cualquier condición fría en el cuerpo, detiene el dolor.
- **Afecciones:** resfriado común, dolor abdominal por retención de frío, falta de apetito por un estómago frío, dolores lumbares
- **Contraindicaciones:** no deben tomarlo las mujeres embarazadas.

La canela como remedio tradicional

1. Dolor abdominal postparto: hierve la infusión con canela y azúcar integral de caña.

2. Síndrome premenstrual, incluido el dolor abdominal inferior y la hinchazón de barriga previa a la menstruación: prepara una infusión de canela y de bayas de espino albar.

3. Dolor por gases en la zona estomacal: toma ½ cucharadita de canela en polvo con agua templada, dos veces al día.

Cardamomo

- **Naturaleza y sabor:** cálido y pungente.
- **Acciones:** calienta la digestión, elimina la humedad; vigoriza el flujo de chi, detiene los vómitos.
- **Afecciones:** humedad, diarrea, náuseas, vómitos, úlceras estomacales, distensión abdominal y saciedad.

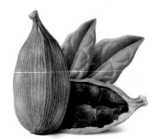

El cardamomo como remedio tradicional

1. Úlceras estomacales y duodenales: bebe cardamomo e infusión de jengibre fresco todas las mañanas, con el estómago vacío.

2. Dolor abdominal y distensión: prepara una infusión de cardamomo, clavos y piel de naranja. Bebe tres veces al día.

3. Náuseas y diarrea: disuelve una cucharadita de cardamomo en polvo en una taza de agua caliente y tómalo tres veces al día.

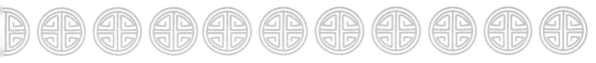

Clavo

- **Naturaleza y sabor:** cálido y pungente.
- **Acciones:** calienta el medio, disipa el frío interno, revierte el chi rebelde, calienta los riñones, detiene el dolor.
- **Afecciones:** dolor estomacal por frío, vómitos, náuseas, eructos, hipos, dolor de dientes.

El clavo como remedio tradicional

1. **Vómitos, náuseas, eructos:** toma una cucharadita de clavo en polvo en agua caliente.

2. **Dolor de dientes:** pon el clavo por encima o debajo de los dientes afectados y sobre las encías hasta que se alivie el dolor.

Jengibre (fresco)

- **Naturaleza y sabor:** cálido y pungente.
- **Acciones:** sudorífero, antitoxinas, antídoto contra la intoxicación por marisco, beneficia los pulmones y el estómago, expulsa el patógeno.
- **Afecciones:** resfriado común, tos por resfriado (mucosidades transparentes o blancas), náuseas, vómitos, diarrea, artritis del tipo frío.

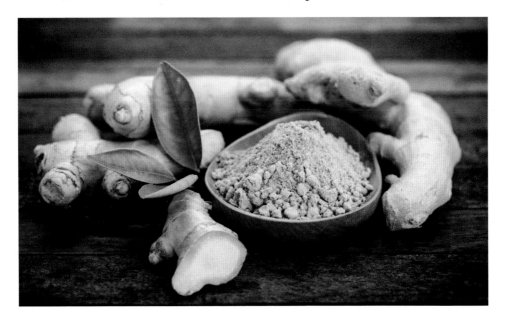

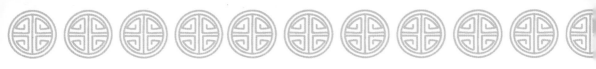

El jengibre como remedio tradicional

1. Resfriados, tos y vómitos: prepara una infusión de jengibre.

2. Diarrea: aplica un emplasto de jengibre sobre el ombligo.

3. Calvicie: frota jengibre fresco sobre el cuero cabelludo.

4. Artritis: frota jengibre fresco sobre zonas dolorosas y toma la infusión (no para la artritis del tipo caliente).

5. Náuseas: exprime jugo de jengibre en un poco de agua y bébelo a sorbos lentos hasta que hayan disminuido las náuseas.

6. Para el dolor estomacal o abdominal: bebe una infusión hecha de jengibre desecado y clavos. El jengibre desecado es caliente y pungente y se utiliza para disipar resfriados.

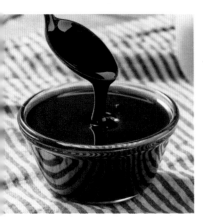

Melaza

■ **Naturaleza y sabor:** cálida y dulce.

■ **Acciones:** tonifica el *chi*, refuerza el bazo, lubrica los pulmones, detiene la tos.

■ **Afecciones:** dolor estomacal y abdominal, deficiencia de chi, tos.

La melaza como remedio tradicional

1. Úlceras estomacales o duodenales: toma dos cucharaditas de melaza en agua templada para detener el dolor.

2. Tos: corta zanahorias a dados, mezcla la melaza y déjalo en reposo toda la noche; toma dos cucharaditas tres veces al día.

3. Orina en la cama: haz una infusión de canela y regaliz, agrega dos cucharaditas de melaza.

Miel

■ **Naturaleza y sabor:** neutra (salvo si se calienta, entonces es cálida) y dulce.

■ **Acciones:** nutre el yin, lubrica la sequedad, tonifica la debilidad, armoniza, antídoto contra las drogas, refuerza el bazo.

■ **Afecciones:** diabetes (pequeñas cantidades), estreñimiento, úlceras, tos seca, voz ronca, quemaduras y herpes.

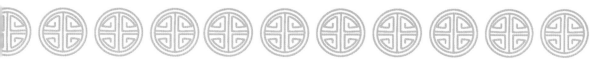

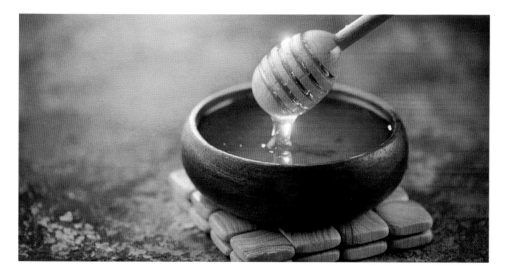

■ **Contraindicaciones:** no debe tomarse en caso de diarrea o afecciones de humedad o de flema. Evita calentar la miel a no ser que quieras una naturaleza caliente; al calentarla se menguan los efectos nutritivos y beneficiosos. La miel más oscura es más tonificante y suele sumergirse en las partes más inferiores del cuerpo. La miel más ligera es mejor para los problemas de la parte superior.

La miel como remedio tradicional

1. **Úlceras:** mezcla jugo de jengibre y miel; tómalo con el estómago vacío todas las mañanas.
2. **Quemaduras:** aplica localmente.
3. **Tos, estreñimiento y ronquera:** mezcla la miel con agua o almendras.

Pimienta negra

■ **Naturaleza y sabor:** caliente y pungente.
■ **Acciones:** calienta la digestión, disipa el frío interno, antídoto contra la intoxicación de alimentos.
■ **Afecciones:** dolor estomacal por frío, diarrea, intoxicación por alimentos.

La pimienta como remedio tradicional

1. **Intoxicación por alimentos:** mezcla una cucharadita de pimienta negra con gachas de arroz y jengibre rayado, y toma el máximo de ello posible.

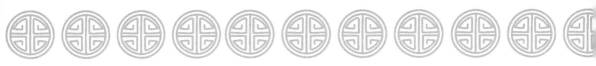

Sal

- **Naturaleza y sabor:** fría, salada y ligeramente dulce.
- **Acciones:** equilibra y propicia la digestión, refuerza el riñón en (pequeñas cantidades), refuerza los huesos, los tendones y los dientes, hace brillar los ojos, desintoxica, se utiliza como conservante natural.
- **Afecciones:** intoxicación por alimentos, debilidad renal por falta de sodio en la dieta, dolor de garganta.

La sal como remedio tradicional

1. **Intoxicación por alimentos:** como alivio inmediato calienta sal y tómala con agua caliente que causará vómitos para calmar la afección.
2. **Piel inflamada, ardiente:** lava la zona con agua salada o aplica directamente sal.
3. **Dolor de garganta:** enjuaga con agua salada caliente varias veces al día.

Semilla de anís

- **Naturaleza y sabor:** cálido y pungente.
- **Acciones:** refuerza el estómago, regula el flujo de chi, estabiliza el estómago, detiene los vómitos

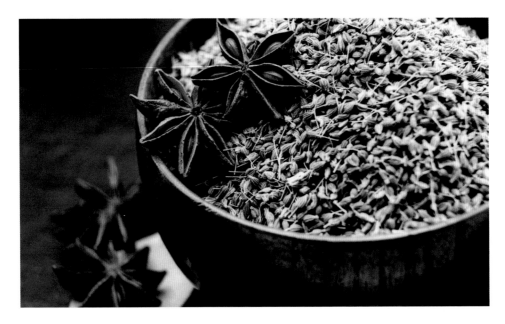

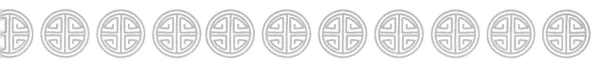

- **Afecciones:** hernia, beriberi, dolor abdominal, distensión y gases, dolor de espalda y frío, estómago frío.
- **Contraindicaciones:** no la utilices para ninguna afección de calor.

Las semillas de anís como remedio tradicional

1. Dolor estomacal por frío: prepara una infusión de anís y agrega un poco de vino.

2. Hernia: carboniza el anís y muélelo; agrega azúcar integral de caña y tómalo con vino de arroz.

Semillas de hinojo

- **Naturaleza y sabor:** cálido y pungente.
- **Acciones:** desbloquea y regula el chi, refuerza el estómago, disipa el frío, detiene el dolor, estimula la peristalsis.
- **Afecciones:** dolor estomacal, hernia, malestar abdominal, frío estomacal, cólico en bebés,

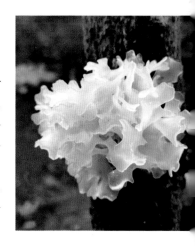

Las semillas de hinojo como remedio tradicional

1. Hernia: prepara una infusión de semillas de hinojo, pimienta negra, canela y piel de naranja, Aplica externamente como linimento, a modo de calefactor y almohadilla de calor.

Seta blanca «orejas de plata»
(Tremella fuciformis)

- **Naturaleza y sabor:** neutro y dulce.
- **Acciones:** elimina el calor pulmonar, refuerza el bazo y el estómago, propicia los fluidos corporales, tonifica el chi, refuerza la sangre, lubrica los intestinos, alivia la intoxicación por alcohol, alimenta el yin, especialmente de los pulmones.
- **Afecciones:** tos seca, pulmones secos, esputo con sangre, menstruación irregular, aterosclerosis, hipertensión, intoxicación por alcohol, estancamiento de sangre, estreñimiento.

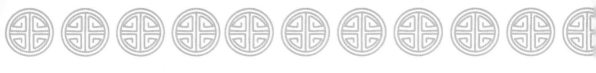

La seta «orejas de plata» como remedio tradicional

1. Problemas pulmonares, estreñimiento, esputo con sangre: deja en remojo el hongo blanco durante doce horas, añade miel y cuécelo al vapor. Bebe el líquido con el estómago vacío. Esto se conoce como sopa de orejas de plata.

2. Aterosclerosis, hipertensión, hemorragia ocular: bebe sopa de orejas de plata antes de acostarte.

3. Debilidad tras una larga enfermedad o pérdida de sangre: estofa a fuego lento el hongo blanco, diez dátiles chinos y cerdo o bien pollo.

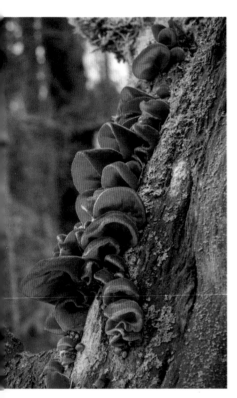

Seta negra «orejas de madera»
(Auricularia auricula-judae)

■ **Naturaleza y sabor:** neutro, ligeramente tóxico en estado crudo, y dulce.

■ **Acciones:** nutre el estómago, calma el alma, lubrica la sequedad, propicia el flujo de sangre, elimina la retención.

■ **Afecciones:** retención de sangre como un tumor, especialmente uterino, hemorragias uterinas anormales, heces con sangre, hemorroides, estreñimiento, hipertensión.

■ **Contraindicaciones:** no deben tomarlo las mujeres embarazadas.

La seta «orejas de madera» como remedio tradicional

1. Hipertensión, heces con sangre y hemorroides: toma hongo negro y caqui desecado, agrega miel, cuécelo y come una vez al día.

2. Hemorragias anormales, anemia: haz una infusión de hongo negro y dátiles chinos.

3. Gastroenteritis: toma 10 g de hongo negro fresco con agua caliente dos veces al día.

4. Tumores de las vísceras y de los órganos femeninos: prepara una infusión de hongo negro y hueso de melocotón, y bébelo.

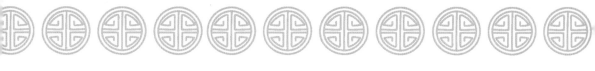

Sirope de malta de cebada

El sirope o jarabe de malta de arroz es neutro y dulce, y tiene propiedades parecidas a la malta de cebada, pero la malta de arroz es mejor para la retención de alimentos gracias a las propiedades del arroz.

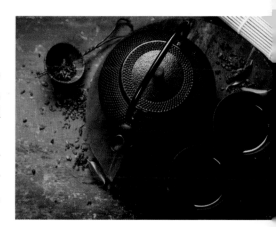

■ **Naturaleza y sabor:** neutro y dulce.

■ **Acciones:** digestivo, alivia la retención de comida, refuerza el estómago, detiene la lactancia.

■ **Afecciones:** retención de alimentos (por productos de trigo), saciedad epigástrica y distensión, eructos, estreñimiento, lactancia no deseada.

El sirope de malta de cebada (melaza) como remedio tradicional

1. Retención de alimentos y detención de la lactancia: bebe malta de cebada en agua caliente hasta eliminar la afección.

Té

■ **Naturaleza y sabor:** frío, amargo y dulce.

■ **Acciones:** elimina el calor, refresca la mente, alivia la sed y la inquietud, elimina la flema, es diurético, es digestivo, depura, reduce el colesterol.

■ **Afecciones:** dolores de cabeza, visión borrosa, sed, inquietud, cabeza turbia, hipersomnia, retención de alimentos, gastroenteritis, dificultades al orinar, sobrepeso.

■ **Contraindicaciones:** en caso de insomnio evítalo o haz un uso mínimo del té, en especial los tés negros, fermentados y ahumados. Es mejor no tomarlo con el estómago vacío por los taninos, en especial en caso de estómagos delicados.

El té como remedio tradicional

1. Para las afecciones citadas arriba: prepara una infusión de hojas de té (preferentemente té verde) y bébela cuando sea necesario.

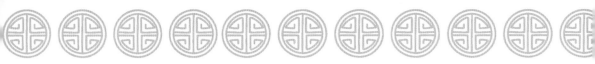

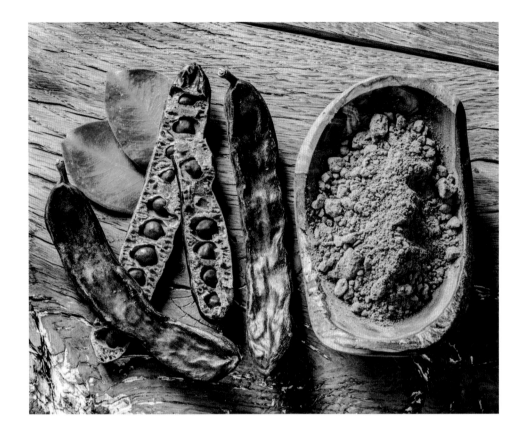

Vainas de algarrobo (y harina o cacao de algarroba)

- **Naturaleza y sabor:** cálido y dulce.
- **Acciones:** sosiega y calma el alma.
- **Afecciones:** utilizada como alternativa al chocolate y para contrarrestar la adicción a la cafeína.
- **Contraindicaciones:** comer algarrobo en exceso causa nerviosismo.

El algarrobo como remedio tradicional
1. **Sustituto del chocolate:** se utilizan las vainas de algarrobo en polvo.

Vinagre de arroz

- **Naturaleza y sabor:** caliente y agrio.
- **Acciones:** desintoxica, fortalece la circulación de sangre, inhibe las bacterias, astringente, cierra los poros.

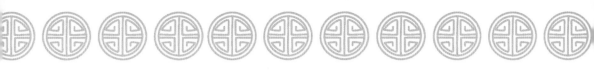

■ **Afecciones:** previene los resfriados comunes, evita la invasión de patógenos externos, malaria, artritis aguda, vómitos, náuseas, parásitos intestinales, hipertensión, quemaduras, plaga de hongos, espinas atascadas en la garganta, gingivitis, urticaria, hepatitis, tuberculosis pulmonar, absceso pulmonar, bronquitis.

■ **Contraindicaciones:** no debes utilizarlo en un ataque de resfriado, ya que atrapará los patógenos dentro del cuerpo.

El vinagre de arroz como remedio tradicional

1. **Artritis aguda:** hierve dos tazas de vinagre de arroz y redúcelas a una taza; añade cebollas tiernas y deja hervir cinco minutos más. Remoja una gasa y aplica sobre la zona que debe calmarse dos veces al día hasta que mejore su estado.

2. **Náusea y vómitos:** mezcla partes iguales de vinagre de arroz y agua, y tómalo.

3. **Parásitos intestinales:** toma vinagre de arroz con agua con el estómago vacío.

4. **Hipertensión:** remoja cacahuetes en vinagre; come veinte cacahuetes al día.

5. **Quemaduras:** aplica localmente sin diluir.

6. **Gingivitis:** enjuágate la boca a menudo con vinagre diluido.

7. **Urticaria:** haz una infusión de jengibre, añade vinagre de arroz y azúcar integral de caña; toma dos veces al día.

8. **Hepatitis:** remoja una manzana o una pera en vinagre; cómela todos los días.

9. **Tuberculosis pulmonar:** remoja ajo en vinagre de arroz durante dos a siete días; toma un diente de ajo dos veces al día.

10. **Absceso pulmonar:** hierve el ajo en vinagre; toma uno o dos dientes de ajo al día.

11. **Bronquitis:** mezcla diez dientes de ajo machacados, una taza de vinagre y dos cucharaditas de azúcar integral de caña; toma dos cucharaditas tres veces al día.

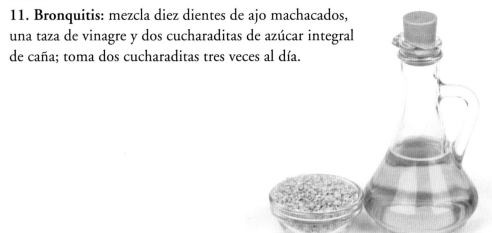

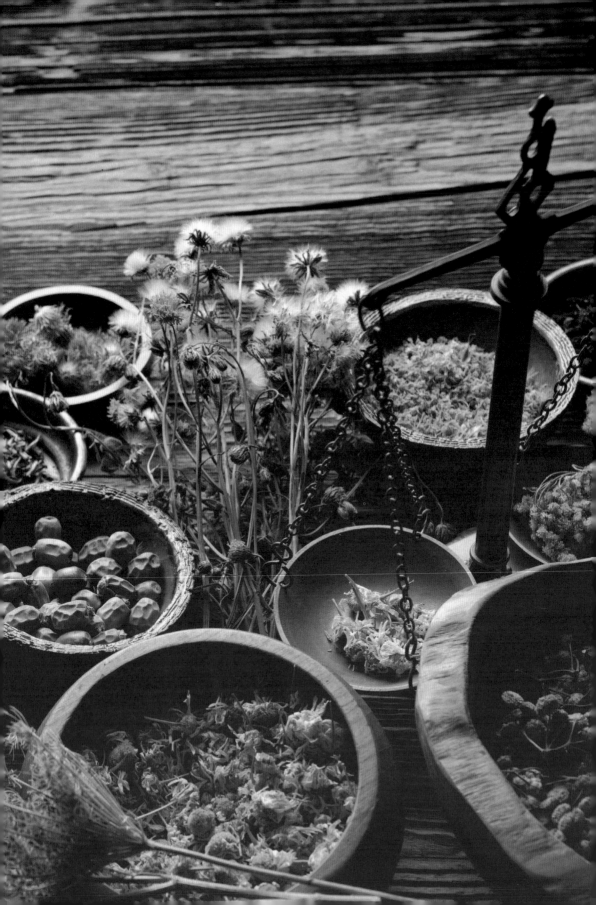

Cómo recuperar el equilibrio
Remedios para las dolencias más habituales

Acné

Estas características manchas o granos en la piel pueden surgir en cualquier momento vital, no solo en la adolescencia y suele relacionarse con un desequilibrio hormonal. En medicina china, la piel está controlada por los pulmones y el acné es habitualmente una dolencia de calor en los pulmones. Por eso en este caso conviene enfriar el calor, depurar los pulmones y trabajar también externamente el proceso curativo.

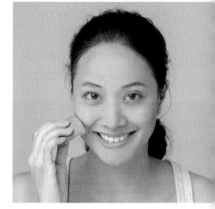

- **Recomendaciones:** acostúmbrate a comer calabacín, pepinos, sandía, melón de invierno, apio, zanahorias, calabaza, rabos de remolacha, diente de león, áloe vera, hojas de mora, lechuga, patata, cerezas, papaya, pera, caqui, frambuesas, trigo sarraceno, germinados de alfalfa, mijo, arroz integral, soja verde mungo, mucha agua.
- **Evita:** los alimentos fritos, grasos u oleosos, además de los especiados; café; alcohol; azúcar; chocolate; helado; bebidas dulces; productos lácteos; fumar; las carnes rojas; marisco; vástagos de bambú; champiñones blancos; estreñimiento; maquillaje; el estrés emocional; lavarte con productos químicos o jabón convencional. Es preferible lavarte con agua fresca (si la cara está sucia, haz baños de vapor en agua caliente para inducir el sudor y enjuágala después con agua fría).

Remedios

1. Tritura un pepino, aplícalo externamente; dejándolo durante veinte minutos y después lavándolo.
2. Aplica yogur natural sin conservantes y desnatado; déjalo unos veinte minutos, luego lávate la cara.

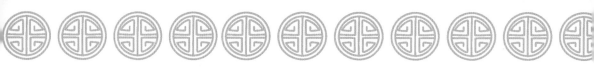

3. Frota la piel de melón de invierno sobre el acné.

4. Aplica áloe vera.

5. Come sandía o bebe zumo de sandía.

6. Bebe una infusión de diente de león o de rabos de remolacha.

7. Bebe agua tibia con dos cucharaditas de miel en las mañanas con el estómago vacío. Ello lubrica los intestinos, pues si no evacuas con regularidad, las toxinas acaban en el hígado.

8. Hierve frambuesas hasta obtener un concentrado y lava con éste la zona afectada.

9. Tuesta el trigo sarraceno, muélelo y mézclalo con vinagre de arroz hasta obtener una pasta que te aplicarás sobre la zona.

10. Para tratar el acné, cubre la zona con cebada perlada molida toda la noche y lávala con agua en la mañana; o bien, mezcla la cebada perlada molida con gel de áloe vera hasta obtener una pasta.

11. Bebe la infusión hecha de rabos de zanahoria, zanahorias y rabos de remolacha.

12. Para el acné con infección, aplica una cataplasma de diente de león sobre la zona.

Alergia e intolerancia

La alergia es una hipersensibilidad adquirida ante una sustancia que suele provocar una reacción corporal. La sustancia alérgica puede ser polen, humo, polvo, elementos químicos del aire, cloro o alimentos que desatan una reacción que puede llegar a ser violenta. Esta dolencia se caracteriza por congestión nasal, lágrimas, nariz goteante, respiro con silbido, tos, escozores, sarpullidos y erupciones cutáneas, vértigo y náuseas.

■ **Recomendaciones:** Toma jengibre, cebollas, ajo, vástagos de bambú, calabacín, remolacha, rabitos de remolacha, zanahorias, verduras de hoja, batatas.

■ **Evita:** comer trigo; cítricos; chocolate; marisco; productos lácteos; huevos; patatas; carnes convencionales, el aire contaminado y estreñimiento.

Remedios

1. Toma una infusión de jengibre para provocar sudores.

2. Toma una infusión de rabitos de remolacha a modo de fuente de líquido.

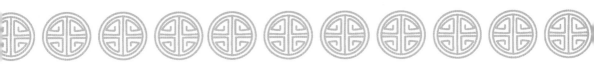

Anorexia y bulimia

En términos médicos, la anorexia se define como la falta de apetito o un rechazo histérico a comer. Esta dolencia suele darse entre las chicas jóvenes que se obsesionan con estar delgadas. Suele haber una pérdida extrema de peso, falta de menstruación, fatiga, depresión y patrones de hipoglucemia.

Estrechamente relacionada a la anorexia se encuentra la bulimia, una dolencia en la que la persona se harta de comida y después se purga, normalmente vomitando. Los factores emocionales tienen mucho que ver con ambas dolencias.

■ **Recomendaciones:** toma alimentos o recetas que contengan pimentón dulce, cilantro, granos de mostaza, cebollas tiernas, ajo, canela, jengibre, calabaza, batata, judías, maíz, cebada, arroz, caquis, patatas.

Remedios

1. Para la anorexia, prepara una infusión de cebollas tiernas, ajo, canela o jengibre, que sirve para calentar el estómago y estimular los jugos gástricos.
2. Para la anorexia, prepara un sopa de calabaza, batata, judías, patatas, maíz, cebada o verduras.
3. Para la anorexia, prepara un arroz caldoso:
4. Para la bulimia, toma alimentos que hacen bajar el chi rebelde como caquis, clavo, patatas, ciruela o infusión de ciruelas, y plantas minerales como las infusiones de conchas de ostra o madre de la concha de la perla.
5. Para la anorexia, fríe en seco el pimentón dulce y la pimienta negra.

Artritis

La artritis es una inflamación de las articulaciones, caracterizada por el dolor, el rubor, la inflamación, el entumecimiento y una sensación de calor en las articulaciones. La medicina china diferencia cuatro tipos de artritis. A menudo observamos dos o tres tipos de artritis que ocurren simultáneamente, como los tipos frío y caliente juntos a la vez.

En esos casos elige alimentos que ayuden a la dolencia y que no se contraindiquen para ninguno de los dos tipos. La fitoterapia puede ser muy adecuada para limpiar las articulaciones, mejorando la circulación y reduciendo el dolor. La acupuntura es uno de los tratamientos más eficaces contra la artritis, si bien el progreso a veces es lento.

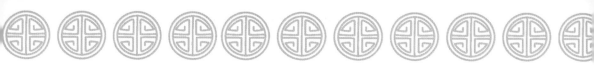

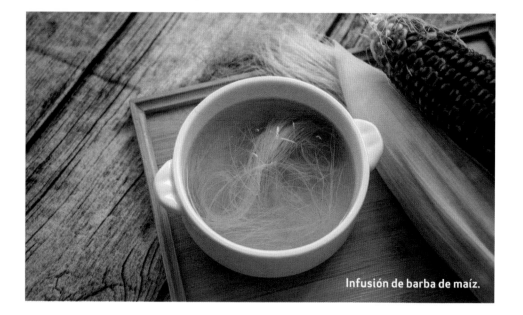

Infusión de barba de maíz.

Artritis del tipo caliente

Se caracteriza por articulaciones rojizas, inflamadas, dolorosas, ardientes, inhabilidad general y frecuentes ataques agudos.

■ **Recomendaciones:** come muchas frutas y verduras frescas, diente de león, calabacín, soja verde mungo, melón de invierno, germinados de habas de soja.

■ **Evita:** los alimentos especiados, el alcohol, fumar, todos los tipos de estrés, las cebollas tiernas.

Remedios

1. Aplica cataplasmas de hojas de diente de león machacadas; cámbialas cada dos horas.

Artritis del tipo frío

Se caracteriza por un dolor agudo y penetrante en un punto fijo y frío en las articulaciones. El dolor se alivia con el calor con un linimento calefactor, el sol o una almohadilla calefactora. Normalmente esta persona será de piel pálida.

■ **Recomendaciones:** acostúmbrate a ingerir ajo, cebollas tiernas, pimienta, judías negras, semillas de sésamo, pollo, cordero, granos de mostaza, jengibre; una cantidad pequeña de vino de arroz (si la persona no sufre hipertensión), diez

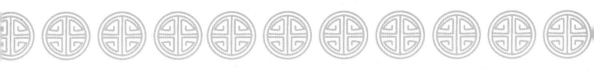

o veinte minutos de aire fresco en un día soleado; alimentos especiados, uvas, vino de uva, chirivía.

■ **Evita:** comer alimentos fríos o crudos; en general, los elementos de clima frío.

Remedios

1. Frota ajo o jengibre sobre las zonas adoloridas. O podrías quemar moxa sobre jengibre y aplicarla a las zonas dolorosas.
2. Bebe infusión de cebollinos y frótalo sobre las zonas donde sientas dolor.
3. Frota vino de arroz sobre las zonas con dolor y consume un chupito (trago corto de licor) al atardecer.
4. Bebe una infusión de uva mezclada con mosto de uva.
5. Prepara una infusión de chirivía, canela, pimienta negra y jengibre seco.

Artritis del tipo húmedo

Se caracteriza por el sentimiento de pesadez en las extremidades, entumecimiento, hinchazón, dolor agudo que es permanente y aniquilador. La mayoría de las personas obesas acostumbran a ser húmedas.

■ **Recomendaciones:** come habitualmente cebada, soja verde mungo, granos de mostaza, judías pintas, mijo, vino de arroz dulce con las comidas, infusión de barba de maíz, alimentos diuréticos y plantas medicinales.

■ **Evita:** los alimentos fríos o crudos y los productos lácteos.

Remedios

1. Cuece la cebada, la soja verde mungo y las judías pintas conjuntamente.
2. Bebe infusión de barba de maíz a voluntad.

Artritis del tipo viento

Este tipo de artritis se caracteriza por dolor que varía de sitio, aparece y desaparece repentinamente (al igual que el viento) y a veces causa vértigo.

■ **Recomendaciones:** come cebollinos, uvas (no vino), infusión de uvas y de moras, judías negras, casi todos los cereales y muchas verduras de hoja.

■ **Evita:** las carnes, los mariscos, el azúcar, el alcohol, fumar y todos los estimulantes.

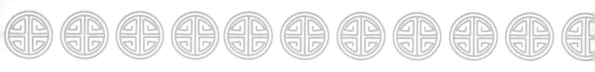

Asma

El asma se caracteriza por una respiración con silbido o dificultad para respirar, debido a que los bronquios de los pulmones se bloquean con productos de desecho, o hay una constricción por espasmos, o bien una inflamación de los bronquios.

El asma lo puede desencadenar una alergia a un alimento, la polución del aire, el aire frío, la insuficiencia cardíaca, una lesión pulmonar anterior, fatiga mental o física, alteración emocional o desequilibrio hormonal. En el caso de un corazón débil, el corazón no es lo suficientemente fuerte para empujar la sangre a través de los pulmones para que se oxigene, y la sangre vuelve a irse hacia los pulmones. En este caso también se darán edemas y contusiones. La medicina china divide el asma en dos tipos:

- El tipo caliente, caracterizado por una respiración rápida y pesada, con mocos amarillos y adherentes, fiebre y cara rojiza.
- El tipo frío, caracterizado por mocos blancos, transparentes o espumosos, extremidades frías y cara pálida.

Los remedios citados son útiles para ambos tipos. Procura nutrir los pulmones y los riñones en los momentos en que no se presente el ataque de asma.

- Recomendaciones: consume huesos de albaricoque, almendras, nueces, albahaca, zanahorias, calabazas, melón de invierno, pepitas de girasol, calabacín lufa (Luffa aegyptiaca), higos, rábano daikon, lichi, mandarinas, nísperos del Japón, miel, melaza, granos de mostaza, semillas de sésamo, placenta y cordón umbilical. Estas dos últimas sustancias no son fáciles de conseguir, y solo son buenos los que procedan de una madre sana.
- Evita: los alimentos que provoquen mucosidades, los alimentos fríos y los salados, las frutas y las ensaladas, todos los mariscos, los productos lácteos, sandía, plátanos, soja verde mungo, el clima frío, y sobre todo, Tomar helados.

Remedios

1. Aceite de yema de huevo. Se elabora del siguiente modo: toma la yema de veinte huevos bio duros; caliéntalos lentamente en una sartén seca, triturándolos hasta que extraigas su aceite. Cuando la yema se haya vuelto negra, retira el aceite de la yema de huevo. Puesto que tiene un sabor muy fuerte, lo mejor es tomarlo en cápsulas de gelatina, dos después de las comidas, tres veces al día.

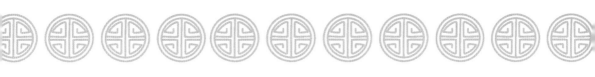

Sigue con este remedio durante quince o treinta días.

2. Mezcla ½ taza de zumo de higos con ½ taza de agua tibia. Tómalo todos los días.

3. Corta la coronilla de un melón de invierno pequeño, retira las pepitas, rellénalo de melaza, cúbrelo con una estopilla y cuécelo al vapor. Cómelo todos los días durante una semana.

4. Toma una naranja sin pelar, atraviésala con un palo de brocheta y ásala hasta que la piel oscurezca. Retira la piel y come la carne interior; una naranja diaria durante siete días.

5. Cuece al horno una vaina de calamar hasta que esté crujiente; redúcela a polvo y toma una cucharadita con miel todos los días durante una semana.

6. Bebe infusión de hueso de albaricoque.

7. Bebe zumo de higos frescos tres veces al día.

Bronquitis crónica

Es una enfermedad común entre las personas mayores y habitualmente se debe a un estado bajo de defensas. Suele ocurrir en invierno y en primavera. Los síntomas principales son: tos, mocos, insuficiencia respiratoria y pecho cargado.

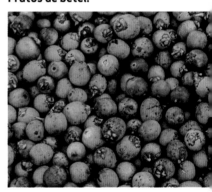

Frutos de betel.

■ **Recomendaciones:** come zanahorias, huesos de albaricoque, caquis, hongo blanco, peras, miel, medusas, jengibre, castañas de agua, ñame, batata, dátiles chinos rojos o negros, rábano daikon, nueces, papaya, huesos de melocotón, raíces de loto, algas marinas, frutos de betel, pimienta negra, hojas de níspero del Japón, bulbos de azucena, piñones, hojas de mora, crisantemo, frutos de ginkgo, semillas de albahaca, calabazas, taro, pepitas de melón de invierno. Intenta siempre mantenerte en calor.

■ **Evita:** el trabajo en exceso, enfriarte, alimentos estimulantes o especiados, el humo, el alcohol, la cafeína y las bebidas frías.

Remedios

1. Come zanahorias y huesos de albaricoque cocidos con gachas de arroz. Cómelos tres veces al día, durante un mes.

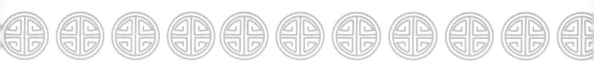

2. Toma hongo blanco y azúcar integral, cuece al vapor y come dos o tres veces al día, durante un mes.

3. Coge dos o tres peras, retira el corazón y rellénalas de miel; cómelas antes de acostarte todos los días durante un mes.

4. Prepara una sopa con medusas y castaña de aguas.

5. Toma jengibre, hueso de albaricoque, piñones y nueces; tritura, agrega azúcar de cristal y cuece al vapor. Come dos o tres cucharadas dos veces al día, durante catorce días como mínimo.

6. Haz un zumo de piña y limón; bebe antes de las comidas para un alivio inmediato.

7. Toma tres caquis secos hervidos en dos tazas de agua, hasta que se reduzca a una taza, agrega miel y bebe dos o tres veces al día.

8. Toma daikon, agrega azúcar de malta y cuece al vapor. Come dos o tres veces todos los días para aliviar en una semana.

9. Toma papaya, pelada, agrega miel y cuece al vapor.

10. Muele las algas marinas hasta reducirlas a polvo, agrega miel y forma con ellas píldoras. Toma una cucharada dos o tres veces al día, después de las comidas.

11. Prepara una infusión de frutos de betel, bébela como sustituto del agua durante un mes.

12. Prepara una infusión con zanahorias, pimienta blanca, jengibre y piel de naranja desecada; bebe dos tazas al día.

13. Toma una cucharada de miel y una cucharada de aceite de sésamo, calienta en una sartén y tómalo para un alivio inmediato.

14. Corta un plátano en trozos pequeños y cuécelo con azúcar de cristal hasta que el azúcar se funda. Toma uno o dos trozos de plátano todas las noches durante una semana.

15. Prepara una infusión utilizando las semillas de verduras como el daikon, la albahaca, las espinacas; luego añade miel.

16. Toma una cucharada de azúcar integral y ½ cucharada de zumo de jengibre crudo con agua caliente, dos o tres veces al día.

17. Utiliza flores de crisantemos amarillas y frescas, ponlas a hervir hasta obtener un zumo espeso; tómalo con regularidad.

18. Tritura raíz de taro cocida y agrega miel.

19. Toma zumo de berenjena cruda (especialmente indicado para los mocos con sangre).

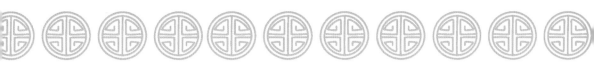

Cálculos (vesícula biliar, riñón o tracto genitourinario)

Varias combinaciones de minerales pueden calcificarse o cristalizarse en la vesícula biliar, el riñón o el tracto urinario. Éstas pueden ir del tamaño de un grano de arena hasta 5 cm de diámetro. Los cálculos biliares son una combinación de bilis y minerales y se caracterizan por dolor en la parte superior derecha del abdomen o dolor en la zona correspondiente de la espalda que se extiende hasta el omóplato.

Los cálculos biliares también pueden provocar una mala digestión de las grasas. Si los cálculos biliares obstruyen el flujo de bilis, el resultado podría ser ictericia. Los cálculos renales se forman al filtrar el riñón demasiados minerales en un entorno ácido, además del calcio excesivo o los restos en la sangre. Éstos son muy dolorosos y las molestias se centran en la zona lumbar de los riñones o la zona correspondiente enfrente del abdomen.

También puede darse una emisión de orina dolorosa o bloqueada con los cálculos renales.

■ **Recomendaciones:** come barba de maíz, castañas de agua, algas marinas, rabos de remolacha, sandía, apio, berros, melón de invierno, cebada perlada, nueces, piel de sandía, piel de melón de invierno, té verde en polvo, agua destilada.

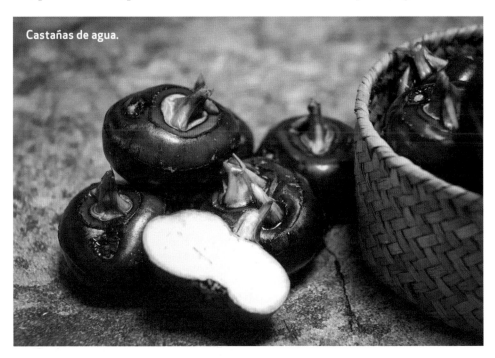

Castañas de agua.

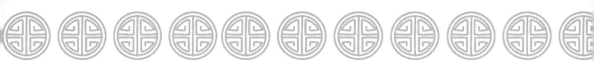

- **Evita:** los alimentos especiados, oleosos y fritos, el café, el agua dura, las espinacas, los cítricos, los tomates, las espinacas combinadas con tofu o productos lácteos.

Remedios
1. Bebe zumo de sandía.
2. Bebe apio, zanahoria y zumo de castaña de agua.
3. Bebe infusión de barba de maíz en vez de agua; de tres a cinco vasos al día.
4. Toma una infusión de rabos de remolacha, piel de sandía y piel de melón de invierno.
5. Añade dos cucharaditas de nueces molidas en una infusión de barba de maíz.
6. Toma una cucharadita de té verde en polvo en agua caliente, tres veces al día.

Después de tomar cualquiera de los remedios diuréticos citados arriba, practica algún ejercicio moderado de saltos que te ayudará a romper los cálculos.

Cáncer

Según la medicina china, el cáncer es un crecimiento anormal del tejido debido a algún tipo de estancamiento del *chi*, de la sangre, de mucosidades o de fluidos corporales. Este estancamiento puede producirse por agentes irritantes externos como el humo del tabaco, alimentos con elementos químicos o emociones fuertes. Cuando el cuerpo se halla indispuesto durante un período de tiempo largo, reacciona al irritante creciendo para autoprotegerse. Sin embargo, llega un punto en el que el crecimiento de las células se vuelve anormal e incontrolable, y es cuando se dan las células cancerígenas.

Las emociones fuertes provocan el estancamiento del *chi*, que a su vez puede conllevar al estancamiento de la sangre, de mocos o de fluidos corporales.

El concepto occidental del cáncer es matar las células cancerígenas con productos químicos agresivos, con radiación o con intervención quirúrgica. Aun así, estos métodos también dañan las células sanas.

El concepto chino ante el cáncer es dar soporte al cuerpo de modo que pueda combatir las células cancerígenas por sí mismo. Además, el cáncer se considera una toxina en el cuerpo, por tanto se utiliza también una dieta depurativa.

- **Recomendaciones:** come algas marinas, champiñones shiitake, higos, remolacha, rabos de remolacha, papayas, soja verde mungo, regaliz, cohombro de mar,

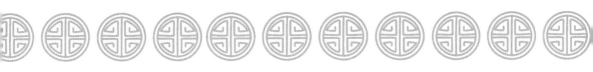

zanahorias, ajo, nueces, frutos de lichi, moras, espárragos, calabazas, bardana, hojas de diente de león, hongo blanco, raíces taro, cebada perlada, cereales, muchas frutas y verduras frescas.

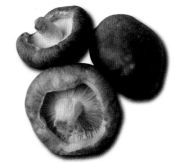

■ **Evita:** la carne (si no puedes seguir una dieta vegetariana, come un poco de pescado), pollo, café, canela, anís, pimienta, productos lácteos, alimentos especiados (excepto el ajo) o ricos en grasas, aceites refritos, aditivos químicos, alimentos enmohecidos, fumar, estreñimiento, estrés y todos los disgustos.

Remedios

1. Mezcla champiñones shiitake o ling zhi y hongos blancos, hierve y toma esta sopa tres veces al día.

2. Hierve en un mismo cazo la soja verde mungo, la cebada perlada, las judías azuki y los higos. Así obtienes un postre exquisito que te calmará el apetito y afianzará el nivel de energía.

3. Prepara una infusión de diente de león, bardana y flores de crisantemo; también puedes añadir rabos de remolacha o de zanahoria. Tómalo como el brebaje regular de todos los días.

4. Lava siempre las frutas y verduras cultivadas comercialmente con agua salada para neutralizar los pesticidas.

5. Toma ajo y algas marinas, salteadas ligeramente en agua.

6. Bebe zumo de zanahoria y apio.

7. Prepara en la batidora un zumo de verduras frescas mezcladas y bébelo caliente.

8. Para el cáncer de mama, prepara una infusión de espárrago y diente de león y aplica una cataplasma sobre el pecho.

9. Para tumores pectorales, carboniza la coronilla de una calabaza y redúcela a polvo; toma una cucharadita de los polvos en un chorro de vino de arroz dos veces al día.

10. Prepara una infusión de algas marinas (cualquier variedad), hueso de melocotón y pieles de naranjas verdes. Externamente, para los tumores visibles, prepara una cataplasma de algas marinas, jengibre y diente de león, y aplícala localmente.

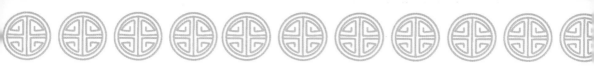

Cataratas

Se trata de una dolencia que suele afectar a la gente mayor; se manifiesta como una opacidad del cristalino de los ojos y se pierde agudeza visual. Pueden ir acompañadas de vértigo, fatiga y dolor de lumbares. La medicina occidental trata las cataratas con una intervención quirúrgica que retira el cristalino.

- **Recomendaciones:** come crisantemo, cilantro, espinacas, clavos, castaña de agua, batata, bayas de lichi, judías negras. Ejercita los ojos con regularidad y adquiere mucho oxígeno en el flujo sanguíneo.
- **Evita:** cualquier tipo de especies (muy importante), sal, ajo, cansar la vista, el estreñimiento.

Remedios

1. Rellena las fosas nasales con cilantro fresco e inhala el aroma tres veces al día.
2. Cuece espinacas sin especias y cómelas todos los días (o muy a menudo).
3. Procura un baño de vapor a los ojos sobre espinacas hirviendo.
4. Muele clavos hasta obtener unos polvos muy finos y agrega un poco de leche para preparar una pomada. Aplica sobre los ojos entre tres y cinco veces al día.
5. Prepara un zumo de castañas de agua frescas y utilízalo como gotas oculares.
6. Prepara una infusión de conchas de almeja, pieles de naranja bio, bayas de lichi y crisantemo. Bebe tres veces al día, durante dos semanas como mínimo.
7. Tritura judías negras, sésamo, batata y nueces en un mismo cazo, agrega después un poco de miel y come una cucharada dos veces al día, durante un mes.

Debilidad renal

Esta afección se caracteriza por la debilidad y la falta de energía. En la medicina china el sistema renal implica mucho más que solo filtrar el agua. También incluye almacenar la esencia de la vida (espermas y óvulos); controlar los huesos, la médula ósea y el cerebro (llamado el mar de meollo). Crecimiento, conservación y reproducción; producir sangre; abrir los oídos. La función suprarrenal forma parte del sistema renal; de modo que el agotamiento suprarrenal es el agotamiento del riñón. La debilidad de riñones a menudo se manifiesta como problema en la espalda, rodillas, oídos y órganos reproductores. El riñón es de gran importancia para la salud y la longevidad. La función renal (y los problemas que derivan de ella) puede dividirse en yang renal y yin renal.

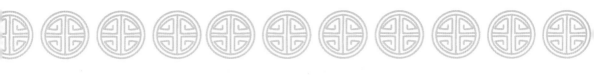

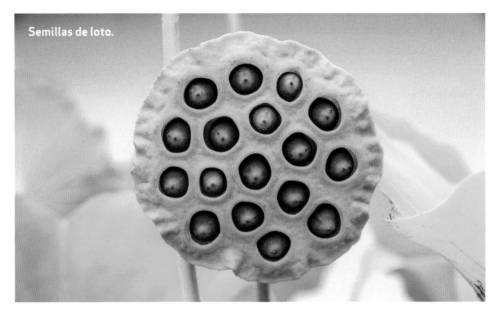
Semillas de loto.

Deficiencia del yang renal

Se caracteriza por impotencia, esterilidad, sensación de frío, extremidades hinchadas, cara hinchada, orina frecuente, eyaculación precoz, diarrea, falta de libido sexual, baja energía, fatiga, cara y lengua pálidas, dolores lumbares, dolor de rodillas o debilidad, sordera, zumbido en los oídos y sensación general de que el fuego de la vida está a punto de apagarse.

■ **Recomendaciones:** toma alimentos que calienten, pollo, pescado (si no eres vegetariano), cebollinos, semillas de sésamo, tofu horneado, soja, nueces, huevos bio, lentejas, judías negras, semillas de loto, un poco de vino, jengibre, ramilla de canela.

■ **Evita:** los alimentos fríos o crudos y las frutas frías.

Deficiencia del yin renal

En esta dolencia no hay suficiente agua para apagar el fuego, de modo que se manifiesta como síntomas calientes. Pueden ser: irritabilidad, insomnio, mejillas calientes, sudores nocturnos, décimas de fiebre por la tarde, palmas húmedas, plantas de los pies húmedas, boca seca, dolor de lumbares, emisiones seminales, zumbido en los oídos, lengua roja y visión borrosa. El 95% de las veces la deficiencia de yin ocurre en las personas delgadas, ya que el yin corresponde a la sustancia.

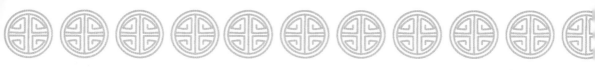

■ **Recomendaciones:** consume alimentos fríos, moras, manzanas, melocotones, peras, verduras frescas, soja verde mungo, la mayoría de legumbres, habas de soja, tofu, germinados de soja, flores de crisantemo.

■ **Evita:** los alimentos calientes y especiados, fumar, el alcohol, el estrés y las emociones fuertes.

Diabetes

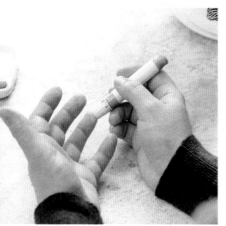

La diabetes se caracteriza por un nivel alto de azúcar en la sangre y en la orina. Los síntomas son: mucha sed, hambre y orina. Los chinos hacen referencia a esta dolencia como el síndrome del agotamiento. Realizar los ejercicios adecuados es de suma importancia para estimular las funciones normales de las glándulas; especialmente son recomendables ejercicios como el t'ai chi ch'uan, el qi gong o los ocho tesoros.

■ **Recomendaciones:** come calabaza, trigo, soja verde mungo, melón de invierno, apio, peras, espinacas, ñame, guisantes, arroz dulce, habas de soja, tofu, moras, calabaza, rábano daikon, calabacín, pollo de granja biológica, melocotón, mijo.

■ **Evita:** los dulces, azúcar, miel, melaza, fumar, alcohol, cafeína, alimentos especiados y la mayoría de las frutas crudas.

Remedios

1. Come una tajada de calabaza con todas las comidas.
2. Prepara una tarta de calabaza y ñame sin endulzantes.
3. Prepara una sopa de col, ñame, melón de invierno y lentejas.
4. Bebe un zumo de daikon, apio, zanahorias y espinacas.
5. Cuece tofu al vapor, enfríalo a temperatura ambiente, agrega aceite de sésamo y rodajas de calabacín crudo.
6. Prepara una sopa de soja verde mungo, guisantes y cebada.
7. Bebe infusión de crisantemo siempre que tengas sed.
8. Come mochi (pastel de arroz dulce sin endulzar), entre las comidas.
9. Cuece mijo al vapor con ñame y algunos dátiles.

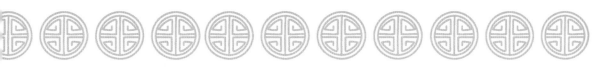

Diarrea

Se caracteriza por la emisión frecuente de excrementos demasiado líquidos, que suele deberse a un aumento de la peristalsis, la irritación de los intestinos por una mala dieta, fármacos, infecciones bacterianas o parásitos. Se distingue de la gastroenteritis porque la diarrea suele producirse por una debilidad digestiva, un desequilibrio biológico y en general es una dolencia crónica. La gastroenteritis, en cambio, se debe a una dolencia infecciosa.

■ **Recomendaciones:** toma ajo, pimienta negra, arándanos, canela, hojas de mora, semillas de loto, arroz quemado, ñame, batata, hojas de higo frescas, guisantes, trigo sarraceno, lichi, piel de guayaba, manzanas, pan carbonizado, jengibre, cebada perlada, albahaca y ciruelas verdes.

■ **Evita:** los alimentos fríos y crudos, la mayoría de las frutas, los zumos, comer en exceso.

Remedios

1. Cuece gachas de arroz con semillas de loto y ñame o cebada.
2. Come arroz quemado o pan.
3. Prepara una infusión de lichi seco y dátiles negros chinos.
4. Toma dos cucharadas de manzanas secas, tres veces al día con el estómago vacío y agua caliente.
5. Cuece gachas de arroz con jengibre y pimiento negro.
6. Toma dos bulbos de ajo, horneado hasta quedarse negro. Después hierve en el agua y bebe la infusión.
7. Bebe una infusión de piel de guayaba.
8. Prepara una infusión de jengibre, hinojo, albahaca y dátiles negros chinos.
9. Toma una infusión de ciruelas verdes.
10. Prepara gachas de arroz dulces.

Gastroenteritis

En la gastroenteritis hay inflamación intestinal caracterizada por dolor abdominal, una diarrea intensa, inmediata y líquida con un hedor horrible, heces con sangre o mucosidades, boca seca, sed y descenso de la emisión de orina. Para evitar la deshidratación, hay que consumir mucho líquido. La persona puede llegar a defecar treinta o cuarenta veces al día. La intoxicación por alimentos

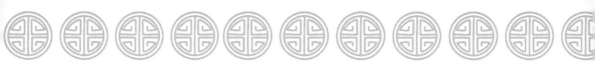

podría ser una probable causa. La gastroenteritis se considera contagiosa, se transmite habitualmente por unos alimentos o una agua insalubres. A veces también se padecen vómitos.

■ **Recomendaciones:** come trigo sarraceno, batatas, guisantes, apio, cebollinos, raíz de taro, jengibre, ajo, zanahorias, rábano daikon, pimienta verde, melón de invierno, melón cantalupo, melón amargo, bayas de espino albar, higos, ciruelas chinas, peras, caquis, guayabas, aceitunas, pipas de girasol, raíz de loto, té, productos de soja, maíz, calabazas, castañas de agua, calabacín, miel, soja verde mungo, cerezas, piña, sandía, arroz integral, avena y huevos bio de gallina (solo si es crónica).

■ **Evita:** los productos lácteos, alimentos ricos en fibra o difíciles de digerir, alimentos fritos, carnes, pescado, alimentos crudos o fríos, huevos bio de pollo (en casos agudos de gastroenteritis).

Remedios

1. Toma zumo de zanahoria mezclado con un poco de zumo de jengibre, miel, y té verde; toma una taza al día.
2. Prepara una sopa de soja verde mungo, tómala durante el día.
3. Prepara un salteado de jengibre, ajo, apio y guisantes; incorpora a la dieta regular.
4. Come cuatro caquis al día.
5. Remoja las ciruelas chinas en vino de arroz durante tres días; toma diez ciruelas, dos veces al día.
6. Prepara un puré de batata y calabaza y tómalo tres veces al día, para el desayuno, la comida y la cena.
7. Cuece hongos negros al vapor con un poco de azúcar en 1 ½ tazas de agua.
8. Carboniza jengibre seco, muélelo, y toma una cucharadita con arroz caldoso.
9. Bebe una infusión de ciruela sin azúcar antes de las comidas, con el estómago vacío.
10. Bebe infusión de pieles de ciruela.
11. Cuece arroz integral con la coronilla de un caqui y toma el arroz.
12. Come huevos bio cocidos con vinagre de arroz. Este remedio solo es adecuado para casos crónicos de gastroenteritis.

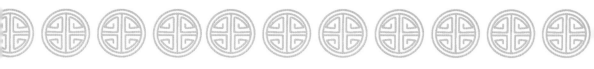

Dolor de cabeza

Hay varios tipos de dolores de cabeza, como las migrañas, los causados por una tensión muscular, la hipertensión, el resfriado común, el estrés mental, los cambios hormonales o forzar la vista. Cada tipo de dolor de cabeza tiene su tratamiento correspondiente.

Los dolores de cabeza de tipo menstrual suelen acompañar el síndrome premenstrual (SPM). Consulta ese apartado para más información (ver pág. 000).

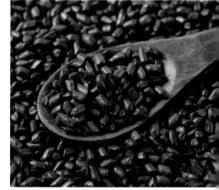

Semillas de sen.

■ **Recomendaciones:** come flores de crisantemo, menta, cebollas tiernas, jengibre, conchas de ostra, cebada perlada, zanahorias, ciruelas, trigo sarraceno, huesos de melocotón.

■ **Evita:** los alimentos especiados, la falta de sueño, el alcohol, fumar, la estimulación excesiva, forzar la vista y el estrés.

Remedios

Para los dolores de cabeza debidos al resfriado común o a la gripe

1. Prepara una infusión de jengibre y cebollas tiernas, déjalo hervir durante cinco minutos; bébela e intentar sudar.

2. Toma vahos de vapor con la zona de la cabeza sobre una infusión de menta y canela que esté hirviendo; acto seguido sécate la cabeza y evita coger una corriente de viento.

3. Prepara una infusión de flores de crisantemo, semillas de sen y bébela.

4. Haz una pasta con harina de trigo sarraceno y aplícala sobre la zona dolorosa hasta que sudes.

5. Bebe té verde.

6. Prepara unas gachas de arroz; agrega ajo y cebollas tiernas. Cómelo mientras esté caliente, métete en la cama bien tapado y suda.

Para dolores de cabeza debidos a una presión sanguínea alta, ciclos menstruales, estrés emocional o tensión, o migrañas

1. Prepara un zumo de zanahorias. Si el dolor de cabeza es al lado izquierdo, aplica un chorro de zanahoria en la fosa nasal izquierda; si es en el lado derecho, arrójalo en la fosa derecha; si duelen ambos lados, aplica el chorro en las dos fosas nasales.

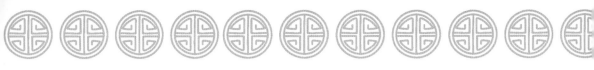

2. Toma zumo de limón y ½ cucharada de levadura mezclada en un vaso de agua y bébelo.

3. Prepara una infusión de ciruelas chinas, menta y té verde.

4. Haz una infusión de conchas de ostra y flores de crisantemo, hirviendo lentamente las conchas durante 1 y ½ horas, y añadiendo después las flores, como mínimo durante treinta minutos.

5. Tritura los huesos de melocotón y las nueces, mézclalo con vino de arroz y ponlo ligeramente al fuego; toma dos cucharadas tres veces al día.

6. Mójate la cabeza con agua caliente, aumentando paulatinamente la temperatura hasta que sea caliente.

Dolor de garganta (laringitis)

El dolor de garganta se puede originar por varios factores como el resfriado común, la gripe o comer demasiados alimentos especiados. También puede haber muchas mucosidades, fiebre, calambres, dolores de cabeza, etcétera.

■ **Recomendaciones:** come zanahorias, aceituna, daikon, apio, algas marinas, regaliz, ciruelas chinas, cilantro, menta. Bebe mucha agua y haz gárgaras con agua salada.

■ **Evita:** fumar, la contaminación, el alcohol, dormir con la boca abierta, los alimentos estimulantes o especiados, así como los alimentos grasos.

Remedios

1. Prepara una infusión de zanahorias y aceitunas; bébela tres veces al día durante una semana, como mínimo.

2. Haz una infusión de rábano daikon y manzanas verdes; tómala dos veces al día; come los sólidos todos los días, durante una semana.

3. Cuece ligeramente algas marinas, consérvalas en azúcar integral de caña durante tres días; come todos los días, durante una semana.

4. Prepara una infusión de cilantro, una cucharada de té verde y una pizca de sal, déjala en remojo durante cinco minutos.

5. Mastica y engulle lentamente azúcar moscovado y cilantro.

6. Para una garganta seca e irritada, toma una cucharada de miel en un vaso de agua caliente y bébelo.

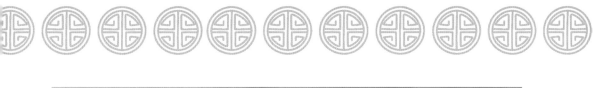

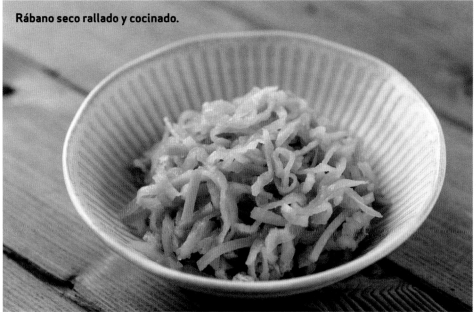

Rábano seco rallado y cocinado.

Eccema

Se trata de una afección cutánea común que suele afectar las extremidades, los genitales y otras partes del cuerpo. La lesión cutánea se caracteriza por una protuberancia que escuece y que a veces presenta erupciones, ulceraciones y acto seguido forma una costra que más tarde se descama. Puede causar escozor agudo y dolor.

■ **Recomendaciones:** consume patatas, bróculi, cliente de león, soja verde mungo, algas marinas, cebada perlada, judías azuki, barba de maíz, castaña de agua, melón de invierno, sandía.

■ **Evita:** toda estimulación externa como condiciones climáticas de viento extremas, humedad, sequedad, calor; exposición al sol excesiva, exposición a productos químicos, jabón (utiliza agua limpia para el baño).

Remedios

1. Tritura patatas frescas y aplícalas localmente, cambiando cada cuatro horas, durante tres días.
2. Aplica miel en la zona afectada.
3. Aplica localmente rábano daikon triturado.
4. Internamente, prepara una infusión de soja verde mungo y cebada perlada.

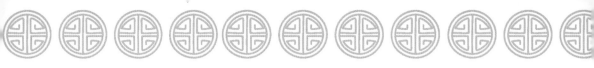

5. Toma una infusión de diente de león y barba de maíz.

6. Prepara una infusión de judías azuki, cebada perlada y barba de maíz. Bebe la infusión y come la parte sólida tres veces al día.

7. Hierve una sopa de algas marinas y melón de invierno; bebe, como mínimo, una vez al día durante diez días.

8. Externamente, lava con partes iguales de sal y bórax, disuelto en agua caliente; lava la zona dos o tres veces al día.

9. Prepara una infusión de bulbos de azucena, dátiles chinos negros y moras, bébela tres veces al día durante diez días, como mínimo.

Edema e hinchazón

El edema es una dolencia de inflamación debida a la acumulación anormal de fluidos en las células. Puede darse en cualquier lugar del cuerpo, sin embargo los sitios más habituales donde surge el edema son: la cara, las extremidades inferiores y el abdomen. El edema abdominal puede provocar ascitis y suele estar relacionado con una disfunción hepática como la cirrosis del hígado. El tratamiento elegido propicia la diuresis y facilita la emisión de orina. El corazón, el riñón y los pulmones son los órganos que pueden verse implicados.

■ **Recomendaciones:** come judías azuki, maíz, piel de jengibre, melón de invierno, piel de melón de invierno, calabacín, manzanas, moras, melocotones, mandarinas, cocos, algas marinas, pescado, apio, cebollas tiernas, ajo, vástagos de bambú, espinacas, castañas de agua, mijo, trigo, judías negras, cebada perlada, zanahorias, sandía, avena, buey.

■ **Evita:** los alimentos pesados, salados, grasos o estimulantes, cordero, vino, ajo, pimienta, marisco.

Remedios

1. Toma un pescado, preferentemente carpa y cuécelo en una sopa con judías azuki. Utiliza diez tazas de agua y ponlas al fuego hasta reducirlas a una taza; bebe solo el líquido.

2. Toma la corteza del melón de invierno, judías azuki y suficiente agua para que los cubra; cuécelo y cómelo tres veces al día.

3. Pasa por la batidora manzana, zanahoria y cebolla tierna para hacer un zumo, tómalo veces al día.

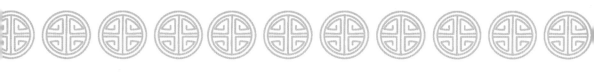

4. Hierve una infusión de piel de jengibre.

5. Cuece conjuntamente cebada perlada, soja verde mungo y judías azuki en una sopa; tómala tres veces al día. También puedes añadir judías negras a la sopa.

6. La dieta diaria debe basarse en alimentos suaves, que incluya muchas verduras y pescado.

7. Come mucha sandía, si es época de verano.

8. Toma zumo de coco todos los días.

9. Cuece avena y soja verde mungo hasta obtener unas gachas y come hasta que desaparezca la hinchazón.

10. Consume cebada perlada caldosa.

11. Toma caldo de estofado de buey.

12. Bebe una infusión hecha de piel de sandía.

Emisión seminal (espermatorrea)

Esta enfermedad se presenta en dos tipos. El primer tipo ocurre cuando el individuo tiene un sueño y eyacula mientras duerme, lo que también se conoce como sueño mojado. El otro tipo ocurre cuando el hombre tiene la eyaculación sin un sueño, ya sea mientras duerme o cuando empieza a despertarse. También se puede sufrir vértigo, dolor de espalda, dolor de pierna, debilidad, palpitaciones, insuficiencia respiratoria, letargo o fatiga. Estos síntomas apuntan hacia una debilidad, que si no se trata puede ser degenerativa.

■ **Recomendaciones:** come semillas de loto, cohombro de mar, ñames, jengibre seco, cebollinos, cebada perlada, judías negras, camarones, algas marinas, aplícate duchas frías diariamente.

■ **Evita:** los alimentos especiados o estimulantes, el exceso de trabajo, las imágenes visuales obscenas, la masturbación, dormir reposando sobre la espalda (duerme de lado).

Remedios

1. Cuece cebollinos al vapor con camarones y vino blanco. Cómelo todos los días, durante quince días, como mínimo o hasta que la afección mejore.

2. Haz una sopa de cohombro de mar, algas marinas y judías negras. También puedes añadir nueces.

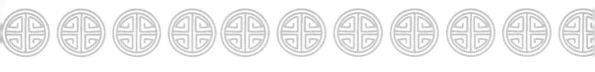

3. Cuece cohombro de mar con gachas de arroz; cómelo como desayuno todas las mañanas (o siempre que puedas).

4. Cuece cebada perlada, judías negras, nueces y cebollinos hasta obtener unas gachas; cómelo todas las mañanas para desayunar.

5. Prepara una infusión de ginseng, dátiles chinos negros y semillas de loto. Bébelo tres veces al día.

Enfermedad coronaria del corazón

Esta dolencia consiste en la rigidez y obstrucción de las arterias que alimentan el corazón, de modo que de vez en cuando no permiten que el corazón reciba oxígeno y se nutra, por tanto provoca un ataque de corazón. Las últimas investigaciones atribuyen la causa de enfermedad coronaria a una dieta deficiente, obesidad, estrés y tensión constante, fatiga mental, hipertensión, diabetes, mal funcionamiento de la tiroides y fumar.

Los síntomas típicos de las enfermedades coronarias del corazón son vértigo, palpitaciones, pecho cargado, insuficiencia respiratoria, dolor en la zona pectoral, latido cardíaco irregular, sudores espontáneos, rigidez de los labios y la lengua, y dolor de angina cuando hay una obstrucción.

■ **Recomendaciones:** toma ginseng americano, arroz integral, seta negra, cohombro de mar, dátiles negros chinos, cacahuetes, vinagre, champiñones shii-

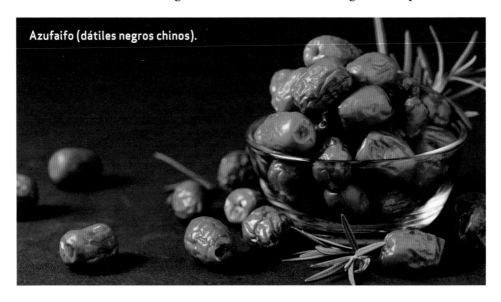

Azufaifo (dátiles negros chinos).

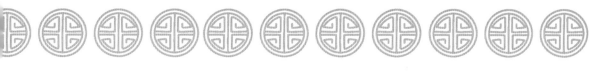

take, apio, algas marinas, semillas de sen, raíz de loto, medusa, crisantemos, bayas de espino albar, castañas de agua, soja verde mungo, cebada perlada, huesos de melocotón, jengibre, habas de soja, germinados de soja verde mungo, otros germinados, salvado de trigo, trigo sarraceno, caquis, plátanos, sandía, pipas de girasol, semillas de loto, sésamo negro, trigo, ajo, té verde.

■ **Evita:** los alimentos grasos, estimulantes o especiados, el café, fumar, el alcohol, hidratos de carbono simples (azúcar, harina blanca), sal, el estrés, la tensión y las preocupaciones, la estimulación emocional, la falta de sueño.

Remedios

1. Toma 3 gramos de ginseng y cuécelos con una taza de arroz integral y un poco de azúcar de cristal. Déjalos en el fuego hasta que se vuelvan en gachas y tómalo todas las mañanas.

2. Toma hongos y champiñones negros, déjalos en remojo toda la noche y después cuécelos durante una hora al vapor, y come antes de acostarte.

3. Toma cohombro de mar, dátiles negros chinos y cuécelos al vapor. Come todas las mañanas con el estómago vacío.

4. Remoja de diez a quince cacahuetes en vinagre de arroz durante 24 horas y consume por la mañana los cacahuetes y el vinagre de arroz.

5. Prepara una infusión de champiñones blancos o de botón y dátiles negros chinos. Tómala dos veces al día durante un mes.

6. Prepara una infusión de algas marinas, semillas de sen y raíz de loto; bebe el té y come las algas marinas y la raíz de loto dos veces al día, durante un mes como mínimo.

7. Mezcla medusa, castaña de agua y vinagre de arroz; cuécelo todo junto en una sopa.

8. Cuece apio y sopa de calabacín amarillo; come una vez al día, durante veinte días como mínimo.

9. Prepara una infusión de flores de crisantemo y bayas de espino albar; agrega harina de arroz, remuévelo todo junto y cuece al vapor. Cómelo a menudo.

10. Toma hongos negros, cebada perlada y piel de naranja desecada y ponlos a hervir en una sopa.

11. Muele fruto de betel (Areca catechu) y bayas de espino albar; añade harina de arroz, remuévelo todo junto y cuece al vapor. Cómelo a menudo.

12. Toma una cucharada de miel, tres veces al día.

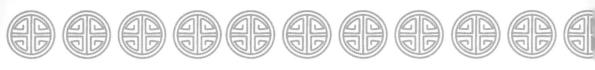

13. Cuece al vapor germinados de soja y alfalfa juntos y agrega un poco de vinagre de arroz.

14. Tuesta ligeramente trigo y salvado de avena con semillas de sésamo negro y pepitas de girasol. Espárcelo por encima de verduras o de gachas de avena. 15. Toma como mínimo dos tazas de té verde todos los días.

16. Sigue un ayuno de sandía durante tres días consecutivos.

17. Prepara una infusión con hueso de melocotón, alazor y bayas de espino albar. Toma dos tazas al día durante un mes, como mínimo.

Engrandecimiento de la próstata

Esta dolencia suele afectar los hombres de mayor edad (a partir de los cuarenta años). A medida que el hombre envejece, la próstata puede inflamarse, de modo que la uretra y la vejiga pierden elasticidad. Por tanto, los síntomas suelen constituir problemas de orina, flujo de orina débil o gotitas.

■ **Recomendaciones:** come pipas de calabaza, anís, mandarinas, cerezas, higos, lichis, pipas de girasol, mangos, algas marinas.

■ **Evita:** los productos lácteos, los alimentos hipercalóricos o grasos, todos los estimulantes como el alcohol, la cafeína, fumar; el estrés, la tensión, el sexo y comer la cena a última hora del día.

Remedios

1. Tuesta las pipas de calabaza o hiérvelas en una infusión e incorpóralas a tu dieta, un puñado generoso dos veces al día.

2. Prepara una infusión de raíz de ruibarbo, huesos de melocotón, pepitas de melón de invierno, cebada perlada, judías azuki y barba de maíz; bébela tres veces al día.

3. Toma una infusión de higos.

Estreñimiento

El estreñimiento es la falta de evacuación regular del intestino o la dificultad de defecar. Los síntomas que derivan de ello pueden ser hinchazón del vientre, dolor abdominal, rigidez abdominal y mal aliento. Deberíamos evacuar como mínimo una vez al día, donde el mejor tiempo en lo que se refiere a energía es entre las

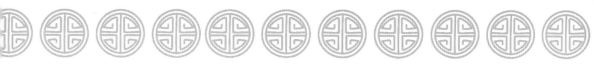

cinco y las siete de la mañana. Cuanto más tiempo perma-
nezcan los desechos en los intestinos, más se secan éstos y
más dificultad hay de evacuarlos. El esfuerzo que se hace al
evacuar puede provocar hemorroides.

Sin embargo, aplicar enemas o lavativas con regularidad
no es una solución sana al problema. Lo mejor es establecer un tiempo determinado para evacuar y entrenar

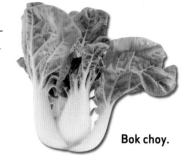

Bok choy.

al cuerpo a responder según éste. Frotar la zona del ombligo en dirección a las
agujas del reloj cien veces puede estimular la peristalsis de los intestinos.

■ **Recomendaciones:** consume plátanos, manzanas, nueces, higos, espinacas,
melocotones, peras, piñones, semillas de sésamo, moras, pomelo, ñames, miel,
judías (pintas) azuki, hueso de albaricoque, leche, yogur, germinados de alfalfa,
remolacha, col, bok choy, coliflor, patata, calabacín chino, agua salada. • Evita:
el estrés, la tensión, los alimentos especiados o fritos y la carne.

Remedios

1. Come dos plátanos con el estómago vacío, seguido de un vaso de agua.

2. Bebe un vaso de agua tibia con dos cucharaditas de miel con el estómago vacío.

3. Bebe remolachas trituradas y calabacín con el estómago vacío.

4. Prepara un sopa de remolacha.

5. Come entre cinco y diez higos con el estómago vacío, seguido de un vaso
de agua.

6. Bebe un vaso de agua tibia con dos cucharaditas de sal, con el estómago vacío. Este remedio debería usarse como último recurso cuando nada más haya
funcionado y no lo deberían usar quienes tengan un edema o hipertensión.

7. Come una manzana fresca con el estómago vacío.

8. Bebe zumo de moras.

9. Come espárragos ligeramente cocidos al vapor y calabacín por la noche antes
de acostarte.

Glaucoma

Se trata de una enfermedad ocular caracterizada por el aumento de la presión
dentro de los ojos. El ataque puede ser agudo o crónico. Quien lo padece a menudo se queja de que las luces tienen aureolas a su alrededor. La afección puede

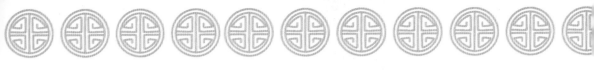

evolucionar hasta un punto en que la presión causa la atrofia del nervio óptico, causando la ceguera. Durante el ataque pueden presentarse dolor en los ojos, dolores de cabeza, náuseas, vómitos y visión borrosa.

■ **Recomendaciones:** toma crisantemo, menta, conchas de ostra, mora, sésamo negro, frutos de betel, frutos de lichi, semillas de sen, cannabis, pomelo, limones, naranjas, zanahorias, remolachas, rabos de remolacha.

■ **Evita:** la estimulación visual, los alimentos estimulantes, el alcohol, las drogas, el tabaco, el café, la sal, beber demasiada agua. No siempre es aconsejable el autotratamiento debido a la seriedad de la afección. Busca la ayuda de un profesional para una observación más exacta de la dolencia.

Remedios

1. Prepara una infusión de moras, concha de ostra y sésamo negro; bébelo tres veces al día.

2. Prepara una infusión de crisantemo y menta, bébela dos veces al día.

3. Prepara una infusión de fruto de betel, bébela dos veces al día.

4. Prepara una infusión de semillas de sen, cáscara de naranja, remolachas y frutos de lichi; después utiliza esta infusión para cocer las gachas, agrega un poco de miel.

Hemorroides

Se trata de una afección habitual actualmente, relacionada con el estreñimiento. Con las heces secas, la persona hace esfuerzo para mover los intestinos y causa la fricción con los tejidos del recto. A veces puede causar hemorragias. Las hemorroides se pueden deber a un consumo excesivo de alcohol, alimentos especiados o fritos; falta de ejercicio; permanecer sentado o de pie demasiado tiempo; demasiado sexo; embarazo; o estreñimiento crónico. Una hemorroide es una vena varicosa en el recto y puede ser dolorosa.

■ **Recomendaciones:** toma cohombro de mar, seta negra, castaña de agua, trigo sarraceno, mandarinas, higos, ciruelas, pescado, guayabas, vástagos de bambú, soja verde mungo, melón de invierno, semillas de sésamo negro, caquis, plátanos, calabacín, pepinos, taro, tofu, alimentos fríos.

■ **Evita:** los alimentos estimulantes o especiados, el alcohol, fumar, el estreñimiento, el estrés, la falta de ejercicio, permanecer sentado o de pie demasiado tiempo.

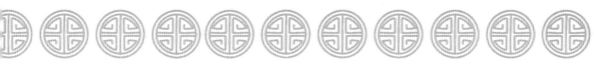

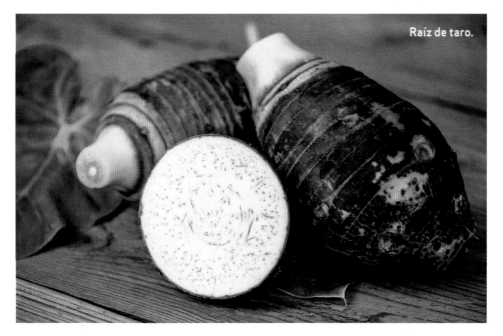

Raíz de taro.

Remedios

1. Pon en remojo la parte inferior del cuerpo en agua caliente a la que se habrá vertido la infusión de artemisa, rabos de zanahoria o higos. El baño debe arder lo suficiente para provocar el sudor; báñate todos los días.

2. Para desayunar toma hongos negros con arroz todas las mañanas con el estómago vacío; hazlo durante un mes.

3. Cuece al vapor cohombro marino sin sal ni especias y cómelo como alivio rápido del dolor.

4. Tuesta y muele semillas de sésamo negro; tómalas con agua caliente y miel todas las noches antes de acostarte.

5. Cuece caquis secos al vapor y cómelos.

6. Lava las hemorroides con infusión de melón de invierno.

7. Hierve infusión de papaya durante dos horas, sin la piel; y remoja la zona.

8. Muele soja verde mungo hasta reducirlas a polvo, hiérvelas con hojas de diente de león y lava la zona con la infusión.

9. Cuece higos al vapor, agrega miel y ponlo al fuego repetidas veces, hasta que quede esponjoso; tómalo todos los días.

10. Inserta un supositorio de patata cruda tras todo movimiento de intestinos.

11. Comer un plátano todos los días con el estómago vacío.

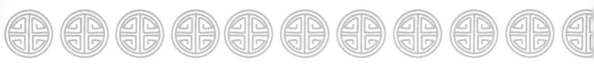

Para hemorroides con hemorragia

1. Toma seta negra cocido con azúcar integral de caña ; consúmelo tocios los días.

2. Todas las mañanas con el estómago vacío, come tres plátanos con un poco de miel.

3. Antes del desayuno y después de la cena todos los días durante dos semanas, come un calabacín fresco.

4. Prepara una sopa de raíz de taro y tómala con regularidad hasta que se detenga la hemorragia y se cure las hemorroides.

5. Tritura ciruelas frescas y tómalas con agua tibia, tres veces al día.

6. Lava la zona con agua caliente, y después aplica una mota de algodón empapada en zumo de ajo. Cambia el algodón cada hora.

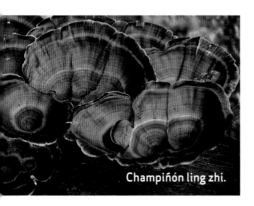
Champiñón ling zhi.

Hepatitis

La hepatitis es una afección del hígado que la pueden provocar varios fármacos y agentes tóxicos, así como numerosos virus. Las manifestaciones incluyen ictericia, anorexia, náuseas, vómitos, malestar, fiebre, zona hepática delicada y síntomas parecidos a la gripe. Tras examinar la sangre, las enzimas hepáticas están por encima de lo habitual. La hepatitis A vírica suele transmitirse vía la ruta oral o fecal, mientras que la hepatitis B se transmite a través de la sangre y los fluidos sexuales. En la primera etapa de la enfermedad es necesario el reposo. La hepatitis también puede convertirse en un caso crónico.

■ **Recomendaciones:** come arroz, cebada, mijo, judías azuki, cebada perlada, calabacín, pepino, pomelo, champiñón ling zhi, barba de maíz, hojas de cliente de león, hojas de remolacha, peras, castaña de agua, zanahoria, espinacas, apio, melón de invierno, vinagre de arroz, manzana, naranja, piña, raíz de loto, sandía.

■ **Evita:** los productos lácteos, alcohol, café, azúcar, alimentos grasos y fritos, así como los alimentos demasiado especiados, fríos y crudos, tomate, berenjena, pimentón dulce, marisco.

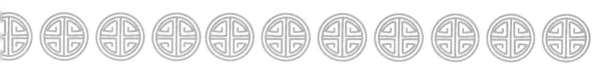

Remedios

1. Cuece raíz de loto y tritúrala, después cuécela con gachas de arroz o de mijo.
2. Prepara una infusión de barba de maíz, diente de león y hojas de remolacha. Bébelo con regularidad como un brebaje.
3. Toma un zumo de sandía, apio y peras.
4. Prepara una sopa de soja verde mungo con cebada perlada.
5. Deja en remojo toda la noche un pomelo y su cáscara en vinagre; después, tomar una cucharadita en una taza de líquido caliente.
6. Prepara una infusión de ling zhi y yuyuba.
7. Toma un zumo de pepino con el estómago vacío todas las mañanas.
8. Carboniza la piel de pomelo y toma ½ cucharadita con agua de arroz después de todas las comidas.
9. Prepara una sopa de melón de invierno y calabacín kobocha.

Hipertensión

La hipertensión –tensión arterial alta– se caracteriza por un pulso nervioso y rápido, dolores de cabeza, vértigo, zumbido, visión borrosa, palpitaciones, pecho comprimido o cargado, fatiga, insomnio, vértigo y hormigueo en las extremidades. Suele ocurrir por el endurecimiento de las arterias, la disfunción renal o hepática. El rango normal de la presión sanguínea está entre los 70-85 mm Hg para la medida de diástole y 100-135 mm Hg para la de sístole.

■ **Recomendaciones:** come habitualmente apio, espinacas, ajo, plátanos, pipas de girasol, miel, tofu, soja verde mungo, vástagos de bambú, algas marinas, vinagre, tomates, castañas de agua, maíz, manzanas, caquis, guisantes, trigo sarraceno, medusa, sandía, bayas de espino albar, berenjena, ciruelas, champiñones, limones, raíz de loto, crisantemo, semillas de sen.

■ **Evita:** fumar, alcohol, alimentos especiados, grasos, salados o fritos, café, cafeína, todos los estimulantes, estrés, estreñimiento, patatas, emociones fuertes, cerdo, comida en exceso y los bajos niveles de calcio en el cuerpo.

Remedios

1. Toma zumo de apio caliente, tres veces al día.
2. Toma dos tomates crudos con el estómago vacío, todos los días durante un mes.
3. Bebe agua, vinagre y miel con regularidad.

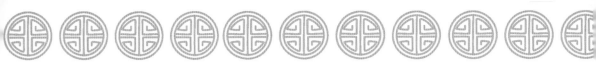

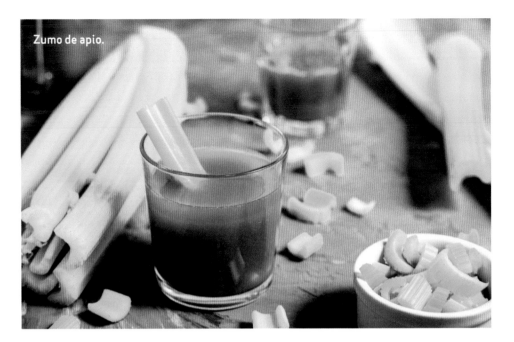

Zumo de apio.

4. Toma una infusión de crisantemo y espinacas con regularidad.

5. Bebe una infusión de barba de maíz.

6. Duerme sobre un cojín de flores de crisantemo para eliminar calor de la cabeza.

7. Haz una sopa de soja verde mungo.

8. Toma cápsulas de aceite de ajo para limpiar las arterias. Las cápsulas tienen la ventaja que no sobre estimulan las papilas gustativas en la dirección calefactora. Las papilas gustativas inician las funciones de varios procesos fisiológicos; el sabor especiado puede ser muy estimulante, en general, para las personas hipersensibles.

9. Cuece tofu al vapor, enfríalo a temperatura ambiente, agrega vinagre y aceite de sésamo. Puedes combinarlo con arroz caldoso para un desayuno nutritivo.

10. Prepara una infusión de raíz de loto y toma tres tazas al día durante un mes.

11. Prepara una infusión de flores de crisantemo y semillas de sen y bébela a diario.

13. Cuece setas blancas al vapor durante dos horas, y tómalas antes de acostarte.

14. Bebe una infusión de bayas de espino albar continuamente, durante un largo período de tiempo.

15. Prepara una sopa de setas (blancas o negras) y algas marinas.

Cómo recuperar el equilibrio

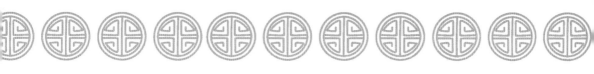

16. Durante los meses de verano, prepara zumo de sandía o come sandía todos los días.

17. Prepara una infusión de piel de sandía, hierba de san Juan y ramitos de mora; toma tres tazas al día durante dos meses.

18. Toma apio, cebolla blanca (dulce), ajo, castañas de agua y tomates y cuatro tazas de agua; redúcelo mediante ebullición a una taza, y bebe todas las noches antes de acostarte.

19. Toma algas marinas, cebada perlada y un poco de miel, y cuécelo en una sopa; come todos los días durante cinco días.

20 Toma setas negras o blancas y prepara una sopa todos los días (o siempre que puedas).

21. Come tres manzanas al día.

22. Bebe infusión de piel de plátano orgánico.

23. Prepara una infusión de un limón pelado, diez castañas de agua frescos y 2 ½ vasos de agua.

24. Bebe tres vasos al día de zumo de caqui verde durante una semana.

25. En caso de un nivel bajo en calcio, prepara una infusión de conchas (ostra, oreja marina, madre de la perla); cuela y bébela.

Hipoglucemia

Es una dolencia muy común en la sociedad occidental, debido al estresante estilo de vida y a una dieta cargada de azúcar. La hipoglucemia se caracteriza por niveles de azúcar bajos, fatiga crónica, nerviosismo, temblores, dolores de cabeza, cansancio cuando se tiene hambre, irritabilidad o debilidad si se come tarde, apetencia de dulces, despertarse por la noche con hambre, sudores nocturnos, mareos con facilidad, cambios de humor, depresión y dificultades para concentrarse.

■ **Recomendaciones:** come arroz dulce, arroz integral, batatas, patatas, nueces, tofu, habas de soja, maíz, pescado, pollo, verduras, judías negras, nueces (un buen tentempié entre las comidas), hacer ejercicio moderado, planificación de comidas regular, cuatro o cinco comidas ligeras al día.

■ **Evita:** los hidratos de carbono simples, como la harina blanca y el azúcar, miel, fructosa, sirope de arce, las frutas dulces (comerlas muy espaciadas), café, fumar, alimentos grasos o fritos y todos los estimulantes.

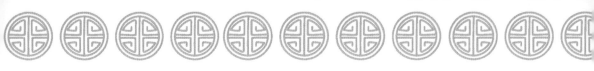

Impotencia

En MTCh se considera una dolencia de fragilidad, producida por una debilidad nerviosa, a demasiado estrés, a las preocupaciones, a la tensión, a la fatiga física, a la masturbación frecuente o a una indulgencia excesiva en el sexo. La impotencia se caracteriza por no ser capaz de tener una erección cuando hay el deseo de tener relaciones sexuales y puede darse una eyaculación precoz. Entre otros síntomas se halla el vértigo, insomnio, exceso de sueños, falta de apetito, dolor de espalda, debilidad de las extremidades inferiores, dolor de rodillas y fatiga.

■ **Recomendaciones:** cebollinos, semillas de cebollino, cordero, cohombro de mar, camarones, semillas de melón amargo, ginseng, judías negras, frijoles, ñames, fruto de lichi, mantener la calma.

Se necesitan alimentos tonificantes. Muchos de los remedios llevan carne, pero no debe tratarse con carne.

■ **Evita:** estimulaciones visuales obscenas, productos lácteos, dulces, masturbación, trabajo en exceso, demasiado sexo.

Remedios

1. Cocina un estofado de carne con rábano daikon y dátiles negros chinos. Bebe el caldo y come el cordero (para no vegetarianos).
2. Bebe jugo de jengibre (diluido con jugo de manzana), con un poco de miel.
3. Haz un pastel de arroz dulce negro, sésamo negro, seta negra, semillas de loto, nueces y judías negras. Acompaña con ½ vaso de vino tinto o mosto.
4. Come camarones secos, cohombro de mar e hinojo, tostado en seco y reducido a polvo; toma una cucharada tres veces al día, con el vino de arroz.
5. Tuesta y muele pepitas de melón amargo, toma una cucharada tres veces al día, con vino de arroz.
6. Prepara una infusión de nueces, semillas de loto, cebada perlada, dátiles negros chinos y fruto de lichi; tómala tres veces al día.
7. Cuece juntos cebollinos, camarón y huevo, y tómalos con un sorbo de licor blanco.

Indigestión

Se trata de una dolencia debida a un estómago débil, falta de enzimas digestivas, o por comer demasiado rápido. Ello causa el estancamiento de la comida en el

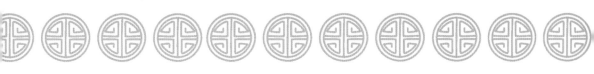

estómago, y deriva en un abdomen lleno, o distensión abdominal, vientre hinchado y a veces diarrea debido a una digestión insuficiente.

■ **Recomendaciones:** acostúmbrate a tomar bayas de espino albar, papayas, batatas o ñame, higos, piñas, arroz integral, avena, cebada perlada, arroz dulce, rábano daikon, semillas de sésamo negras, manzanas, naranjas. Es importante comer lentamente y masticar bien el alimento; la digestión empieza en la boca.

■ **Evita:** los alimentos hipercalóricos y grasos, tensión y estrés al comer, leer el periódico o ver la televisión mientras comes porque ello roba energía a la digestión.

Remedios

1. Seca la piel de una naranja de cultivo ecológico durante un mes. Prepara una infusión con ella y tómala después de las comidas o sencillamente sorbe la piel en caso de indigestión.

2. Come papaya dos veces al día en cualquier forma.

3. Come batata cocida con azúcar integral y agua. En los últimos tres minutos de cocción de estas gachas, agrega un poco de vino de arroz. Come con regularidad durante dos semanas para mejorar la digestión.

4. Bate un zumo de rábano daikon y tómalo después de las comidas.

5. Tuesta semillas de sésamo negro con sal y tómalas con agua caliente.

6. Come una hoja de artemisa fresca, o pásala por la trituradora para obtener el jugo.

7. Toma una manzana, limón o zumo de naranja después de las comidas; o come una manzana después de todas las comidas.

8. Toma ½ taza de arroz pasado de cocción (de la base del cazo) mezclado con cardamomo, hinojo y pieles de naranja.

9. Prepara una infusión de germinados de arroz dulce y malta.

Infección crónica de la vejiga

Se trata de una dolencia habitual en las mujeres, caracterizada por una emisión de orina que duele o produce escozor, con la sensación de que aún queda orina en la vejiga tras orinar; fiebre y dolores lumbares.

Si esta dolencia ocurre en un hombre, puede ser una señal más grave, como una enfermedad venérea o cáncer.

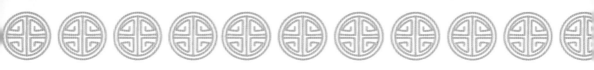

Las mujeres son más propensas a las infecciones de vejiga crónicas por la corta longitud de su uretra. En la medicina china se trata de una dolencia de calor húmedo.

■ **Recomendaciones:** come sandía, peras, zanahorias, apio, maíz, soja verde mungo, barba de maíz, calabacín, trigo, castañas de agua, cebada, judías pintas, mijo, naranjas, melón cantalupo, uvas, fresas, raíz de loto, níspero de Japón, mucha agua y, en general, alimentos refrescantes y diuréticos.

■ **Evita:** proteínas pesadas, carne, productos lácteos, cebollas, cebollinos, jengibre, pimienta negra, alcohol.

Remedios

1. Bebe zumo de sandía y de pera, tres veces al día.
2. Bebe zumo de zanahoria y apio, tres veces al día.
3. Toma infusión de barba de maíz, a voluntad.
4. Toma sopa de calabaza durante una semana, como mínimo.
5. Come raíz de loto al vapor y castaña de agua, dos veces al día.
6. Bebe zumo de soja verde mungo triturada.
7. Bebe zumo de fresas frescas.
8. Bebe una infusión hecha de trigo y cebada perlada.

Infección por cándidas

Esta dolencia cada vez es más habitual en la sociedad moderna, básicamente por el uso extendido y prolongado de antibióticos, que debilitan mucho el sistema inmunitario. Todas las personas tenemos el hongo de cándida que habita en sus cuerpos; sin embargo, solo cuando hay un desequilibrio y estamos débiles se desarrollan las infecciones de levaduras sistémicas.

Los síntomas pueden incluir fatiga crónica, infecciones crónicas, sobre todo en la piel, en los intestinos, la vejiga, la vagina y la garganta; diarrea o estreñimiento, dolores de cabeza, vientre hinchado y mala digestión. Cuando el sistema inmunitario está debilitado por un exceso de trabajo, demasiado sexo o estrés, la cándida se activa y el cuerpo ya no la puede contener. En el caso del sida, la infección de cándida puede ser una amenaza para la vida.

■ **Recomendaciones:** diente de león, rabos de remolacha, rabos de zanahoria, cebada, ajo, vinagre de arroz, soja verde mungo, cítricos.

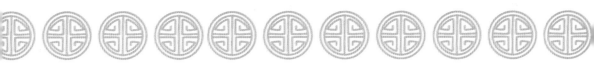

■ **Evita:** azúcar, consumo abundante de frutas, alimentos que lleven levaduras, estén fermentados o sean procesados, queso, salsa de soja, fumar, alcohol, cafeína y estreñimiento.

Llagas (úlceras) bucales

Esta dolencia incluye herpes simplex, zóster y llagas gangrenosas. Se trata de una ulceración en la boca. Produce sensación de calor, irritabilidad, insomnio, vértigo y mal aliento, entre otras.

■ **Recomendaciones:** soja verde mungo, daikon, zanahorias, raíz de loto, caqui seco, menta, flor de madreselva.

■ **Evita:** tomar alimentos especiados o estimulantes, fumar, el estrés, el alcohol, el café, el chocolate, el estreñimiento.

Remedios

1. Prepara un zumo de zanahorias y raíz de loto; enjuágate la boca tres o cuatro veces al día durante cuatro días, como mínimo.

2. Prepara una infusión con cinco caquis secos. Cuando se enfríe, enjuaga la boca cuatro o cinco veces al día.

3. Aplica miel sobre la zona específica para que se cure más rápido.

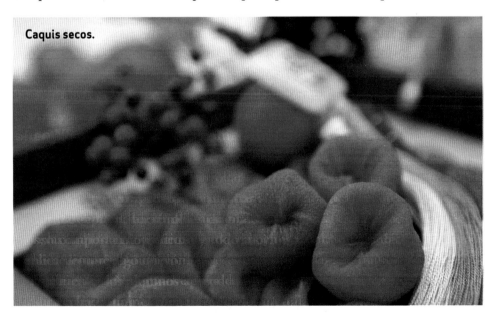
Caquis secos.

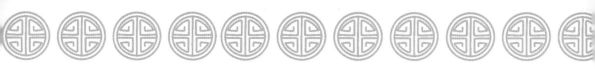

4. Carboniza una berenjena en cenizas, redúcela a polvo y mézclala con miel. Aplica sobre las úlceras.

5. Haz una sopa de soja verde mungo, tómala con el estómago vacío.

6. Muele soja verde y redúcela a polvo, mézclala con miel; aplica sobre la zona afectada.

7. Frota sal marina sobre las úlceras, tres veces al día durante dos días. Enjuaga también la boca con agua salada.

Mastitis

Consiste en una inflamación de las glándulas mamarias y suele ocurrir tres o cuatro semanas antes del parto. Es una dolencia muy habitual, debida a una obstrucción del canal mamario y acompañada de una infección bacteriana. Puede haber una distensión del pecho, dolor, inflamación, rubor en la superficie y fiebre. A medida que avanza la dolencia, los síntomas empeoran y la paciente puede sufrir escalofríos, fiebre, aumento en el número de células blancas en la sangre, inflamación y dolor de las glándulas linfáticas en las axilas, pus y ulceración del pecho.

■ **Recomendaciones:** los alimentos fríos como el calabacín, el pepino, el diente de león, la lechuga, la malta, la raíz de carrizo, la raíz de loto, madreselva. Es importante mantener limpio el pecho afectado.

■ **Evita:** los alimentos especiados y estimulantes, el café, fumar, el alcohol, los productos lácteos, dar de mamar.

Remedios

1. Prepara una infusión de malta (avena germinada), bebe tres veces al día.

2. Externamente, toma clara de huevo mezclada con cebollas tiernas y aplica en la zona, cambiándolo dos o tres veces al día.

3. Prepara una infusión de diente de león y miel, bebe tres veces al día durante cinco días, como mínimo.

4. Haz una infusión de madreselva, menta y regaliz; bebe la infusión y aplica la parte sólida localmente.

5. Hierve el diente de león y prepara una infusión, condénsala después en un jarabe y agrega a las gachas de arroz. Come tres veces al día durante cinco días.

6. Mezcla calabacín, lechuga y diente de león para hacer una cataplasma de aplicación externa.

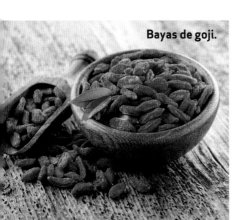
Bayas de goji.

Menopausia

El momento en que la mujer deja de menstruar completamente suele ocurrir entre los 45 y los 50 años de edad. Puede darse de forma lenta o repentinamente. Los síntomas son: sofocos, debilidad, depresión, inestabilidad emocional, ansiedad, falta de concentración, irritabilidad, dolores de cabeza, insomnio, sudores nocturnos y sequedad vaginal.

■ **Recomendaciones:** consume judías negras, semillas de sésamo, habas de soja, nueces, bayas de goji (Lycium barbarum), moras, ñames, regaliz, dátiles negros chinos, semillas de loto, flores de crisantemo. Intenta conservar la calma.

■ **Evita:** el estrés, la tensión y los estimulantes.

Remedios

1. Cuece judías negras con arroz y prepara unas gachas; cómelas dos veces al día.
2. Tuesta semillas de sésamo y agrega a las gachas de arroz para el desayuno.
3. Cuece el pollo al vapor, con las bayas de goji y ñame.
4. Prepara una infusión de semillas de crisantemo y sen; tómala tres veces al día.
5. Prepara unas gachas de arroz con nueces, semillas de loto y pipas de girasol.
6. Estofa mijo, moras, cordero y fruta de goji.
7. Prepara una infusión de regaliz, dátiles negros chinos y trigo. Ello ayudará a controlar los cambios de humor y la depresión.

Náuseas matutinas

Se caracteriza por náuseas y vómitos, que afectan a algunas mujeres durante las primeras semanas del embarazo, y suelen desaparecer tras el tercer mes. Sobre todo ocurre por las mañanas, aunque en casos graves puede durar todo el día. Los síntomas que le acompañan son: dolor de cabeza, vértigo y fatiga. Hay que buscar un tratamiento de inmediato porque puede afectar la nutrición del feto.

■ **Recomendaciones:** lentejas, piel de pomelo, jengibre, piel de naranja, mijo,
■ **Evita:** comer en exceso, las carnes indigestas.

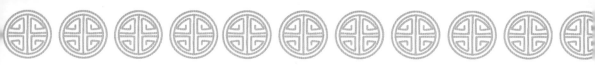

Remedios

1. Muele unas lentejas hasta reducirlas a polvo y toma dos cucharadas con gachas de arroz, tres veces al día.

2. Prepara una infusión de jengibre y piel de pomelo, bébela tres veces al día.

3. Prepara una infusión de jengibre, pieles de naranja y un poco de azúcar integral.

4 Corta la coronilla del caqui, prepara una infusión y bébela tres veces al día.

5. Prepara un zumo de cebollino y de jengibre fresco; luego añade un poco de endulzante. Toma dos o tres cucharadas, tres veces al día.

Tan pronto como se detengan las náuseas matutinas, interrumpe los remedios.

Nefritis (aguda)

Se trata de una infección renal aguda. Se caracteriza por cierta infección que precede a dolencias como laringitis, tonsilitis o paperas. Puede comenzar la inflamación en la cara y se extiende por todo el cuerpo en unos dos días, seguido de sangre en la orina, hipertensión, dolor de cabeza, vértigo, fatiga, malestar, falta de apetito, náuseas, vómitos y orina escasa.

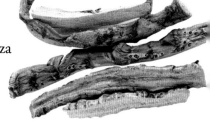

Raíz de carrizo.

■ **Recomendaciones:** come judías negras, soja verde mungo, judías azuki, cebada perlada, ajo, carpa, melón de invierno, sandía, piel de sandía, raíz de carrizo, barba de maíz, arroz dulce, raíz de loto, castañas de agua.

■ **Evita:** los alimentos estimulantes (agrios, especiados, salados) o ricos en proteína; alcohol; cafeína; fumar; exceso de trabajo.

Remedios

1. Prepara una sopa con judías azuki, piel de melón de invierno, piel de sandía y barba de maíz. Bebe como mínimo tres o cuatro veces al día.

2. Haz una infusión de raíz de loto, bebe 4 vasos al día.

3. Haz un ayuno de sandía o come mucha sandía.

4. Pon a hervir durante una hora barba de maíz en agua, acto seguido cuélalas y cuécelas otra vez hasta que queden prácticamente secas, agrega después un poco de fructosa en polvo. Toma una cucharada tres veces al día, disueltas en agua caliente.

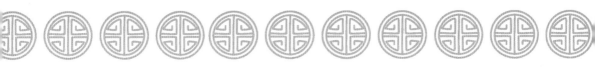

5. Cuece gachas de arroz con cebada perlada, judías negras y castañas de agua.

6. Prepara un zumo de zanahorias, apio, pepinos y calabacín.

Nefritis (crónica)

Puede derivar de una nefritis aguda que no se ha tratado correctamente; o bien, al estar bajo de defensas, provocar una infección renal. Entre los síntomas hay inflamación, hipertensión, urea hiperproteica, fatiga, dolor de cabeza, vértigo y dolores. Si esta enfermedad no recibe el tratamiento adecuado, al cabo de un tiempo puede dañar el riñón y provocar uremia.

■ **Recomendaciones:** consume jengibre, dátiles negros chinos, arroz dulce, habas de soja, melón de invierno, batata, soja verde mungo, judías negras.

■ **Evita:** los alimentos estimulantes (agrios, especiados, salados); el alcohol; cafeína; fumar; sobrecargarte de trabajo y los alimentos ricos en proteínas.

Remedios

1. Prepara unas gachas de avena y agrega jengibre, canela y dátiles negros chinos; come para desayunar y cenar.

2. Retira los órganos internos de un pato y estófalo con cuatro o cinco dientes de ajo, cuécelo después en una sopa. No agregues sal. Bebe el caldo y come el pato, un día sí y un día no.

3. Cuece unas gachas de arroz con ñame y cómelas a en el desayuno y la cena.

4. Cuece al vapor cangrejo, ajo y vino blanco, y come una vez al día durante quince días.

4. Prepara una infusión de barba de maíz, piel de sandía, piel de melón de invierno y judías azuki.

6. Tritura una sandía entera (con la cáscara) y cuécela a fuego lento hasta obtener un jarabe espeso. Toma dos cucharadas de jarabe en agua caliente tres veces al día.

Parásitos

Esta dolencia es común entre los niños. Puede manifestarse en diversos síntomas como falta de apetito, dolor abdominal, náuseas, diarreas o estreñimiento, vómitos, picores en el ano por las noches y aspecto de malnutrición. Hay varios tipos de parásitos como las lombrices intestinales, la tenia y el anquilostoma.

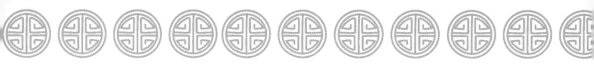

■ **Recomendaciones:** tomar pepitas de calabaza, de papaya, de coco, de ajo, bayas de espino albar, pepitas de girasol, ciruelas chinas, jengibre, vinagre, pimienta negra, hoja de nogal.

■ **Evita:** los alimentos insalubres, carnes en general, pescado y alimentos crudos.

Remedios

1. Prepara una infusión de diez ciruelas chinas, 6 g de pimienta negra y 3 láminas de jengibre fresco. Toma dos tazas, con intervalo de una hora por la mañana y con el estómago vacío. Tómala todos los días, durante una semana.

2. Toma una cucharada de pipas de calabaza crudas, molidas a fondo, con agua caliente, dos veces por la mañana el intervalo de una hora, todos los días, durante una semana.

3. Come dos cucharadas de pepitas de girasol todas las mañanas con el estómago vacío.

4. Prepara una infusión de bayas de espino albar y frutos de betel, bebe dos tazas por la mañana con el estómago vacío, con intervalo de una hora.

5. Carboniza pimienta negra, muélela, toma ½ cucharada con agua caliente, tres veces al día.

6. Prepara una infusión de fruto de betel y pipas de calabaza. Come las pipas de calabaza y después bebe la infusión, al cabo de cuatro o cinco horas espera a la diarrea y a la deyección de los parásitos.

7. Toma la parte blanca de una cebolla tierna, haz un zumo con ella y agrega una o dos cucharadas de aceite de sésamo; toma dos veces al día con el estómago vacío, durante tres días.

8. Toma zumo de coco y medio coco todas las mañanas con el estómago vacío.

9. Come ajo con el estómago vacío todas las mañanas.

10. Empapa una mota de algodón con vinagre de arroz y obtura el ano por la noche durante tres días, cambiando el algodón todos los días. Ello atraerá los parásitos hasta la zona anal.

11. Pica ajo y mézclalo con vaselina, aplica alrededor del ano en las noches, durante tres días.

12. Mezcla zumo de ajo crudo y vinagre de arroz con una parte igual de agua y tómalo con el estómago vacío tres días seguidos.

13. Toma una cucharada de pepitas de papaya molidas con agua caliente todas las mañanas con el estómago vacío, durante siete días.

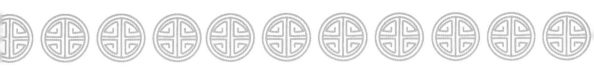

Psoriasis

Se trata de la conocida afección cutánea, habitualmente hereditaria, caracterizada por lesiones rosas o rojizas con escamaciones. La piel puede volverse muy
seca y escamosa; con el tiempo puede mejorar, aunque suele ser un tipo de
dolencia crónica.

Cuando tiene lugar la descamación, también se pueden percibir manchas
rojas bajo la piel, acompañadas de varios grados de escozor y malestar. Puede
afectar cualquier parte del cuerpo, y suele empeorar en invierno. En la medicina
occidental, no hay actualmente ningún tratamiento contra la psoriasis.

■ **Recomendaciones:** come ciruelas chinas, piel de guayaba, cebada perlada,
vinagre, ajo, nueces, pepino, rabos de remolacha, diente de león, calabacín, soja
verde mungo.

■ **Evita:** los alimentos especiados o estimulantes, el alcohol, la cafeína, fumar,
exponerte al sol excesivamente.

Remedios

1. Tomar quince castañas de agua peladas y cortadas a láminas y una taza de
vinagre (preferentemente vinagre de arroz fermentado); cuécelas a fuego lento
en un cazo que no sea metálico durante veinte minutos hasta que las castañas
de agua absorban casi todo el vinagre. Acto seguido, tritura hasta obtener una
pasta y guárdala en un tarro cerrado herméticamente. Extiende equitativamente
sobre un gasa y aplica sobre la zona afectada, cambiando todos los días si no es
grave, o tres veces al día si la afección es aguda. Los casos moderados deberían
mostrar mejoras en cinco días; las afecciones graves pueden durar dos semanas.
2. Cuece a fuego lento en infusión ciruelas chinas desecadas (sin las pepitas);
condénsalo luego en forma de sirope o jarabe. Tomar dos cucharadas en agua
caliente, tres veces al día.
3. Tuesta (hasta carbonizar) la piel de la guayaba y redúcela a polvo; mézclala con
aceite de sésamo, forma una pasta y aplícala dos veces al día, durante una semana.
4. Aplica ajo picado sobre la zona afectada, cambiando dos veces al día, durante
una semana.
5. Prepara unas gachas de bulbos de azucena, yeso y arroz. Come una vez al día
durante diez días, como mínimo.
6. Utiliza nueces peladas, utiliza una mota de algodón para absorber el aceite,
aplica la carne de las nueces tres veces al día.

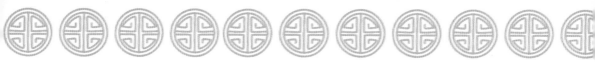

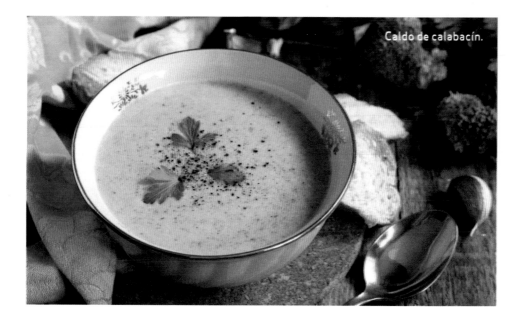

Caldo de calabacín.

Resfriado común

Hay dos tipos básicos de estados de resfriado. En la terminología china hay el tipo de viento cálido y el tipo de viento frío. Tienen síntomas distintos y tratamientos distintos.

Tipo de viento cálido

Este tipo de resfriado común se caracteriza por fiebre alta, algunos escalofríos, sudores, dolor de garganta, tos, dolor de cabeza, dolor corporal, y descarga nasal amarilla o esputo.

■ **Recomendaciones:** menta, calabacín, flores de crisantemo, raíz de bardana, cilantro, diente de león, manzanas, peras, melón amargo, beber mucho líquido, y descansar mucho.

■ **Evita:** marisco, carnes, vinagre, corrientes de aire, alimentos picantes.

Remedios

1. Toma caldo de calabacín a voluntad.
2. Prepara una infusión de cilantro y menta.
3. Toma una infusión de menta, crisantemo y diente de león.
4. Bebe una infusión de menta, diente de león y regaliz.
5. Toma una infusión de bardana.

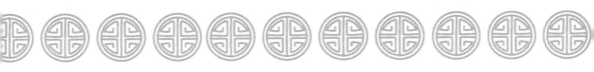

Tipo de viento frío

Suele darse con un cambio de tiempo o cuando estás expuesto al viento y al frío. Con una función inmunitaria débil estos patógenos penetran en la piel. Los síntomas pueden incluir escalofríos, fiebre, sin sudor, dolor de cabeza, dolor corporal, cuello rígido y descarga nasal nítida y abundante. Acostumbra a ser el primer estadio del resfriado. Cuando los patógenos se hallan en este estadio superficial e inicial, tratamos de quitárnoslos sudando. Un baño caliente o una sauna seca podrían ser muy adecuados para iniciar el proceso de sudores.

- **Recomendaciones:** con regularidad trata de comer jengibre, ajo, granos y semillas de mostaza, piel de pomelo, cilantro, caqui, cebollino, canela, albahaca, gachas de arroz caldosas, y tratar de comer el mínimo para no cargar el sistema con mucha digestión.
- **Evita:** marisco, proteínas y grasas pesadas, carnes, todos los vinagres. El vinagre cierra los poros y encierra al ladrón en la casa.

Remedios

1. Hierve a fuego ligero durante cinco minutos ajo, jengibre, cebollas tiernas, albahaca, mostaza, o canela, y bebe la infusión; acuéstate y prepárate para sudar.
2. Toma una infusión de cilantro y jengibre.
3. Toma una infusión de cebollino y albahaca.
4. Prepara una infusión de piel de pomelo desecada.
5. Prepara una infusión de granos de mostaza, cilantro y cebollas tiernas.
6. Bebe una infusión de caqui (orejones desecados) y jengibre.

Síndrome de inmunodeficiencia adquirida

El sida es una infección retrovírica con el virus de inmunodeficiencia humana (VIH) en un huésped sensible, que daña gravemente las células. Hay una reducción del sistema inmunitario: las llamadas las células T buenas. Ello deja al paciente vulnerable ante varias infecciones oportunistas y cáncer poco comunes. El virus de VIH se transmite por contacto sexual, exposición a sangre infectada o a una exposición perinatal. Los primeros síntomas incluyen diarrea, sudores, pérdida de peso, neuropatía y desgaste físico. Las infecciones agresivas, como la neumonía y la candidiasis suponen una amenaza para la vida, cuando el sistema inmunitario está tan delicado.

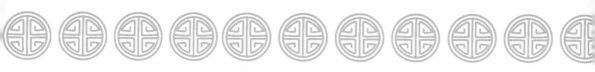

- **Recomendaciones:** consume cebada perlada, champiñones shiitake, champiñones reishi - ling zhi (*Ganoderma Lucidum*), ajo, hongos blancos y negros, coles de bruselas, melón amargo, calabacín, calabaza, pepitas de calabaza, batata, hueso de albaricoque (con las mismas precauciones que el hueso de melocotón), pepino chino (*Trichosanthis*), castaña de agua, soja verde mungo, judías negras, frutos de ginkgo, níspero del Japón, frutos de diente de león, yema de huevo, dátil de yuyuba, ñame silvestre, té verde, rábano daikon, raíz de loto, semillas de loto, bayas de espino albar.
- **Evita:** productos lácteos; alcohol; café; azúcar; alimentos grasos, fritos o demasiado especiados; alimentos fríos y crudos; tomate; berenjena; pimentones dulces; marisco.

Remedios

1. Prepara unas gachas de arroz integral con cebada perlada, soja verde mungo, batata y semillas de loto.
2. Pon en remojo toda la noche champiñones de shiitake secos; puedes usar igualmente hongo blanco, seta negra o champiñones reishi. Hierve durante diez minutos en el agua de remojo. Después pásalo por la batidora junto con los rabos de zanahorias orgánicas. Bebe con el estómago vacío todos los días.
3. Prepara una infusión de pepino chino y yuyuba, dejándola cocer a fuego lento durante treinta minutos. Toma tres tazas al día.
4. Prepara un zumo con castañas de agua frescas, raíz de loto, frutos de diente de león y jengibre fresco.
5. Muele huesos de albaricoque, pepitas de calabaza, algas marinas nori, semillas de sésamo, cardamomo y una pizca de sal. Utiliza generosamente como aliño sobre las verduras y cereales.
6. Pide al fitoterapeuta o herborista una fórmula china de plantas medicinales.
7. Pasa por la batidora la raíz de jengibre fresca y hoja de áloe vera (utiliza solo la parte suave, pelando la parte exterior, que es más rígida). Toma una taza al día.

Síndrome de fatiga crónica

Consiste en una serie de síntomas variables que incluyen una fatiga recurrente, dolor de garganta, nodos linfáticos blandos, dolores de cabeza, dolores musculares y depresión general. A menudo, el paciente tiene síntomas parecidos a la gripe, que se extienden durante un período de tiempo prolongado.

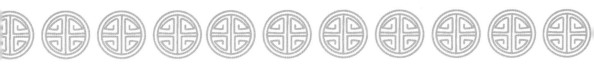

Se considera que la mayoría de los pacientes de fatiga crónica han sufrido un estrés prolongado, infecciones constantes y a veces se sienten abrumados por exigencias muy sencillas. El herpes, las cándidas y la hipoglucemia también acompañan esta dolencia. Al paciente se le aconseja que corrija algunos aspectos de su vida, reduciendo el estrés, descansando más y practicando ejercicios suaves.

■ **Recomendaciones:** come melón de invierno, calabaza, pepitas de calabaza, ñame, batata, judías lima, judías negras, habas de soja, fresas, sandía, judías azuki, piña, castañas, papaya, ajos de higo, cebolla, cebollinos, jengibre, rábano daikon, cebada perlada, semillas de loto, hongo blanco, clara de huevo, calabacín, zanahoria, pera, pollo orgánico, soja verde mungo, trigo sarraceno, yuyuba.

■ **Evita:** productos lácteos, alcohol, café, azúcar, alimentos grasos, fritos o con demasiadas especies, alimentos fríos o crudos, tomate, berenjena, pimentón dulce, marisco.

Remedios

1. Come con frecuencia platos con menos cantidad de comida y bebe más líquido.

2. Bebe un zumo hecho de castañas de agua frescas, raíz de loto, pera, sandía y zanahorias.

3. Prepara una sopa de semillas de loto, hongo blanco y higos.

4. Corta un ajo muy fino y saltéalo con clara de huevo, perejil y ñames cortados a dados.

5. Prepara una sopa de calabaza, judías azuki, melón de invierno y calabaza.

6. Haz una sopa de pollo con ajo, cebollas, cebollinos, jengibre y rábano daikon. Toma la sopa o cuece gachas de arroz con el caldo.

7. Haz unas gachas de trigo sarraceno y arroz con castañas y frutos de longan (*Euphoria longan*).

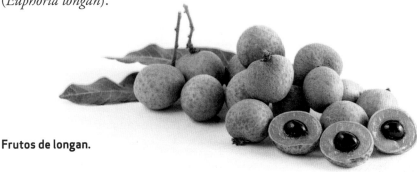

Frutos de longan.

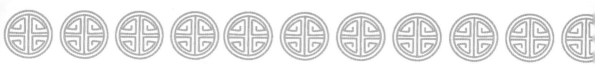

Síndrome premenstrual (SPM)

Es una dolencia que tiene lugar tras la ovulación o antes de la menstruación, debido a fluctuaciones hormonales. Puede caracterizarse por calambres abdominales, vientre inflado, dolor de espalda, dolor de cabeza, tensión, irritabilidad, baja energía, y cambios de humor. Una mujer sana no debería sentir prácticamente malestar durante ese período, sin embargo, aproximadamente el 70% de las mujeres norteamericanas padece estos síntomas.

Ello se debe en especial al gran consumo de alimentos y bebidas frías, que en su momento hace que la sangre se quede bloqueada. En la terminología china, el SPM es una dolencia de desequilibrio en la sangre: ya sea sangre bloqueada, sangre insuficiente, o calor en la sangre, y bloqueo del chi. La acupuntura, la acupresión, las plantas medicinales, la dieta y los ejercicios del chi (qi) gong sirven para aliviar los síntomas y corregir el desequilibrio.

■ **Recomendaciones:** al menos un mes antes del período de ataque habitual de los síntomas de SPM, come alguno de estos recursos: jengibre, cebollas tiernas, hinojo, piel de naranja bio, espinacas, nueces, bayas de espino albar, canela y pimienta negra, dátiles chinos, dang gui (Angelica sinensis).

■ **Evita:** los alimentos fríos o crudos, el consumo excesivo de fruta, el vinagre, todos los mariscos, el café, los estimulantes, el azúcar, los productos lácteos y fumar.

Remedios

1. Prepara una infusión de jengibre, cebollas tiernas, hinojo, pimienta negra, piel de naranja, hazla hervir durante diez minutos. Bébela tres veces al día, comenzando como mínimo una semana antes de que se manifiesten los síntomas habituales del SPM (sobre todo para quienes sienten frío).

2. Prepara una sopa de espinacas, dejándola hervir treinta minutos.

3. Visita a un fitoterapeuta chino o a un acupuntor para obtener la fórmula de plantas medicinales.

4. Prepara una infusión de bayas de espino albar y de canela.

Sinusitis crónica

Esta dolencia se debe a una inflamación aguda de los canales nasales durante un tiempo prolongado. A menudo, se presenta un drenaje o una congestión,

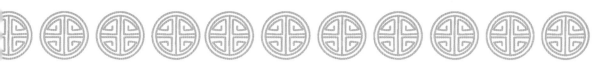

dificultad de respirar por la nariz; a veces, sequedad de las ventanas nasales, dolores de cabeza y
zumbido en los oídos.

■ **Recomendaciones:** consume jengibre, cebollas
tiernas, flor de magnolia, plátanos, ajo, champiñones negros, flores de crisantemo, hojas de mora,
huesos de albaricoque. Respira el máximo de aire
fresco.

■ **Evita:** exposiciones extremas a los elementos del
clima, café, fumar, el estrés, hurgarse la nariz, el
aire contaminado y el humo.

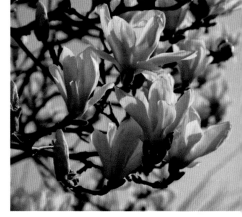

Flor de magnolia.

Remedios

1. Haz una infusión de flor de magnolia, albahaca, jengibre y cebolla tierna;
bébela tres veces al día durante una semana, como mínimo.

2. Mezcla flores de magnolia y huevos, cuécelo junto y cómelo.

3. Prepara una infusión de hojas de mora y crisantemos, después cuece gachas
de arroz en la infusión y agrega huesos de albaricoque.

4. Tritura cebollas tiernas, empapa motas de algodón en ellas y ponlas en las
fosas nasales, después de haberlas limpiado con agua salada.

5. Prepara un zumo de ajo, agrega aceite de oliva y empapa unas motas de algodón en la solución; ponlas en las fosas nasales, después de haberlas limpiado
con agua salada.

6. Cuece champiñones negros en una sopa concentrada, utiliza después un
cuentagotas para aplicar las gotas en la nariz.

7. Prepara una infusión de menta, albahaca y jengibre. Mientras hierva la infusión, inhala el vapor por la nariz, tres veces al día durante dos meses, como
mínimo .

Úlceras (estomacales o de duodeno)

Las úlceras se pueden dar en cualquier lugar del recorrido que sigue el alimento,
desde la boca hasta el estómago y los intestinos. Las úlceras también se pueden
dar en la vagina. Los sitios más habituales donde se dan es en el estómago y en
el duodeno (primera parte del intestino delgado).

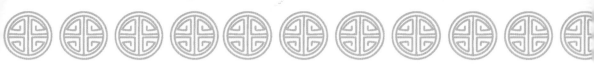

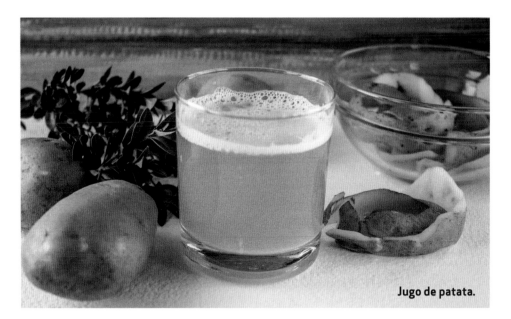

Jugo de patata.

Las úlceras se caracterizan por un dolor ardiente. En el estómago, el dolor suele ser más tarde, después de· las comidas. También pueden darse náuseas.

Si las heces son negras (sangre digerida), la úlcera se encuentra en el estómago o más arriba. Si las heces son rojas, la úlcera se halla más abajo del estómago. Si la sangre roja se mezcla en las heces, la úlcera está en el intestino delgado. Si la sangre roja está sobre las heces, entonces la úlcera se halla en el intestino delgado o procede de una hemorroide.

■ **Recomendaciones:** come patatas, miel, col, jengibre, higos, papayas, vaina de calamar, aceite de cacahuete, col rizada, caquis.

■ **Evita:** los alimentos especiados, picantes, fritos o estimulantes, los mariscos, el café, fumar, el alcohol y el estrés.

Remedios

1. Para las úlceras de boca, aplica las cenizas de una berenjena carbonizada.

2. Toma zumo de patata todos los días con el estómago vacío, durante dos semanas, como mínimo.

3. Bebe zumo caliente de col rizada o de col con el estómago vacío, para ayudar a curar la úlcera.

4. Toma dos cucharaditas de aceite de cacahuete todas las mañanas con el estómago vacío, para estimular el cierre de la herida.

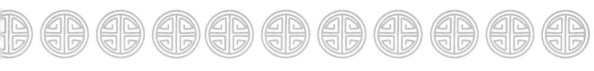

5. Toma zumo de higos.

6. Cuece al horno la vaina de calamar hasta que esté crujiente, redúcela a polvos y toma una cucharadita todos los días con miel.

7. Toma papaya batida con leche o leche de soja. Cabe señalar que este remedio no es adecuado para personas con muchas mucosidades, humedad o alergias, salvo si la leche se sustituye por la leche de soja.

8. Toma dos cucharadas de miel al vapor con el estómago vacío por las mañanas.

9. Cuece jengibre (una cantidad equivalente al dedo pulgar) con arroz; tómalo como desayuno todas las mañanas con el estómago vacío.

10. Seca y carboniza caquis y redúcelos a polvo; toma una cucharada en un vaso de agua caliente.

Urticaria

La urticaria es una afección cutánea que se caracteriza por un ataque intermitente de escozor extremo que acaba en erupciones, sobre todo en los brazos, las piernas, la espalda y la cara. Estos pruritos pueden extenderse por todo el cuerpo al rascarse. Puede surgir al exponerse a un agente alérgico o tras consumir marisco. En la medicina china esta dolencia se considera una invasión del viento.

■ **Recomendaciones:** consume piel del melón de invierno, crisantemo, vinagre, papaya, jengibre, dátiles negros chinos, ciruelas secas, sésamo negro, judías negras, lichi, cebada perlada, barba de maíz, habas de soja, soja verde mungo, regaliz, bayas de espino albar, huesos de melocotón, hojas de arce, champiñones shiitake, menta.

■ **Evita:** el marisco y los alimentos que produzcan alergia.

Remedios

1. Externamente: toma un baño salado de mar, y frota sal sobre la urticaria.

2. Prepara una infusión espesa de hojas frescas de arce para un lavado externo de la urticaria.

3. Internamente: bebe una infusión hecha de 1 cucharadita de salvado bio, 9 g de bayas de espino albar, 60 g de judías negras, un poco de piel de melón de invierno y flores de crisantemo; agrega un poco de miel y bébelo tres veces al día.

4. Cuece papaya con jengibre y arroz de vinagre hasta que se evapore el vinagre. Come el jengibre y la papaya dos veces al día durante diez días, como mínimo.

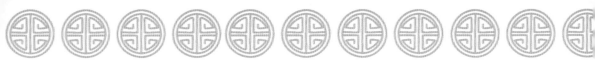

5. Mezcla la miel con vino de arroz y cuécelo al vapor. Bebe dos cucharadas con el estómago vacío todas las mañanas.

6. Cuece sésamo negro con judías negras y dátiles chinos negros, y come como mínimo una vez al día.

7. Prepara una infusión de lichi seco, añade azúcar integral y tómala tres veces al día.

8. Prepara una infusión de semillas de loto y ½ cucharada de cebada perlada en polvo.

10. Prepara una infusión de barba de maíz y cebada perlada, y bébela dos veces al día durante diez días, como mínimo.

10. Muele a partes iguales soja y soja verde mungo hasta convertirlo en polvo, agrega agua y déjalo hervir durante quince minutos. Cuélalo y bebe una taza, dos veces al día.

11. Prepara una infusión de regaliz y soja verde mungo con una cucharadita de salvado bio; tómala tres veces al día durante tres días, como mínimo.

12. Come dos o tres ciruelas secas al día.

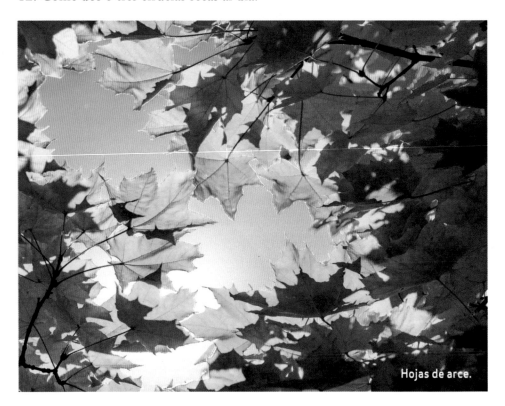

Hojas de arce.

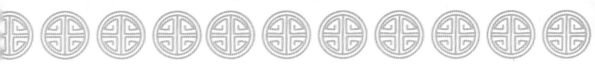

Zumbido (en el oído)

Es un problema habitual que tiene dos causas mayores. La primera es un problema local donde puede darse una obstrucción local o infección, lesión del nervio o interferencia de fármacos. El segundo deriva en más de una dolencia sistémica como una enfermedad coronaria, hipertensión o debilidad renal. Además de sentir zumbido en los oídos, la persona puede también aquejarse de dolores de cabeza, irritabilidad, inquietud, vértigo, cara roja, espalda dolorida, vómitos o náuseas.

■ **Recomendaciones:** toma semillas de sésamo negras, judías negras, nueces, uvas, apio, concha de ostra, cebada perlada, judías azuki, dátiles negros chinos, ñames, semillas de loto, castañas de agua, crisantemo. Duerme mucho, aplica masajes a la zona de la cabeza y el cuello, e intenta vivir en un lugar tranquilo y silencioso, de ser posible.

■ **Evita:** el ruido intenso, el estrés y la tensión, los alimentos estimulantes o especiados, fumar, el alcohol y el café.

Remedios

1. Prepara una infusión de semillas de loto y crisantemo.

2. Haz un zumo de apio y uvas, bebe una taza, dos o tres veces al día.

3. Cuece judías azuki y judías negras con gachas de arroz y cómelo, como mínimo, una vez al día.

4. Hierve dátiles negros chinos, nueces y semillas de loto con gachas de arroz y cómelo una vez al día.

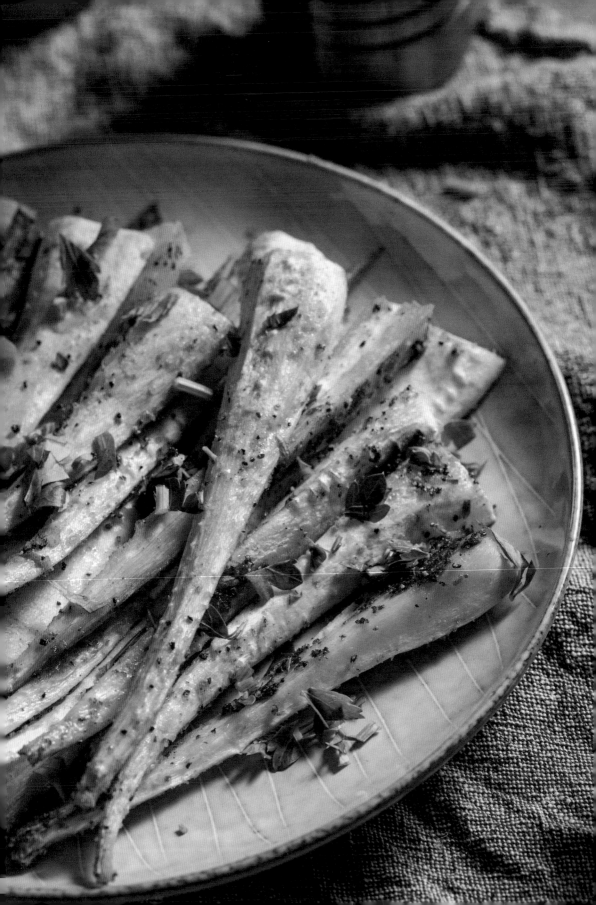

Plan maestro de comidas

Con este plan maestro de comidas damos algunas indicaciones para una planificación de los alimentos, pensando en algunos platos de la comida china adaptada a paladares occidentales. No pretende ser un régimen estricto, sino un marco dentro del cual puedes planificar tus comidas. Cambia libremente lo que desees para que se ajuste a tus necesidades. Si tu dieta incluye pescado y carne, sustitúyelos por el tofu o los productos de soja hasta el 10% de la dieta. Si tu dieta incluye huevos o productos lácteos, también se pueden reemplazar. Insistimos en el valor proteico de los cereales con las legumbres si se comen juntos.

En general, los menús de cada día se construyen alrededor de un cereal con verduras y frutas frescas. Si sigues un estilo de vida vegetariano es conveniente que comas no solo cereales, sino también una gran variedad de legumbres. Ejemplos de ello son la leche de soja con la avena, las lentejas y el arroz, o la sopa de habas negras con pan de maíz. Pueden emplearse también lácteos y huevos, pero preferiremos los frutos secos y semillas para complementar la alimentación.

El desayuno debe darnos el sustento para la primera parte de la jornada productiva, así que no debes saltártelo. La comida suele ser más ligera por el corto margen de tiempo que tenemos al mediodía, si bien es un momento ideal para la comida más grande del día. La hora de comer suele ser más un placer, y permite más creatividad en la comida. Intenta no comer demasiado antes de acostarte.

Para las comidas de primavera y verano procuraremos comer más ligero e incluir más frutas y alimentos frescos. Durante las estaciones calurosas y secas se necesitarán comidas que hidraten más.

En otoño e invierno los alimentos deben darnos el combustible extra para conservar nuestra energía y mantenernos calientes. Nos decantaremos más por los alimentos horneados y calientes durante las estaciones frías.

Encontraréis el modo de preparar los platos más destacados de este plan en el apartado de recetas.

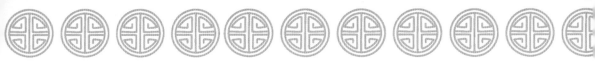

COMIDAS DE PRIMAVERA Y VERANO

LUNES
Desayuno
- Crema de arroz o trigo con pasas y canela
- Manzana al vapor

Comida
- Sopa de melón de invierno con tofu
- Pastel de arroz con mantequilla de nueces

Cena
- Verduras salteadas con tofu y gluten
- Arroz integral

MARTES
Desayuno
- Tofu revuelto con tomate y calabacín
- Arroz integral con pacanas

Comida
- Sopa de tallarines chinos
- Cuscús con cacahuetes al vapor
- Lonchas de papaya

Cena
- Boniato al horno
- Tofu con algas marinas
- Arroz caprichoso

MIÉRCOLES
Desayuno
- Manzana, plátano o pan de maíz, y zanahoria
- Leche de soja

Comida
- Macedonia con yogur de soja y almendras
- Bebida de arroz integral (amasake)

Cena
- Salsa de tomate y champiñones sobre tallarines de trigo integrales y dados de tempeh
- Bróculi al vapor

JUEVES
Desayuno
- Cuscús con manzanas ralladas y pasas
- Leche de almendras

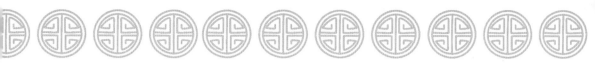

Comida
- Rollitos nori con arroz, zanahorias al vapor y cilantro

Cena
- Tofu vegetal salteado
- Bolas de arroz mochi

VIERNES
Desayuno
- Pan de maíz con piña al vapor
- Budín de almendras

Comida
- Pan de pita con germinados multicolor y zanahorias
- Ensalada verde / aliño de tofu

Cena
- Piel de tofu y champiñones
- Arroz integral
- Berenjena al vapor

SÁBADO
Desayuno
- Cereales simples con dátiles, pasas y pipas de girasol

Comida
- Sopa de verduras veraniega
- Chapati con aguacate, germinados

Cena
- Pastel de cuscús y maíz
- Ensalada verde con guarnición de sésamo

DOMINGO
Desayuno
- Tofu revuelto con huevo
- Pastel de cuscús
- Leche de soja

Comida
- Humus de garbanzos untado sobre pan de trigo integral
- Rodajas de manzana

Cena
- Verduras salteadas
- Cereales proteicos con cacahuetes y pacanas

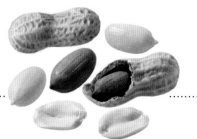

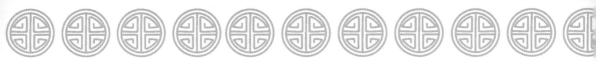

COMIDAS DE OTOÑO E INVIERNO

LUNES
Desayuno
• Cereales proteicos básicos con judías azuki
• Tofu al vapor con jengibre, salsa de soja y harina de frutos secos

Comida
• Verduras salteadas con tofu y algas marinas
• Plato de cereales simple

Cena
• Pieles de tofu con champiñones chinos
• Arroz / cebada / cuscús
• Bróculi al vapor

MARTES
Desayuno
• Cereales simples con dátiles, pasas y cacahuetes
• Pan de maíz al vapor con mantequilla de sésamo y sirope de arroz

Comida
• Bocadillo de hamburguesa de soja
• Sopa de verduras

Cena
• Pastel de maíz de cuscús
• Judías azuki y castañas
• Espinacas al vapor

MIÉRCOLES
Desayuno
• Cereales básicos con jengibre, cebolletas y miso
• Bróculi al vapor y judías verdes
• Leche de soja

Comida
• Cazuela de burritos nori
• Sopa de judías negras

Cena
• Tofu de champiñones
• Calabaza estofada
• Budín de pacanas

JUEVES
Desayuno
• Pan de maíz al vapor con judías negras y rodajas de plátano
• Leche de soja con cacao (harina) de algarroba

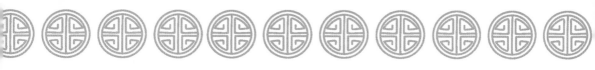

Comida
- Pastel de verduras
- Verduras al vapor

Cena
- Anacardos salteados
- Mijo y arroz
- Budín de proteínas

VIERNES
Desayuno
- Maíz al vapor, remolacha y espinacas
- Bocadillos de pan de pita con mochi
- Leche de soja y canela

Comida
- Verduras salteadas con tallarines
- Sopa de calabaza dulce y algas marinas

Cena
- Judías azuki y cacerola de calabacín
- Arroz integral dulce y cuscús
- Coliflor

SÁBADO
Desayuno
- Cereales básicos con tempeh, champiñones y apio
- Manzanas al vapor

Comida
- Sopa cremosa de guisantes
- Empanadillas de mijo

Cena
- Salsa de remolacha sobre tallarines*
- Tofu y champiñones chinos

DOMINGO
Desayuno
- Arroz de castañas con cacahuetes
- Zanahorias al vapor
- Leche de soja

Comida
- Chapatis con germinados multicolor y zanahorias
- Boniato al vapor

Cena
- Judías negras sobre arroz
- Verduras salteadas

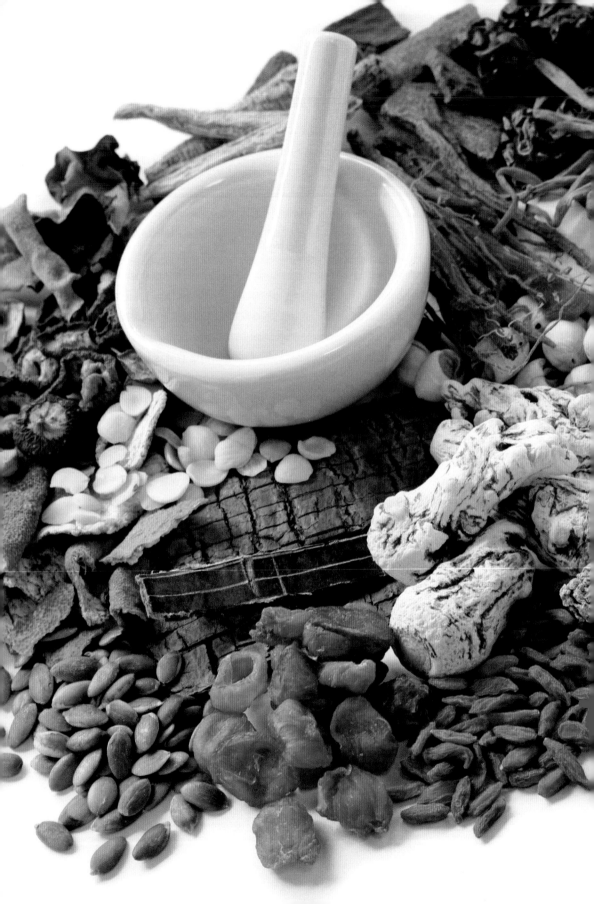

Fitoterapia tradicional
Plantas medicinales chinas para tu salud

En la medicina tradicional china se utilizan las plantas como medicamento desde hace más de cinco mil años. Más del 90% de los compucstos farmacéuticos que existen en China provienen de las plantas. Como vemos a lo largo del libro, en la medicina tradicional china se considera que todas las partes del cuerpo humano constituyen un todo orgánico. Así, cuando se contrae una enfermedad, afecta a todo el organismo, por eso todos los tratamientos empleados se dirigen a enfatizar la totalidad de la condición física del enfermo.

La experiencia de los terapeutas chinos en el uso de plantas nos muestra que los medicamentos que se elaboran con ellas son extraordinariamente efectivos, carecen de toxicidad y causan muy pocos o ningún efecto secundario, cumpliendo así dos objetivos principales: la recuperación de la salud y el aumento de la resistencia a las enfermedades.

En las últimas décadas el interés por las terapias naturales ha aumentado enormemente en los países más desarrollados y el uso de plantas medicinales se encuentra en expansión. Y es precisamente la fitoterapia china el sistema terapéutico no convencional de mayor aceptación y difusión en Occidente.

Recolección, composición y dosis

El lugar donde se recogen las plantas es muy importante. Su efectividad, pese a tratarse de la misma especie, varía según los diferentes sitios en los que crecen. Uno de los santuarios más famosos, donde se pueden encontrar centenares de hierbas medicinales, se halla en un lugar denominado La Montaña Emet. Otro aspecto esencial para la preparación de los medicamentos es la composición y la dosis. Una prescripción médica puede contener más de una docena de ingredientes, algunos de los cuales, combinados con otros diferentes o en distintas dosis, se emplean para tratar afecciones diferentes.

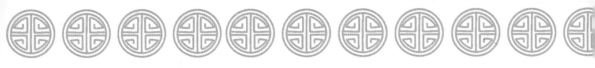

Por ejemplo, las plantas efedráceas preparadas con almendras y yeso se recetan en caso de asma. Mezcladas con el tallo de la canela se utilizan como sudorífico durante un resfriado. O unidas al jengibre y a la raíz de atractyloides, se aplican contra los golpes.

Fitoterapia china: medicinas moderna y tradicional en buena armonía

Pese a que la medicina occidental fue introducida en China hace siglos, el uso de la tradicional es todavía generalizado. Incluso en los grandes hospitales ur-

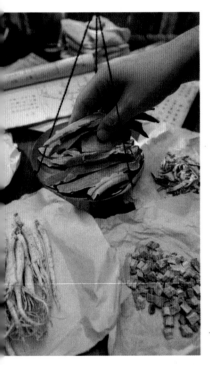

banos existe una combinación de las dos medicinas, potenciada principalmente por el Instituto de Farmacología Tradicional. Las investigaciones modernas de este organismo han descubierto la base científica de los efectos que producen muchas de las recetas antiguas. Así, las raíces de *Coptis chinensis*, *Scutellaria baicalensis* e *Isatis satira*, consideradas por la farmacopea tradicional como hierbas medicinales «frías» y «amargas», contienen sustancias bactericidas y presentan una acción febrífuga.

Por otra parte, la combinación de la medicina moderna con la tradicional ha logrado combatir enfermedades como la neumonía viral infantil, la gastroenteritis tóxica y la meningitis cerebroespinal aguda. En este último caso se emplea una sustancia denominada hidroxihiosciamina, extraída de la planta Scopolia tangutica. Vale la pena resaltar que los mejores resultados obtenidos con el tratamiento a base de recetas tradicionales atañen sobre todo a las enfermedades infecto-contagiosas agudas.

Al final de este capítulo veremos la posibilidad de reunir lo mejor de las medicinas de oriente y occidente.

Un poco más de historia

Pero retrocedamos un poco en el tiempo para fijarnos de nuevo en el pasado de esta ciencia milenaria. Hoy sabemos que los datos más antiguos sobre acupuntura se remontan al neolítico y que la institucionalización allí de dicha medicina se remonta al siglo VII d.C., con la dinastía Tang (618-907 d.C.), cuando se

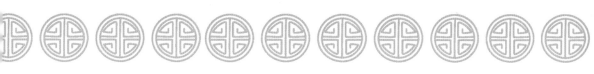

fundó con la «Oficina de Médicos Imperiales» uno de los primeros centros académicos de medicina de la historia. Desde entonces, prosiguieron sin pausa el estudio y la práctica de las artes curativas chinas y hasta 1827 la medicina occidental no llegó a China, lo cual ha permitido conservar una valiosísima casuística clínica propia, así como la forja de un modelo teórico basado totalmente en la experiencia acumulada durante miles de años.

En 1931, la Liga de Naciones estableció en Ginebra un comité especial para emprender un estudio global sobre la medicina tradicional china, con lo que esta medicina milenaria empezó a ser objeto de investigación científica en el mundo occidental. Desde entonces, la ciencia médica occidental ha confirmado muchas de estas prácticas médicas. En 1949, la Constitución de la nueva República Popular China decide convertir la medicina tradicional en la medicina del pueblo, por lo que debe desarrollarse simultáneamente con la medicina moderna. Hoy es un sistema médico fiable y sus costos clínicos no son altos. Al mismo tiempo, su sencilla aplicación y la ausencia de tecnologías complejas permiten enseñarla y difundirla, a niveles básicos y con una cierta facilidad.

A finales de 1995 había 2.522 hospitales de medicina china tradicional, con un total de 276.000 camas y la mayoría de los hospitales generales tenía un departamento dedicado a esta medicina. Además, contaban con 940 fábricas y plantas para la elaboración de los medicamentos herbarios.

Por otro lado, mientras la medicina tradicional china continúa difundiéndose en el sistema sanitario occidental, científicos y médicos de las universidades y hospitales chinos realizan rigurosos estudios científicos sobre la eficacia y seguridad de las diferentes modalidades terapéuticas que incluye (fitoterapia, acupuntura, moxibustión), lo que contribuye en gran medida a su desarrollo y difusión en todo el mundo.

En 1975, la OMS crea el Programa de Promoción y Desarrollo de las Medicinas Tradicionales y empieza a prestar atención a los éxitos alcanzados por China en la atención primaria.

El sistema de diagnóstico

Para la medicina china, comprender una enfermedad implica captar la relación entre todos los signos y síntomas del paciente. Por eso podemos decir que el método chino es *integral* o *holístico*, porque se basa en la idea de que no se pueden comprender las partes si no es en relación con la totalidad. Si una persona pre-

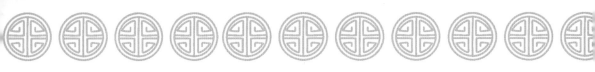

senta un síntoma, la medicina china trata de averiguar cómo encaja ese síntoma dentro del esquema global del paciente. Posee un sistema de diagnóstico muy desarrollado que se basa en cuatro fases:

1) Interrogatorio.
2) Observación.
3) Percepción del olor y del sonido.
4) Palpación.

Además, el diagnóstico chino no está basado en la tecnología punta, sino en las cualidades humanas del terapeuta. Sin negar el interés de ciertos exámenes modernos, un profesional de medicina china bien formado puede, por ejemplo, a través de la toma del pulso radial, detectar ciertos desequilibrios mucho antes de que puedan ser detectables por otros medios.

Fitoterapia china

El repertorio de medicamentos chino es el más amplio y mejor documentado que existe en el mundo (contiene más de 7.000 especies de plantas medicinales). Su uso es continuo y además de fármacos de origen vegetal, también constan minerales y algunas sustancias animales (hoy en camino de ser eliminados).

Hasta que en 1975 la OMS empezó a prestar atención a los éxitos alcanzados por Oriente en la buena solución de las enfermedades, la estrategia seguida en la República Popular China consistió en el reconocimiento del valor intrínseco de su propia cultura médica y del conocimiento sobre la utilidad curativa de las plantas medicinales preservada durante milenios.

China, Japón y Corea cuentan con una permanente investigación química y farmacéutica de los productos herbales usados por la población y una constante evaluación clínica. Para ello se invirtió el método de investigación: primero se confirmó la utilización terapéutica del extracto o tisana de uso popular y, a partir de la información clínica obtenida, se desarrolló el nuevo medicamento con estudios clínicos y farmacológicos complementarios.

La artemisa, por ejemplo

Uno de los mejores ejemplos de esta acertada estrategia de investigación fue la realizada con *Artemisa annua* (qinghao), medicamento contra la malaria que

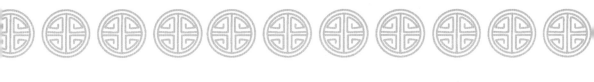

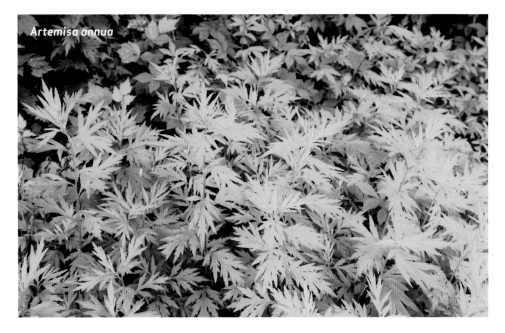

Artemisa annua

resuelve el problema de las resistencias a la quinina y sus derivados. El qinghao se ha utilizado en China durante más de 2.000 años. La investigación se inició en 1973 con la utilización del extracto original, administrado por vía oral a 2.099 enfermos de malaria. Esto se hizo bajo un estricto control médico en 12 hospitales. El 98% de los pacientes se curó. Frente a tan contundente resultado y reuniendo una detallada información clínica sobre el efecto observado, se aisló el compuesto activo en los siguientes seis meses de trabajo. En sintetizar el compuesto y varios derivados se tardó un año. Unos 4 años después se conoció el mecanismo de acción de los productos obtenidos y se industrializaron los derivados más eficaces, artemisinina y arthemeter.

El desarrollo de medicamentos bajo esa estrategia oriental no se ha limitado a la utilización de principios activos obtenidos de la planta –cuyo uso en la medicina tradicional estaba bien documentado–, sino que también incluye la valoración de plantas en uso por la población actual. Esto ha dado como resultado el reconocimiento de plantas medicinales como *Ligusticum chuanxiong*, eficaz en el tratamiento de la angina de pecho; *Crataegus oxycantha*, para accidentes cerebrovasculares; *Angelica sinensis*, útil en el tratamiento de las hepatitis (entre otras indicaciones); *Rhizoma cynanchi stauntonii*, de acción antiinflamatoria, expectorante y antitusígena, útil en las bronquitis crónicas y un largo etcétera.

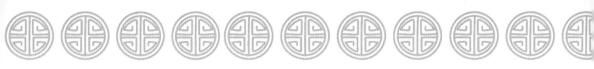

Combinaciones

Pero, además, también se estudió el valor terapéutico de combinaciones de plantas medicinales de tradición popular mediante estudios clínicos y posteriores investigaciones químicas y farmacológicas. Así, por ejemplo, **Kampo** es una mezcla de diversas plantas, útil para estimular las defensas y útil como coadyuvante en el tratamiento del cáncer; **Shimotsu-to** es una combinación que tiene un efecto eficaz contra la inflamación crónica; **Nao Li Su** es una combinación de cinco plantas que incrementa el número de glóbulos rojos en las anemias crónicas del anciano; **Nao Yi An** es un complejo de plantas efectivo en la prevención y tratamiento de hemorragias cerebrales.

Gracias a este constante trabajo de investigación y evaluación de la calidad, la inocuidad y la eficacia de las plantas medicinales, la edición de la Farmacopea de la República Popular de China miles de artículos sobre los medicamentos chinos tradicionales y sobre los medicamentos chinos patentados.

Algunas de las mejores fórmulas de la fitoterapia china

Con más de 2.000 fórmulas registradas cuya utilidad está sobradamente demostrada, la fitoterapia china ofrece infinitos recursos en todo tipo de trastornos y enfermedades comunes. Es un magnífico patrimonio de las terapias naturales y un recurso de primera importancia para los seguidores de la medicina china. Aquí tenéis siete, todas ellas importantes, bien conocidas, y cada vez más fáciles de conseguir en nuestro país.

1. Para la inflamación aguda y la sobrecarga de hígado y vesícula biliar

■ **Long dan xie gan wan** (píldora de llantén y genciana para drenar el hígado). Contiene llantén (*Plantago asiatica*), llantén de agua (*Alisma orientale*), angélica (*Angelica sinensis*), *Gardenia jasmminoides*, *Scutellaria baicalensis*, *Blupeurim chinense*, *Gentiana scabra* y regaliz (Glycyrrhiza glabra).

Aclara calor humedad en el hígado; aclara calor y drena humedad del triple calentador (especialmente del calentador inferior) y drena el exceso de calor y el fuego, calor humedad de hígado y vesícula biliar.

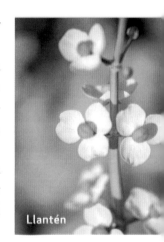

Llantén

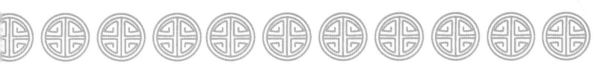

■ **Aplicaciones:** migraña, cefalea, hipertensión arterial, infección urinaria, uretritis, cistitis, endometritis, enfermedades de transmisión sexual (ETS), herpes zoster, inflamación vaginal, vaginitis, dolor y prurito genital, úlceras venéreas, linfadenitis inguinal, inflamación testicular, eccema genital, etc.

2. Para el dolor articular crónico y el reumatismo:

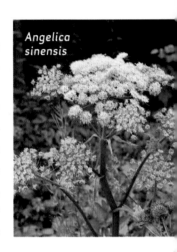

Angelica sinensis

■ **Du huo ji sheng wan**, conocida como la píldora de las dos angélicas (*pubescentis* y *sinensis*) y trece plantas más, es un excelente recurso.

Elimina el viento humedad, tonifica hígado y riñón, nutre Qi y sangre y alivia el dolor articular. El dolor articular o reumático en Medicina China viene relacionado con la idea de obstrucción dolorosa (bi) de la circulación energética. El viento y la humedad como factores climáticos a menudo se asocian a esta situación. Representan en el cuerpo la capacidad del dolor de afectar varias articulaciones (viento) y presentarse con sensación de pesadez, hinchazón o inflamación (humedad).

■ **Aplicaciones:** artritis crónica, reuma, lumbalgia, ciática, fibromialgia, artritis reumatoide, artritis degenerativa, entumecimiento, hormigueo y debilidad en la zona lumbar y rodillas, espasmo muscular, ciática, hernia discal, espolón óseo, esclerosis, etc.

3. Para el desgaste de los líquidos orgánicos con la edad y los cambios hormonales:

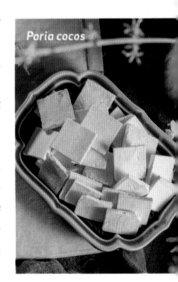

Poria cocos

■ **Liu wei di huang wan** o píldora de los seis sabores es una «fórmula mágica para el riñón» y una buena elección. Contiene: *Rehmannia glutinosa, Dioscorea opposita, Cornus officinalis, Poria cocos, Paeonia suffructicosa* y llantén de agua (*Alisma orientale*).

Nutre el Yin de hígado y de riñón.

■ **Aplicaciones:** Impotencia, emisiones nocturnas, disfunción sexual, eyaculación precoz, nefritis, cistitis, diabetes, tuberculosis renal, infecciones del tracto urinario, infertilidad, síndrome climatérico, sudoración nocturna, sofocos, sed, fatiga, inflamación del tendón de Aquiles, conjuntivitis, cataratas, alopecia, pérdida de cabello, hipertensión, hipertiroidismo, etc.

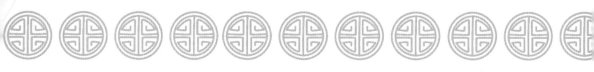

4. Para la fatiga física y mental

■ **Gui pi wan**, la píldora para restaurar el bazo. Contiene: azufaifo (*Ziziphus jujuba*), astrágalo (*Astragalus membranaceus*), Euphoria longana, Angélica (*Angelica sinensis*), *Atractyloides macrocephala, Poria cocos, Saussurea lappa, Polygala tenuifolia, Codonopsis pilosula* y regaliz (*Glycyrrhiza glabra*).

Tonifica el chi y la sangre; tonifica y fortalece el chi de bazo; nutre la sangre de corazón y calma el Shen.

■ **Aplicaciones:** Anemia, sangrado, sangrado uterino funcional, úlcera sangrante, ausencias, cansancio, fatiga crónica, indigestión, cardiopatía coronaria, arritmias funcionales, pensamiento obsesivo, exceso de trabajo, trastornos del sueño, insomnio, somnolencia, trastornos digestivos, cansancio, sudoración anormal, palpitaciones, impotencia y ETS.

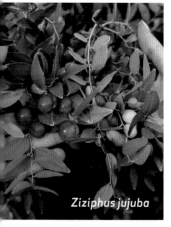

Ziziphus jujuba

5. Para la ansiedad, la agitación y el insomnio

■ **Tian wang bu xin wan**, la «píldora del emperador celeste» para tonificar el corazón. Contiene: Rehmania glutinosa, azufaifo (*Ziziphus jujuba*), esquizandra (*Schisandra chinensis*), angélica (*Angelica sinensis*), *Ophiopogon japonicus, Poria cocos, Asparagus cochinchinensis, Platycodon grandiflorum, Polygala tenuifolia* y *Codonopsis pilosula*.

Nutre el Yin, calma el Shen, nutre la sangre, tonifica el corazón y aclara el calor por deficiencia.

■ **Aplicaciones:** insomnio, ansiedad, depresión, neurastenia, amnesia, neurosis, psicosis como esquizofrenia, hipertiroidismo, enfermedad cardiaca, hipertensión arterial, palpitaciones, inestabilidad emocional, dificultad de concentración, síndrome climatérico, espermatorrea, aftas bucales, cefalea, enfermedad coronaria, arritmias, urticaria crónica, etc.

6. Para el estrés, la irritabilidad, la fertilidad y los cambios menstruales:

■ **Xiao yao wan** («píldora para vagar libremente»), excelente para desbloquear la energía chi del hígado. Contiene: *Ligisticum Chuangxiong, Poria cocos, Atractylodes macrocephala*, angélica (*Angelica sinensis*), peonia blanca (*Paeonia lactiflora*), mandarina (*Citrus reticulata*), Bupleurum chinense y regaliz (*Glycyrrhiza glabra*).

Armoniza hígado y bazo, nutre la sangre, relaja el hígado, fortalece el bazo y armoniza el estómago.

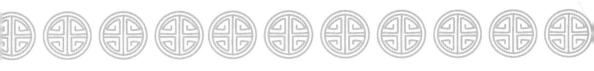

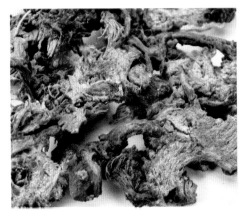

Ligusticum chuanxiong

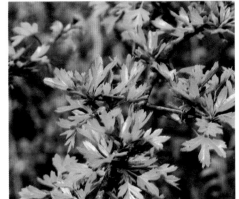

Cataegus oxicantha

■ Aplicaciones: amenorrea, anemia, gusto amargo en la boca, hepatitis crónica, desórdenes digestivos, mareos, fatiga, depresión, mastitis, gastritis, dolor de cabeza, hipo, menstruación irregular, poco apetito, síndrome premenstrual, quistes y tumores ováricos y uterinos, ansiedad, insomnio, pérdida de cabello, cefalea, síndrome climatérico, sofocos, sudoración nocturna, hipertensión, infertilidad, cirrosis hepática, anorexia, efectos de quimioterapia y radioterapia, etc.

7. Para el refuerzo de la inmunidad y las alergias crónicas:

■ **Yu ping feng wan** (píldora de jade «para proteger del Viento»). Contiene: *Atractylodes macrocephala*, *Saposhnikovia divaricata* y astrágalo (*Astragalus membranaceus*).

Tonifica el chi, consolida la superficie y contiene la sudoración.

■ **Aplicaciones:** infecciones de las vías respiratorias, deficiencia de inmunidad, rinitis alérgica, bronquitis crónica, gripe, etc.

Vamos a visitar ahora algunas plantas. Seguro que todo el mundo conoce los beneficios de plantas como el ginkgo (*Ginkgo biloba*), o el ginseng (*Panax ginseng*) y algunas más, todas ellas de origen chino, coreano o japonés. En cambio, es probable que la mayoría de las plantas chinas que presentamos puedan asustar por novedosas entre nosotros. Podemos estar tranquilos: en la mayoría de países, incluido el nuestro, los especialistas las conocen perfectamente desde hace varias décadas y las plantas más importantes llegan sin dificultad directamente desde origen.

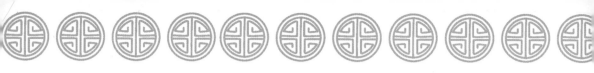

En tres pasos

Los médicos chinos de la Antigüedad tenían un proverbio que decía que «usar medicamentos es como usar un ejército». Cuando un médico ayuda a un paciente a librar una batalla contra la enfermedad, el médico, al igual que un general, primero tiene que recoger toda la información relevante, es decir, los síntomas; a continuación, debe planificar una estrategia eficaz, que consiste en elaborar un programa terapéutico, y después manipula sus recursos para intervenir, aplicando la materia médica contra la enfermedad. Estos tres procedimientos (diagnosis, estrategia y medicación) son los pasos esenciales de la fitoterapia china.

Decocciones de plantas

La medicación china se hace tradicionalmente en forma de decocciones de plantas. Se coloca una mezcla de plantas adecuadas en un recipiente de barro y se añaden tres cuencos de agua. Se calienta la mezcla a fuego suave hasta que quedan alrededor de ocho décimas partes de la decocción, que se bebe tibia. El resto se tira. (Para ahorrar, se puede volver a hervir lo que queda para preparar una decocción igual, que después se tira).

Los lectores habituados a la combinación de comprimidos y jarabes de la medicina occidental y que piensan que las decocciones de la medicina china son anticuadas, tal vez se sorprendan al saber que los comprimidos, los jarabes y otras formas de medicación occidental ya se usaban en la antigua China. Posteriormente, pero de todos modos mucho antes que en la medicina occidental, durante la dinastía Son (960-1279), cuando el gobierno estableció dispensarios imperiales para mantener un alto nivel de farmacia, se usaban abundantes píldoras y jarabes medicinales, y las especialidades medicinales eran populares.

Fórmulas magistrales

Entonces, ¿por qué la decocción tradicional, que presenta inconvenientes evidentes en comparación con el comprimido, el jarabe o la tintura, sigue siendo la forma más popular de medicación en China?

Esto se debe a que la fórmula magistral, al contrario que los genéricos, ofrece las máximas posibilidades para que el médico elija unas plantas concretas para las necesidades de cada paciente en particular. De este modo, puede recetar algo diferente cada vez que un paciente lo consulta. Cuando su médico le receta las plantas, lo más sencillo para el paciente es preparar una decocción con ellas.

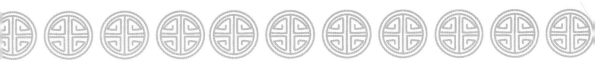

Hay más de tres mil tipos de materia médica en la medicina china. Aunque los médicos modernos suelen prescribir sus propias recetas según las necesidades de sus pacientes, los médicos famosos del pasado dejaron como legado una rica colección de recetas para los síndromes más comunes. Estas recetas establecidas suman miles, y los médicos actuales las emplean habitualmente como base para elaborar sus prescripciones.

Adaptado a cada persona

Por ejemplo, un médico chino diagnostica que su paciente sufre de «frío en los pulmones con un poco de fiebre, tos con flema amarillenta, le falta el aire y le duele la garganta, y la enfermedad resulta ser externa y se encuentra en la etapa inicial». El gran médico antiguo Zhang Zhong Jing nos ha legado una receta para enfermedades que presentan este tipo de síndrome, y esta receta recibe el poético nombre de «decocción del pequeño dragón verde»; a veces le añade o le quita una planta o dos, y decide la cantidad de cada una de las plantas de su receta según las necesidades concretas de su paciente.

Si el lector se pregunta por qué un médico moderno sigue usando esta receta que se utilizó por primera vez en la Antigüedad, la respuesta es que ha demostrado ser eficaz a lo largo de los siglos.

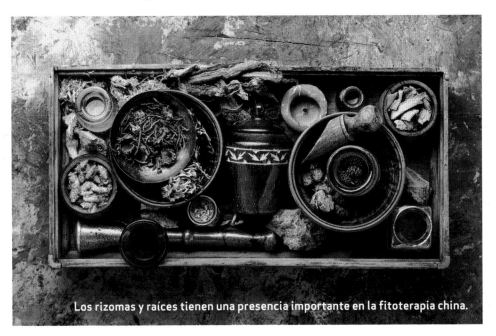

Los rizomas y raíces tienen una presencia importante en la fitoterapia china.

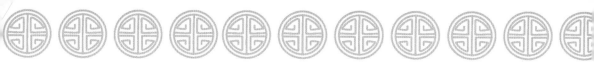

Recordar miles de recetas

¿Cómo consigue recordar un médico los miles de recetas medicinales? ¿Cómo recuerda los tres mil tipos de materia médica? En la práctica, estará suficientemente bien equipado si es capaz de conservar en su cabeza o en su bata unos cuantos centenares de plantas y recetas. Pero, además, los antiguos maestros le han facilitado la labor al registrar esta información en forma de canciones o versos basados en el principio de la mnemotecnia.

Por ejemplo, el famoso maestro Wong Kiew Kit explica que la fórmula del «pequeño dragón verde» pudo sobrevivir casi veinte siglos gracias al siguiente poema:

> *Una cura milagrosa ofrece el pequeño dragón verde,*
> *frío externo, tos, el pecho congestionado,*
> *xi xin, ban xia, gan y wei, jiang, gui, ma huang, shao es lo mejor.*

A los que no conocen el chino y la medicina china, les puede parecer que este verso no tiene sentido, pero contiene la información necesaria sobre el síndrome y la principal materia médica que hay que usar. Esta receta medicinal es eficaz contra las enfermedades con síntomas de frío y fiebre, tos con mucha flema, frío en los pulmones y el pecho congestionado.

Las plantas medicinales necesarias para preparar esta mezcla, representadas en el verso por su nombre en chino, son, respectivamente: *Herba asari, Rhizoma pinelliae, Radix glycyrrhizae, Fructus schisandrae, Rhizoma ephedrae, Romulus cinnamomi, Herba ephedrae* y *Radix paeoniae*. Aunque los nombres occidentales parezcan un trabalenguas, en chino son poéticos y significativos. Xi xin, por ejemplo, significa «pequeño sufrimiento»; ban xia, «mitad del verano»; gan cao (que aquí se representa como gan), «hierba dulce», y wu wei zi (aquí wei), «fruto de los cinco sabores».

No solo las principales recetas medicinales y la materia médica, sino también otros importantes conocimientos médicos, como los meridianos, los puntos de acupuntura y los principios terapéuticos están registrado en versos que riman, para que al médico le cueste menos recordarlos. Si al lector le gusta la poesía, encontrará una ventaja adicional si aprende medicina china en chino.

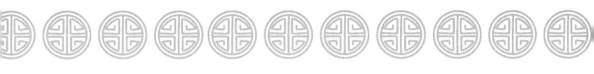

Principios básicos

Para ayudar a los médicos a recetar, los maestros chinos han clasificado las propiedades de la materia médica en **cuatro energías, cinco sabores** y **doce sistemas de meridanos**.

La naturaleza y las funciones de la materia médica se generalizan en cuatro energías, que son: fría, caliente, tibia y fresca. La materia médica fría es la que tiene la propiedad de eliminar el calor y el fuego y de neutralizar lo tóxico. Los términos «calor» y «fuego» se usan en sentido figurado. Los antibióticos occidentales pertenecen a este tipo de plantas medicinales de la farmacología china. Son ejemplos de plantas frías el bai tou ong (*Radix pulsatillae*) y el huang lian (*Rhizoma coptidis*).

La materia médica caliente hace referencia a las plantas que expulsan el frío, aumentan el yang y refuerzan el sistema inmunitario. Como ejemplos podemos citar el rou gui (*Cortex cinnamomi*) y el fu zi (*Radix aconiti praeparata*).

La materia médica tibia y fresca son versiones moderadas de la medicina caliente y fría. Son ejemplos de plantas tibias el hong hua (*Flos carthami*) y el dou zhong (*Cortex eucommiae*), y de plantas frescas el xi cao (*Radix rubiae*) y el niu huang (*Calculus bovis*). Además, hay un quinto grupo de plantas, que no son ni frías ni calientes, ni tibias ni frescas, y que, por lo tanto, se denominan «neutras», de las cuales son ejemplos el pei lan (*Herba eupatorii*) y el jin ying zi (*Fructus rosae laevigatae*).

Los cinco sabores y la salud

Además de las cuatro energías, la materia médica china se clasifica, como ya hemos visto, en cinco sabores (ver pág. 70); recordémoslos: picante o pungente, dulce, amargo, agrio y salado.

■ La materia médica picante tiene las propiedades de disipar el mal externo, inducir la diaforesis (el sudor), nivelar la energía vital y hacer que el paciente recupere la conciencia. Son ejemplos de plantas picantes el ma huang (*Herba ephedrae*) y el mu xiang (*Radix aucklandiae*).

■ Las plantas dulces tienen las propiedades de reconciliar las funciones fisiológicas del bazo y el estómago y de tonificar la energía vital y la sangre. Son ejemplos de estas planas el kan cao (*Radix glycyrrhizae*) y el tang shen (*Radix codonopsis pilosulae*).

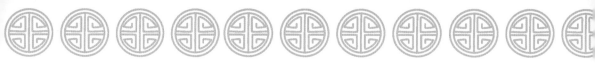

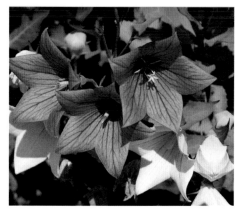

Platycodon grandiflorum

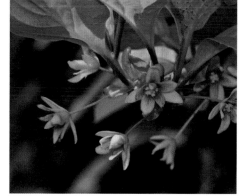

Schisandra chinensis

■ Las hierbas amargas eliminan el calor, apagan el fuego, secan la humedad y despejan los bloqueos. Como ejemplos de materia médica de sabor amargo, cabe mencionar el da huang (*Radix et rhizoma rhei*) y el mo yao (*Rasina commi-phorae myrrhae*).

■ La materia médica agria realiza una terapia astringente, consolida funciones y recursos, activa los fluidos del cuerpo y alivia la tos. Son ejemplos de plantas agrias el wu wei zi (*Fructus schisandrae*) y el wu mei (*Fructus mune*).

■ La materia médica del sabor salado tiene las siguientes propiedades: humedece la sequedad, suaviza la dureza, facilita la excreción y despeja los bloqueos. Son algunos ejemplos el lu jiao jiao (*Colla cornus cevis*) y el mang xiao (*Natrii sulfas*).

Meridianos y plantas medicinales

La clasificación de la materia médica en los sistemas de los meridianos indica por cuales meridianos (ver pág. 32) fluirán las energías de las plantas medicinales. Esto se refiere a los doce meridianos primarios del pulmón, el intestino grueso, el estómago, el bazo, el corazón, el intestino delgado, la vejiga, el riñón, el pericardio, el triple calentador, la vesícula y el hígado. Como la intrincada red de los meridianos mantiene conectadas todas las partes del cuerpo, si bien la medicación prescrita se centra en el sistema de un meridiano en concreto, también puede llegar a otras partes del cuerpo.

La prescripción médica china, por tanto, no se reduce simplemente a recetar la planta A para la enfermedad X, o la planta B para la enfermedad Y. Para una enfermedad determinada, el médico dispone de una amplia variedad de plantas

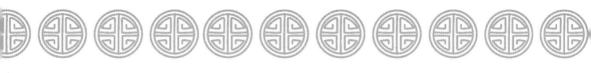

terapéuticas. Su elección dependerá de factores como el grado de evolución de la enfermedad, en qué sistema de meridiano es probable que se libre la batalla, así como el estado fisiológico y psicológico del paciente, que se manifiestan mediante indicadores tales como el pulso, el rostro y otros aspectos del cuerpo, y su reacción frente a los agentes patógenos.

El médico puede prescribir entre dos y veinte o más clases de materia médica para cada composición. Como las condiciones del paciente van cambiando durante el proceso, el médico irá variando su prescripción según corresponda.

Además, solo utilizará los antibióticos o la cirugía como último recurso. Si alguna vez tiene que recurrir a ellos, el médico debe asegurarse de que, después de la derrota del enemigo, el propio ejército del paciente (que son su energía vital y su sangre) y sus propios ciudadanos (sus células) se rehabiliten de forma adecuada para seguir llevando a cabo sus actividades normales.

El médico chino considera que su misión no termina cuando se han eliminado los agentes patógenos, sino cuando el paciente recupera la salud. Por lo tanto, después de que los antibióticos o la cirugía hayan conseguido su propósito, un médico competente siempre prosigue con un programa de fortalecimiento y nutrición, que se considera una parte integral del tratamiento.

El yin y el yang y los cinco procesos elementales

Los principios del yin y el yang y los cinco elementos o procesos elementales se aplican a la naturaleza y al comportamiento de la materia médica china. Por naturaleza, las plantas que son frías y frescas se consideran yin, mientras que las que son calientes y tibias son yang.

Con respecto al yin y el yang de los cinco sabores, las plantas que son saladas, agrias y amargas se consideran yin, y las que son picantes, dulces e insulsas son yang.

Con respecto a las plantas que tienen afinidad con determinados meridianos, las de los órganos yin de almacenamiento (el corazón, el hígado, el bazo, el pulmón, el riñón y el pericardio) son plantas yin; las de los meridianos de los órganos yang de transformación (el intestino delgado, la vesícula, el estómago, el intestino grueso, la vejiga y el triple calentador) son yang.

Al cabo de muchos años de observación y estudio, los maestros chinos del pasado descubrieron que la materia médica responde a procesos arquetípicos según sus resultados, su diferencia de naturaleza, su sabor y su comportamiento. Y esos maestros la generalizaron en cinco «elementos» o procesos elementales.

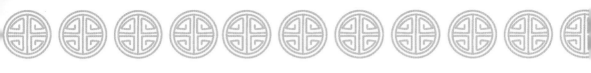

Las plantas frías se simbolizan como agua; las frescas, como viento; las calientes, como fuego; las tibias, como metal; y las neutras, como tierra. En relación con los cinco sabores, las plantas picantes se simbolizan como metal; las saladas, como agua; las agrias, como madera; las amargas, como fuego; y las dulces, como tierra.

¿Cinco «elementos» o cinco «procesos elementales»?

Cuando las plantas se clasifican por el sistema de los meridianos, siguen los procesos elementales de sus órganos respectivos: el pulmón y el intestino grueso son metal; el riñón y la vejiga, como agua; el hígado y la vesícula, como madera; el corazón y el intestino delgado, como fuego; y el bazo y el estómago, como tierra. Como el pericardio se relaciona con el corazón, las plantas que tienen afinidad con el meridiano del pericardio se simbolizan como fuego.

Y puesto que el triple calentador en realidad comprende todos los demás órganos, las plantas que tienen afinidad con el meridiano del triple calentador se representan por el sistema de los órganos respectivos en los que centran sus efectos. En la Tabla 2 (pág. 65) se ven mejor estas relaciones.

Hay que destacar que los términos «metal», «agua», etcétera, son simbólicos, y que no se refieren a los elementos básicos que componen el universo, sino a los arquetipos de todos los procesos.

Por ejemplo, cuando los médicos chinos dicen que las «las plantas frías pertenecen al agua» o que «las plantas picantes pertenecen al metal», no quieren decir que las plantas frías estén hechas fundamentalmente del elemento agua, ni que las plantas picantes estén hechas de metal. Lo que quieren decir es que las plantas que se clasifican como frías tienen las propiedades del proceso del agua, como apagar el fuego, que es una expresión simbólica que significa eliminar los microorganismos patógenos, y que las plantas que se clasifican como picantes

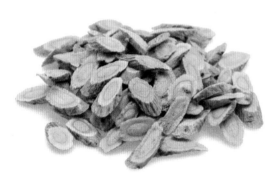

tienen las propiedades del proceso del metal, como la reverberación de una campana de metal, que es una manera figurada de describir la inducción del sudor como proceso terapéutico.

Astragalus membranaceus

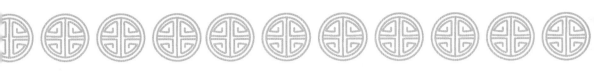

El diagnóstico y la elección del medicamento

El yin y el yang y los cinco procesos elementales se utilizan para describir la materia médica china, porque esto permite a los médicos chinos expresar de forma concisa muchos conceptos médicos. Estos conceptos les proporcionan, además, un marco filosófico para muchas operaciones médicas.

Por ejemplo, cuando un médico ha diagnosticado que la enfermedad de su paciente es yin (como revelan síntomas tales como la palidez del rostro, el pulso débil, la orina clara y la debilidad general), para recuperar el equilibrio debería recetar plantas yang. Cuando tiene que decidir entre tantas plantas, su tarea se reduce a la mitad si al consultar su farmacopea puede descartar todas aquellas que se clasifican como yin.

Si el médico quiere fortalecer el bazo y el estómago de un paciente, porque ha averiguado que allí reside su debilidad, elegirá plantas que tengan un sabor dulce, porque las plantas dulces, que poseen el proceso de la tierra, nutrirán el bazo y el estómago.

Al principio, la aplicación del yin y el yang y los cinco procesos elementales resulta sencilla: se utilizan plantas yang para compensar las enfermedades yin, y plantas de la tierra para nutrir los órganos de la tierra. Pero la cosa, como los médicos chinos saben bien, es mucho más compleja si queremos hacerlo bien.

Los siete modos de prescripción médica

Las plantas chinas se suelen prescribir en combinaciones adecuadas, más que por separado. Hay siete modos de prescripción médica en la fitoterapia china, que en sentido figurado reciben el nombre de «las siete emociones de la materia médica». Estas emociones son diferentes de las siete emociones que describen las siete causas internas de la enfermedad.

Estos siete modos se refieren a las siete maneras de combinar la materia médica en las recetas de la medicina china, y son:

- en solitario
- de promoción mutua
- de constreñimiento mutuo
- de restricción mutua
- de inhibición mutua
- de rebelión mutua
- de destrucción mutua

■ Cuando hay un solo tipo de materia médica en una receta, se dice que es «en solitario». el famoso ren sheng (*Radix ginseng*), hervido solo en agua, que se

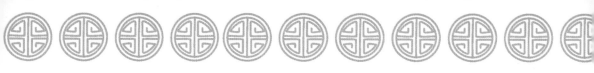

conoce como la «decocción de ginseng solo», excelente para tonificar la energía vital, es un ejemplo típico.

■ Cuando en una receta medicinal se usan juntos dos tipos de materia médica con propiedades similares y que se refuerzan mutuamente, este tipo de prescripción se conoce como «de promoción mutua». Un ejemplo es «la pequeña decocción de Pinelliae», que contiene ban xia (*Rhizoma pinelliae*) y sheng jiang (*Rhizoma zingiberis recens*), que es una receta efectiva para frenar los vómitos.

■ Si utilizamos otro tipo de plantas para aumentar el efecto de las básicas, este modo se conoce como «de constreñimiento mutuo». Encontramos un ejemplo en el uso del huang lian (*Rhizoma coptidis*) y el huang ling (Radix scutellariae) para aumentar el da huang (*Radix et rhizoma rhei*) en la «decocción de fuego para purgar el estómago», que sirve para aliviar el fuego (el ataque de los microorganismos) en el sistema del estómago.

■ Cuando se utilizan juntos dos tipos de materia médica, y ambas restringen mutuamente sus propiedades, o una restringe las propiedades de la otra, este modo recibe el nombre de «restricción mutua». Por ejemplo, el ban xia es tóxico (similar a los antibióticos occidentales) y puede ser pernicioso para el paciente si se consume en exceso; pero si se le añaden unas cuantas rodajas de jengibre (*Rhizoma zingiberis recens*), se reduce su toxicidad.

■ Cuando dos tipos de materia médica anulan mutuamente sus propiedades, o cuando se anulan las propiedades de la otra, el modo se conoce como «de inhibición mutua». El jengibre (*Rhizoma zingiberis recens*) tiene la propiedad de dispersar el frío e inducir el calor, pero si se le añade huang lian (*Rhizoma coptidis*), que tiene la propiedad de desintoxicar y eliminar el calor, inhibirá el efecto del jengibre. Por lo tanto, este modo de «inhibición mutua» en general se evita en las prescripciones medicinales, para lo cual los médicos cuentan con la ayuda de la «canción de las diecinueve inhibiciones». Sin embargo, resulta útil para neutralizar las plantas que se hayan tomado por error.

■ Si dos tipos de plantas producen graves efectos secundarios cuando se toman juntas, este modo se conoce como «de rebelión mutua». Por ejemplo, tanto el ban xia (*Rhizoma pinelliae*) como el chuan xiong (*Rhizoma ligustici chuanxiong*) son picantes y cálidos. Cuando se usan juntos, incrementan la toxicidad del ban xia y producen efectos secundarios perniciosos. Los maestros del pasado nos han legado la «canción de las dieciocho rebeliones» para ayudar a los médicos a evitar la combinación de ciertas plantas.

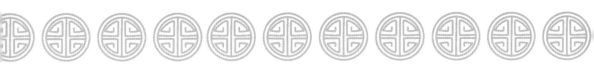

■ Por el contrario, es posible que dos plantas distintas que sean tóxicas cuando se usan por separado anulen mutuamente su toxicidad cuando se combinan, o que una planta inocua elimine la toxicidad de la otra. Entonces se habla de «destrucción mutua». Por ejemplo, el ba dou (*Fructus crotonis*) es tóxico, y es un antibiótico eficaz cuando se usa de forma adecuada. Sin embargo, un paciente puede anular o reducir considerablemente su función como antibiótico si, sin darse cuenta, come un plato de gachas de judías verdes, porque las judías verdes (*Semen phaseoli radiatus*) destruyen la toxicidad del ba dou.

Una brevísima mirada a las plantas de la farmacología china

Un médico chino tiene que conocer una materia médica muy extensa, que se clasifica en grupos para facilitar la referencia. Son las plantas que…

1. Regulan la energía vital
2. Fortalecen la sangre
3. Estabilizan las emociones
4. Eliminan el calor
5. Facilitan la fluidez
6. Purgan y hacen sudar
7. Las plantas tóxicas
8. Las plantas de aplicación externa.

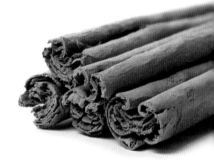

Cortex cinnamomi

La materia médica se divide en tres clases principales:

1. Las plantas que favorecen la tonificación, como el ginseng y el cuerno de reno (*Platycerium bifurcatum*), pertenecen a la primera clase.
2. Las que restauran las funciones psicológicas y fisiológicas pertenecen a la segunda.
3. Las que en Occidente se llamarían antibióticos y que los chinos denominan tóxicas pertenecen a la tercera clase.

Ahora vamos a ver unos breves ejemplos de la información básica que se suele incluir en una lista farmacológica china. Por cuestiones de espacio, solo ofrecemos un ejemplo de cada clase. Las personas que quieran averiguar más sobre las plantas medicinales chinas tendrán que consultar una buena farmacopea.

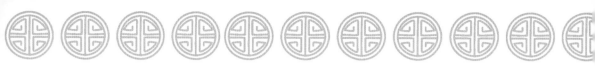

Ren shen (*Radix ginseng*)

Significa literalmente «raíz humana».

Dulce es el sabor de esta planta maravillosa que te tonifica con sublime salud, apaga la sed y genera fluidos, te nutre y te defiende en todo momento.

Es una planta de la familia del ginseng. La raíz se utiliza en medicina. Se encuentra en el noreste de China y en Corea.

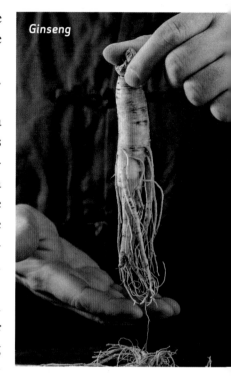

Ginseng

■ **Naturaleza:** Tibia, dulce, ligeramente amarga. Fluye en los meridianos del bazo y el pulmón.

■ **Aplicación:** resulta excelente para tonificar la energía primordial. Alivia el coma y la astenia. Es beneficiosa para la sangre y genera fluidos. Mejora el apetito y fortalece el organismo. Adecuada para: astenia, insomnio, anorexia, deficiencia de yang, impotencia sexual, pérdida repentina de energía, dificultades para respirar, diabetes, hinchazón en las extremidades, frío en el cuerpo, evacuaciones frecuentes.

■ **Combinación:** sola, en forma de «decocción de ginseng solo», para tonificar. Con fu zi (*Radix aconiti praeparata*), como «decocción de ginseng y aconiti», para la pérdida de sangre y energía vital. Con fu qin (*Poria*), bau shu (*Rhizoma atractylodis macrocephalae*) y gan cao (*Radix glycyrrhizae*), como «decocción de los cuatro caballeros», para el estado general de debilidad después de una enfermedad prolongada.

■ **Dosis:** De 5 a 15 gramos.

■ **Precauciones:** No es adecuado para los que sufren de frío y fiebre, enfermedades «por exceso» y lesiones internas. La inhibe el wu ling zi (*Faeces trogopterorum*) y la destruye el li lu (*Veratrum nigrum*).

Yuan zhi (*Polygala tenuifolia wild*)

Significa literalmente «ambición clarividente».

Tibia es la naturaleza del yuan zhi, buen remedio para el miedo y la ansiedad, dispersa la preocupación y limpia la flema, cura las llagas y mejora la memoria.

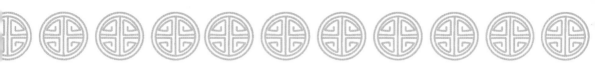

En medicina se utilizan la planta, la corteza y la raíz. Se encuentra en las provincias de Henan y Shanxi.

■ **Naturaleza:** Tibia, amarga. Fluye en los meridianos del corazón y el riñón.

■ **Aplicación:** Estabiliza las emociones. Dispersa los bloqueos entre los meridianos del corazón y el riñón. Elimina la preocupación y dispersa la flema. Adecuado para aliviar el miedo, la pérdida de memoria, el insomnio, la tos, la flema y las llagas.

■ **Combinación:** Con fu qin (*Poria*), bo zi ren (*Semen biotae*), mai dong (*Radix ophiopogonis*), tian dong (*Radix asparagi*), ren sheng (*Radix ginseng*), dan sheng (*Radix salviae miltiorrhizae*), yuan sheng (*Radix scrophulariae*), wu wei zi (*Fructus schisandrae*), di huang (*Radix rehmanniae*), wu wei zi (*Fructus schisandrae*), di huang (*Radix rehmanniae*), ji geng (*Radix playticodi*), suan zao ren (*Semen ziziphi spinosae*) y dang gui (*Radix angelicae sinensis*), para preparar la «píldora que tonifica al rey celestial», que se usa para curar el exceso de preocupación, la insuficiencia de «corazón-sangre», la mala memoria y diversos trastornos mentales. La mezcla, caliente y empapada en vino, se aplica externamente para curar llagas.

■ **Dosis y tratamientos:** De 3 a 15 gramos. Se usa en crudo, o tratado con miel o calor.

■ **Precauciones:** No es adecuado para los que sufren de una insuficiencia de energía del corazón y del riñón, y no hay que usarlo con pacientes con «fuego real» (patógenos microscópicos) ni con los que vomitan sangre.

Huang lian *(Rhizoma coptidis)*

Significa literalmente «loto amarillo».

Amargo y frío puede ser el loto amarillo que elimina la congestión del corazón y el abdomen y dispersa con alegría el calor y las toxinas para que el sistema gastrointestinal está fuerte y bien.

Planta de la familia Coptidis. En medicina se utiliza la raíz. Se encuentra en Sichuan, Yunnan, Guizhou, Hubei, Anhui y Lingxia.

■ **Naturaleza:** Frío y amargo. Fluye en los meridianos del corazón, el hígado, el bazo, el estómago, la vesícula y el intestino grueso.

■ **Aplicación:** Enfría la sangre y dispersa el fuego. Seca la humedad y elimina el calor. Limpia la congestión y neutraliza las toxinas. Apaga la sed y quita la

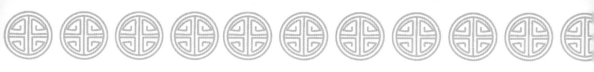

preocupación. Adecuado para las «evacuaciones frecuentes calientes» (provocadas por la acción de microbios patógenos), los vómitos producidos por tomar alimentos contaminados y el calor malo (patógenos externos), para los ojos doloridos o hinchados, las úlceras en la boca, las hemorragias nasales y diversos tipos de llagas.

■ **Combinación:** Con mu xiang (*Radix aucklandiae*), para preparar la «píldora del loto fragante», que evita la diarrea y el flujo vaginal viscoso y profuso, rojizo y blancuzco. Con wu zhu yu (*Fructus euodiae*), para preparar la «píldora dorada izquierda», que frena los vómitos. Con huang ling (*Radix scutellariae*), shan zhi (*Radix pittospori*) y huang bai (*Cortex phellodendri*), para preparar la «decocción de desintoxicación del loto amarillo», que sirve para curar diversas llagas, sarpullidos y otras enfermedades de la piel.

■ **Dosis y tratamiento:** De 5 a 15 gramos. Se usa en crudo o frito.

■ **Precauciones:** No es adecuado para las enfermedades que no se deben a fuego real (las enfermedades infecciosas), y para las personas que no tienen suficiente energía en el estómago o el bazo.

Fitoterapia china. Qué hacer con las plantas medicinales. Las recetas

Un sólido conocimiento de las numerosas plantas y sus propiedades es, evidentemente, fundamental en la práctica del médico chino, aunque él siempre irá más allá, y no se limitará a prescribir una planta determinada para cierta dolencia, sino que prescribe una gama de plantas para curar el estado patológico del enfermo y devolverle la salud.

Por ejemplo, si un paciente se queja de tener gases en el estómago, vómitos y tos con abundante flema, no le dice: «Vamos a ver, éste es un caso complicado. Tome esto para los gases, esto para dejar de vomitar, esto para la tos y esto para eliminar la flema», sino que hace una evaluación holista del estado patológico del paciente, se plantea algunas estrategias y tácticas y a continuación le prescribe una receta médica adecuada, que en este caso podría ser la «decocción fragante de los seis caballeros».

A diferencia de la medicina occidental, donde cada medicamento constituye la unidad básica de la medicación oral, en la medicina china la unidad básica es la receta medicinal, no cada una de las plantas que componen la receta. Esta diferencia es significativa, por lo menos en tres detalles importantes.

■ Si los investigadores de la medicina occidental descubren que ciertas plantas les brindan esperanzas de curar algunas enfermedades difíciles, es posible que el hecho de estudiar la esencia de estas plantas, o incluso las propias plantas de forma aislada, no baste para alcanzar resultados positivos, porque estas plantas actúan en combinación con otras en una receta medicinal.

■ En segundo lugar, la medicación china a base de plantas, incluidas las que tienen propiedades antibióticas, no presentan los efectos secundarios habituales de los medicamentos occidentales, porque estos efectos secundarios han sido neutralizados o inhibidos por otras plantas en la misma receta.

■ En tercer lugar, gracias a las recetas medicinales que incluyen muchas plantas que funcionan de forma armoniosa, el médico chino puede tratar al paciente de forma holista, en lugar de tratar una enfermedad concreta.

Cómo es la receta medicinal

Los diversos tipos de materia médica que aparecen en una receta medicinal se pueden clasificar en cuatro tipos, según la función que cumplen en la receta. Estos cuatro tipos son: jun, chen, zuo y shi, que en sentido figurado se traducen como «rey», «ministro», «diputado» y «embajador».

■ Las plantas «rey» son la medicina principal contra la enfermedad.

■ Las plantas «ministro» son las que aumentan el efecto de las plantas «monarca».

■ Las plantas «diputado» alivian los síntomas secundarios o limitan los efectos drásticos de las planas primarias o las otras, si los hubiere, para que no aparezcan efectos secundarios desfavorables.

■ Las plantas «embajador» actúan como guías para conducir a las demás plantas o como catalizadores.

Naturalmente, las plantas «rey» son las más importantes. Se consideran zheng yao, o el medicamento principal. Todas las demás son fu yao, o medicamentos complementarios. Sin embargo, no debemos confundirnos y pensar que los medicamentos complementarios no son importantes, ya que no solo incrementan considerablemente la eficacia del medicamento principal, sino que eliminan los efectos secundarios desfavorables, tan notorios en los medicamentos occidentales.

No es necesario que en una prescripción estén presentes los cuatro grupos de medicamentos. En los ejemplos que dimos en el capítulo anterior, en la «decocción de ginseng solo», como ésta es la única planta, naturalmente es la planta «rey».

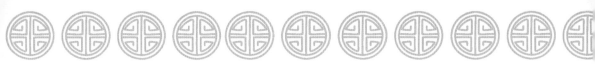

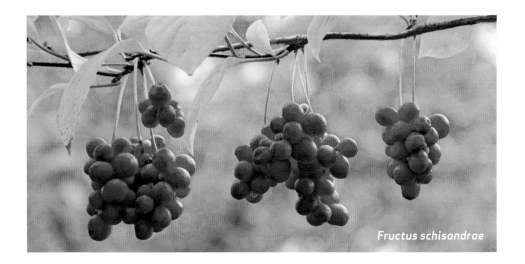

Fructus schisandrae

En la «pequeña decocción de Pinelliae», tanto el ban xia (*Rhizoma pinelliae*) como el sheng jiang (*Rhizoma zingiberis recens*) son plantas «rey», ya que tienen la misma importancia como medicamento principal.

En cambio, en la «decocción de fuego para purgar el estómago», el da huang (*Radix et rhizoma rhei*) es el «rey», mientras que el huang lian (Rhizoma coptidis) y el huang ling (*Radix scutellariae*), que se utilizan para reforzar el medicamento principal, son los «ministros».

El ban xia (*Rhizoma pinelliae*), al ser tóxico, es un antibiótico eficaz. Se suelen agregar unas cuantas rodajas de jengibre (*Rhizoma zingiberis recens*) a las recetas medicinales en las que el ban xia actúa como «rey». El jengibre, que restringe la toxicidad del ban xia, es la planta «diputado».

En esta receta se suele añadir también el gan cao (*Radix glycyrrhizae*), que se denomina medicamento «embajador», para coordinar las distintas plantas. Vamos a tratar de usar estos cuatro grupos de plantas en una receta medicinal.

Un ejemplo

Por ejemplo, en el diagnóstico de un paciente imaginario con una enfermedad caliente, por exceso, externa y yang de los sistemas del bazo y el estómago, provocada por humedad y calor. Por consiguiente, el objetivo fundamental de nuestro tratamiento es eliminar la humedad y el calor del estómago y el bazo. Como se trata de una enfermedad «por exceso», es decir, provocada por «fuego real» (microorganismos patógenos), el huang lian (*Rhizoma coptidis*) y el da

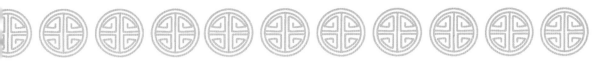

huang (*Radix et rhizoma rhei*) son remedios eficaces, ya que estas plantas fluyen por el meridiano del estómago y el del bazo, secan la humedad, eliminan el calor y dispersan el fuego. Por lo tanto, se utilizan como plantas «rey».

Para incrementar el efecto de las plantas «rey» añadimos huang ling (*Radix scutellariae*) y mu tong (*Caulis akebiae*), que secan la humedad, eliminan el calor y dispersan el fuego en los correspondientes meridianos del pulmón, el intestino grueso, el intestino delgado y la vejiga y son, por tanto, «ministros». Merece la pena destacar que todas estas plantas «monarcas» y «ministros» son «frías» y «amargas», términos figurados para indicar que poseen propiedades farmacológicas para luchar contra las enfermedades «calientes», «por exceso» y «externas».

Para aliviar antes el dolor de cabeza del paciente y dispersar el «mal externo», podemos añadir fang geng (*Radix ledebouriellae*) que, de este modo, es una planta «diputado». Para coordinar la acción de todas las plantas, podemos añadir gan cao (*Radix glycyrrhizae*), la planta «embajador».

De modo que, con este concepto –más bien lingüístico, no político– de «monarca», «ministro», «diputado» y «embajador», el médico chino logra aumentar la eficacia de su prescripción médica.

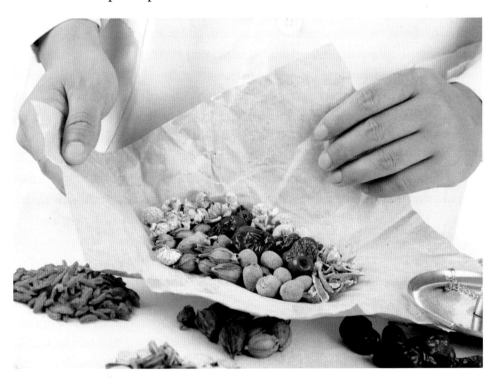

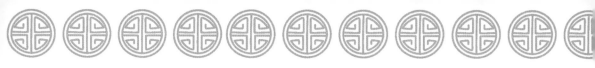

El médico chino trata al paciente como un organismo vivo, cuyo funcionamiento sistemático ha sido interrumpido por la enfermedad, y esta clasificación de la materia médica en distintos tipos, según las funciones terapéuticas que desempeñan en sus respectivas recetas medicinales, le ayuda a alcanzar mejor su objetivo.

Si se limitase a prescribir plantas según la enfermedad, sin tener en cuenta otros factores, probablemente no obtendría unos resultados óptimos, porque las mismas plantas y la misma enfermedad pueden actuar de forma distinta, en diferentes situaciones y medios, en el organismo del paciente.

Es como el general que, en la batalla, se limita a enviar a sus tropas para luchar contra el enemigo, sin tener en cuenta factores como el clima, el terreno y la situación psicológica, y de quien podría decirse que tiene un ejército, pero carece de tácticas y estrategias.

Recetar medicamentos. Las siete estrategias

La analogía entre utilizar medicamentos para curar una enfermedad y utilizar un ejército para repeler al enemigo resulta adecuada y esclarecedora al mismo tiempo. No es necesario que el enemigo sea un invasor extranjero (una enfermedad infecciosa); podría darse el caso de una guerra civil (un cáncer), del deterioro de las funciones esenciales (una enfermedad orgánica) o de la desorganización de las actividades intelectuales del país (trastornos psiquiátricos).

El médico chino utiliza distintas categorías de prescripciones médicas para luchar contra distintos tipos de enfermedades. Existen literalmente miles de prescripciones establecidas, y los maestros las han clasificado en arquetipos para facilitar la tarea del médico. Esta clasificación se conoce como «las siete estrategias y las doce tácticas».

Las siete estrategias son los siete grandes principios de prescripción médica que abarcan distintas categorías de enfermedades. Estas estrategias son «grande», «pequeño», «gradual», «urgente», «único», «múltiple» y «combinado».

Si la enfermedad es potente y está extendida, o presenta una amplia variedad de complicaciones, el médico tiene que usar una «prescripción

Huang lian (*Rhizoma coptidis*)

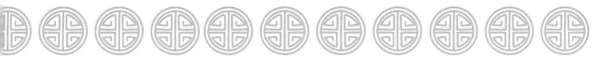

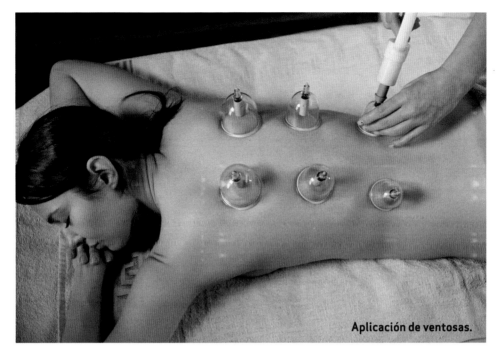

Aplicación de ventosas.

grande», con una gran cantidad, una dosis elevada y/o plantas de gran potencia. Dos ejemplos de esto son la «gran decocción del dragón verde» y la «gran decocción de Bupleuri», que se utilizan para enfermedades infecciosas en la etapa intermedia.

Si la enfermedad no es muy importante, no es necesario utilizar una medicación compleja. En cuanto se alivia la enfermedad, conviene interrumpir la medicación para no afectar el estado natural de energía vital del paciente. Esta estrategia se conoce como una «prescripción pequeña», de la cual son ejemplos la «pequeña decocción de ban xia» y la «pequeña decocción purgativa».

Las enfermedades que son crónicas y asténicas requieren una «prescripción gradual», en la cual la medicación, que se prolonga durante un tiempo, fortalece y nutre al paciente. Las personas que sufren con frecuencia de dolores de espalda producidos por insuficiencias en la sangre, o aquellas cuyo sistema del pulmón se ha debilitado por la tristeza, encontrarán útiles la prescripción gradual de la «decocción de las cuatro sustancias» y la «decocción de zhi gancao (*Radix glycyrrhizae praeparata*)», respectivamente.

Cuando la enfermedad es grave o aguda, es necesaria una «prescripción urgente», en la cual la medicación sea drástica o potente. Por ejemplo, cuando

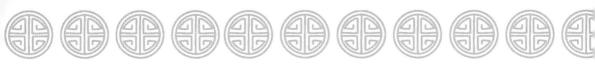

la enfermedad del paciente es el síndrome de yangming, es decir, cuando una enfermedad infecciosa alcanza una fase avanzada, cuando se tiene el pulso hundido y por exceso, el abdomen hinchado, los intestinos estancados y el paciente está en coma, hay que usar una «prescripción urgente», como la «decocción potente purgativa».

Se utiliza una «prescripción única» cuando se trata de una enfermedad sencilla. La palabra «única», como en este caso, no quiere decir que solo se prescriba una planta, o que el paciente tiene que tomar la medicación una sola vez; significa que, puesto que el paciente no presenta complicaciones, la prescripción médica pretende una sola finalidad, que tiene que ver directamente con la causa de su enfermedad. Por ejemplo, cuando un paciente es atacado por microorganismos patógenos, con síntomas como fiebre y dolor de garganta, la «prescripción única» del médico consiste en expulsar las «toxinas» con una medicación simple, como la «píldora antibiótica Hong Huang (Realgar)».

Por otra parte, si las causas de la enfermedad son complejas, hay que recetar distintos tipos de plantas «monarca», lo cual constituye una «prescripción múltiple». Por ejemplo, por un exceso de ansiedad que le ha perjudicado el sistema del bazo, un paciente sufre de anorexia (pérdida de apetito) y astenia (falta de fuerza). También tiene debilitado el sistema del riñón y sufre con frecuencia de polución nocturna. Siente todo el cuerpo dolorido y su energía vital está aletargada. El médico puede utilizar la «decocción de *Angelicae sinensis* para tonificar el bazo» como punto de partida para reforzar el sistema del bazo, y añadir, como plantas principales, shan zhu yu (*Fructus corni*), shu di (*Rhizoma rehmanniae praeparatae*) y du zhong (*Cortex eucommiae*) para mejorar el sistema de los riñones y solucionar el problema de la polución, además de añadir ren sheng (*Radix ginseng*) y huang qi (*Radix astragali seu hedysari*) para aumentar el flujo de energía.

Estas estrategias revelan que los chinos han tenido una filosofía avanzada de la prescripción médica. Representan la evolución de la concepción china sobre la medicación a lo largo de muchos siglos.

Además de estas «siete estrategias», los médicos chinos también utilizan las «doce tácticas».

Du zhong (*Cortex eucommiae*)

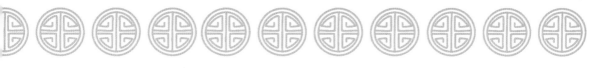

Las doce tácticas para recuperar la salud

Las «doce tácticas» hacen referencia a doce métodos generales para recuperar la salud. Se basan en los principios del yin y el yang y los cinco procesos elementales, y demuestran que el compromiso de la medicina china es que el paciente recupere sus funciones naturales, en lugar de definir y curar la enfermedad. Por ejemplo, si la energía vital del cuerpo se ha calentado demasiado, lo cual se simboliza como yang, la solución es enfriarla, que se simboliza como yin. Si se inhibe la reproducción normal de ciertas células del organismo, lo cual se simboliza como un estancamiento del proceso de la madera, el remedio es nutrir las partes correspondientes del cuerpo con energía vital, que es un proceso del agua, para recuperar la producción natural de células

Ya en el siglo VI, un gran médico, Xu Zhi Cai (492-572), cristalizó los enfoques de los maestros antiguos en diez tácticas. Los médicos posteriores añadieron dos más. Vamos a explicar estas doce tácticas, recordando de nuevo las metáforas («males reales y calientes», «enfermedades frías y de viento», etc.) que se utilizan en medicina china a la hora de hablar de enfermedades.

1. **«La dispersión disipa la congestión»** (Xuan Ke Qu Yong). Una prescripción que produzca dispersión disipará el síndrome de la congestión. La congestión se puede deber a «males reales», que corresponden a patógenos exógenos, como gérmenes y bacterias, o a «males aparentes», como el debilitamiento de las funciones fisiológicas. La «decocción para la dispersión de sustancias tóxicas» es un ejemplo de una receta medicinal para dispersar una congestión «real».

2. **«La limpieza disipa la retención»** (Tong Ke Qu Zhi). Una prescripción que tenga un efecto limpiador disipará el síndrome de retención. Por ejemplo, la retención de fluidos corporales puede provocar flatulencia. El «Wu Ling San» («polvo de las cinco plantas, incluida la Poria») es eficaz para eliminar esta retención.

3. **«La tonificación elimina la debilidad»** (Bu Ke Qu Ruo). Una prescripción tonificante eliminará el síndrome de debilidad. La debilidad es la causa oculta de la enfermedad. Hay cuatro tipos fundamentales de tonificación: del yin, del yang, de la sangre y de la energía. El «Lu Wei Yuan» («píldora de las seis plantas») es un ejemplo de una receta medicinal para tonificar el yin.

4. **«La purgación elimina el cierre»** (Xie Ke Qu Bi). En este caso, «cierre» se refiere al bloqueo ocasionado por «males reales», que corresponden a los microorganismos patógenos y pueden ser «calientes» o «fríos». Una prescripción que tenga efectos purgantes eliminará este síndrome de cierre. Un ejemplo de prescripción

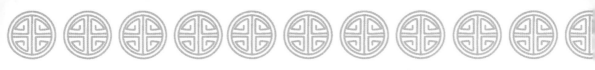

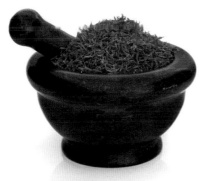

Flos carthami

purgante es la «decocción purgante» que elimina el «mal real y caliente».

5. **«La luz disipa lo real»** (Qing Ke Qu Shi). Al hablar aquí de «la luz», nos referimos a las plantas que inducen el sudor o la diaforesis; lo «real» significa los microorganismos patógenos en la etapa superficial o la inicial. En otras palabras, esta táctica implica el uso de plantas diaforéticas contra las enfermedades infecciosas en las primeras etapas. Según el comportamiento típico de los microorganismos patógenos, los médicos chinos los describen como «malo caliente» o «malo frío», y la palabra «viento» se utiliza a menudo para describir el estado del paciente si la situación de la enfermedad tiende a cambiar rápidamente. La «decocción de ma huang (*Herba ephedrae*)» es un ejemplo de una prescripción diaforética contra enfermedades infecciosas «viento y frío».

6. **«La pesadez estabiliza el miedo»** (Zhong Ke Zhen Qie). En este caso, «pesadez» se refiere a las plantas que estabilizan o calman; el «miedo» se refiere a las emociones negativas, así como a los trastornos mentales, como el susto, el insomnio y la amnesia. En la medicina china abundan las plantas que tratan dolencias emocionales y mentales, con la ventaja de que las prescripciones chinas no tienen los efectos negativos habituales de las drogas sedantes occidentales, porque sus efectos secundarios, si los hubiera, se neutralizan o inhiben gracias a las plantas «diputado» de las recetas medicinales. La «píldora tranquilizante de cinabrio» es un ejemplo de una prescripción estabilizadora.

7. **«La lubricación elimina la coagulación»** (Hua Ke Qu Zhou). Al hablar aquí de «coagulación», nos referimos a cualquier masa que se estanque en el cuerpo, pero si la virulencia de los «males reales» (microorganismos patógenos). Las prescripciones con un efecto lubricante eliminan la coagulación, como la «decocción lubricante de dong kui zi (*Semen malvae verticillatae*)» para eliminar las piedras de las vías urinarias.

8. **«La astringencia vence al colapso»** (Se Ke Qu Tuo). Son medidas astringentes las que provocan una contracción y detienen una descarga. Un «colapso» es la pérdida de esencia y fluido corporal, como ocurre cuando se producen evacuaciones intestinales involuntarias, polución nocturna y sudor por la no-

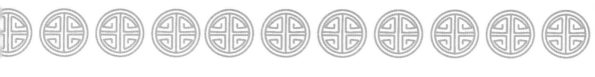

che, debido a un colapso del yin, el yang, la sangre o la energía, es decir, una paralización de las funciones básicas del organismo. Por ejemplo, la «píldora del rizo de oro para mantener la esencia del riñón» sirve para solucionar la polución nocturna.

9. **«La sequedad vence a la humedad»** (Zao Ke Qu Shi). La humedad es una de las causas patógenas exógenas, y provoca trastornos como edemas, disuria, diarreas, tos y disnea. Las prescripciones que tengan un efecto sedante solucionarán estos trastornos, como la «píldora de las dobles maravillas» para frenar la diarrea.

10. **«La hidratación vence a la sequedad»** (Shi Ke Qu Zao). La sequedad se refiere a la insuficiencia de «sangre» y otros fluidos corporales. La sequedad de los pulmones es uno de los síntomas de la tuberculosis, a la cual se refieren los chinos como un debilitamiento de los pulmones. La «decocción para eliminar el calor y nutrir los pulmones» es un ejemplo de una prescripción hidratante.

11. **«El frío expele el calor»** (Han Neng Qu Re). Una prescripción que enfría puede superar el síndrome del calor. Las recetas medicinales que eliminan el calor, disipan el fuego y generan fluidos corporales son «prescripciones frías», y muchas de ellas corresponden a lo que en medicina occidental se llaman antibióticos. Sirvan de ejemplo la «decocción del tigre blanco para eliminar el calor» y la «decocción antibiótica del loto amarillo».

12. **«El calor expele el frío»** (Re Neng Qu Han). Una prescripción que produzca calor puede superar el síndrome de frío. Las recetas medicinales que incrementan la energía yang (las funciones fisiológicas), así como la defensa yin (el sistema de la sangre y el inmunitario), corresponden a las prescripciones cálidas o calientes. La «decocción de las cuatro plantas para restaurar el yang» es un ejemplo de una prescripción caliente para expeler el frío interno, mientras que la «decocción de gui ji (*Ramulus cinnamomi*)» expele el frío externo.

Algunos ejemplos de recetas medicinales famosas

Una receta medicinal, la unidad básica de la medicación oral china, es una mezcla, no un compuesto; esto significa que la cantidad de cada ingrediente, así como los propios ingredientes, varían. En realidad, los médicos chinos a menudo modifican la cantidad, aparte de agregar o quitar unos cuantos ingredientes,

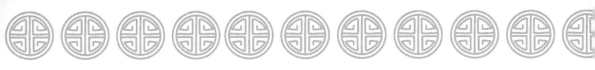

según las necesidades particulares del paciente, pero mantienen al mismo tiempo la naturaleza general y la dosis de la receta. Naturalmente, a los niños y a las personas que están débiles se les administran dosis más bajas.

Los médicos chinos, como el general que planifica cada batalla, prescriben una receta medicinal diferente para cada paciente, basándose en una diagnosis meticulosa y una cuidosa consideración de las distintas estrategias y tácticas que pueden usar. Sin embargo, los grandes médicos del pasado nos han dejado un legado de recetas medicinales eficaces, con una explicación detallada de sus principios, y es evidente que los médicos modernos aprovechan plenamente esta sabiduría acumulada.

Vamos a ver tres ejemplos famosos de recetas medicinales. La cantidad que se menciona de cada ingrediente no es más que una sugerencia. El lector que quiera profundizar en el tema puede consultar una buena farmacopea china.

La decocción de ma huang
Ingredientes:
- Ma huang (*Herba ephedrae*) 15 g
- Gui ji (*Ramulus cinnamomi*) 10 g
- Xing ren (*Semen armeniacae amarum*) 15 g
- Zhi gan cao (*Radix glycyrrhizae praeparata*) 5 g

Eficacia:
Enfermedad infecciosa con fiebre, miedo al frío, dolor de cabeza, dolor en el cuerpo, pulso flotante, sin sudor y falta de aire.

Preparación: Se hierve la mezcla con tres cuencos de agua en un recipiente de barro, a fuego suave, hasta que quedan alrededor de ocho décimas partes de un cuenco de la decocción. Conviene beberla mientras está tibia.

La decocción de los cuatro caballeros
Ingredientes:
- Ren sheng (*Radix ginseng*) 5 g
- Bai shu (*Rhizoma atractylodis macrocephalae*) 10 g
- Fu qin (*Poria*) 15 g
- Zhi gan cao (*Radix glycyrrhizae praeparata*) 5 g

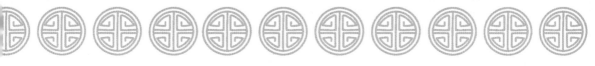

Eficacia: Remedio para la insuficiencia de energía, la debilidad del estómago y el bazo, la falta de aire.

Variantes:

■ Se añaden 5 gramos de chen pi (*Pericarpium citri retriculatae*) a la receta básica para obtener el «polvo maravilloso de las cinco plantas», que se utiliza para la insuficiencia y el estancamiento de la energía en los niños, la deficiencia de calor en el bazo y el estómago, las úlceras bucales, los vómitos, las extremidades frías y dormir con los ojos abiertos.

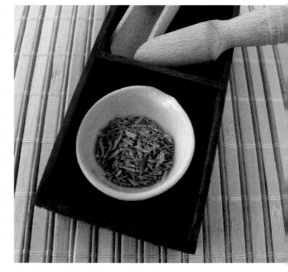

Ma huang (*Herba ephedrae*)

■ Se añaden 10 gramos de ban xia (*Rhizoma pinelliae praeparatae*) y 8 gramos de chen pi (*Pericarpium citri retriculatae*) a la receta básica para obtener la «decocción de los seis caballeros», que se utiliza para curar disfunciones del bazo y el estómago, la congestión del pecho, la flatulencia abdominal y la tos con mucha flema.

■ Se añaden 5 gramos de mu xiang (*Radix aucklandiae*) y 3 gramos de sha ren (*Fructus armomi*) a la decocción de los seis caballeros para obtener la «decocción fragante de los seis caballeros», que cura el estancamiento de energía en el calentador intermedio, la congestión torácica, los vómitos y las evacuaciones frecuentes, el dolor abdominal y los ruidos en el tracto gastrointestinal.

Preparación: Se hierve la mezcla de hierbas en tres cuencos de agua hasta que queden alrededor de ocho décimas partes de la decocción. Conviene beberla mientras esté tibia.

Dos enfoques de la salud, una medicina

¿Una única medicina? Naturalmente: la buena, la que cura. La diferencia entre la filosofía médica china y la occidental es bastante evidente, pero hay esperanza. El mundo no puede seguir con el actual sistema sanitario, regido por intereses que nada tienen que ver con la salud y plagado de corrupción hasta el tuétano. Mientras el enfoque occidental es reduccionista y mecánico, y reduce la enfermedad a la mínima unidad posible, el enfoque chino es holista y orgánico, y considera la enfermedad en relación con el enfermo en su totalidad.

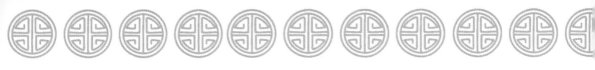

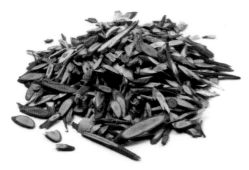

Gui ji (*Ramulus cinnamomi*)

En realidad, el médico chino no trata la enfermedad, sino al paciente como una persona completa. Su enfoque no consiste tanto en eliminar la enfermedad como en devolver la salud.

Como los chinos y los occidentales contemplan la enfermedad desde distintos ángulos, no tiene ninguna importancia encontrar los términos chinos exactos para las enfermedades que reciben un nombre en Occidente. Por ejemplo, una enfermedad que en la medicina occidental se conoce como úlcera de estómago en la medicina china se interpreta, según la reacción patogénica del paciente, como dolor de estómago provocado por una deficiencia de la energía del estómago, o dolor de estómago provocado por «insuficiencia-frío» en este órgano.

Sin embargo, existen nombres chinos equivalentes para las enfermedades que se conocen según los nombres occidentales. Por ejemplo, la úlcera de estómago se llama wei kui yang, que significa literalmente «úlcera de estómago». Pero estos nombres, aunque se usan de forma convencional en chino moderno, son traducciones al chino de términos occidentales, pero no términos chinos por sí mismos. En realidad, los términos médicos chinos son más exactos.

Mientras que los médicos occidentales no tienen clara la causa de las úlceras de estómago, los chinos saben que se trata de una deficiencia de la energía del estómago o a una insuficiencia-frío en el estómago. Por eso, mientras los occidentales prescriben medicamentos para neutralizar los ácidos gástricos que erosionan las paredes del estómago, o cortan la parte del estómago que ha sido dañada mediante una operación quirúrgica (ambos métodos en realidad consisten en tratar los síntomas, y es posible que aparezcan más úlceras en cuanto el paciente deje de tomar los medicamentos o poco después de la operación), los médicos chinos tratan la causa, tonificando la energía del estómago o disipando la insuficiencia-frío.

El enfoque chino es holístico, integral: en lugar de aislar la enfermedad, como si siempre se comportara de la misma forma, sin tener en cuenta el ambiente que existe dentro del cuerpo del paciente, la trata en relación con el paciente como un organismo vivo.

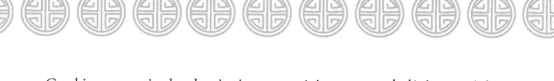

Cambiar esta actitud reduccionista y mecánica por una holística, orgánica e integral nos proporcionará respuestas para curar el sida y otras enfermedades consideradas incurables. Los médicos chinos recomiendan a sus pacientes, abierta y orgullosamente, que busquen un tratamiento occidental cuando se den cuenta de que éste es mejor o más inmediato.

En los hospitales chinos se usan ampliamente los instrumentos y los métodos occidentales. Siempre lo hacen con un espíritu de aptitud, de confianza y de profesionalidad; no sienten el menor atisbo de un complejo de inferioridad, ni se sienten amenazados por pensar que enviar a sus pacientes a un sistema médico diferente del suyo suponga incompetencia alguna por su parte.

Por descontado, nadie sugiere que los médicos occidentales dejen de lado los métodos en los que se han formado y pasen a adoptar el sistema chino, por más que lo encontraran mejor. Pero ¿no sería razonable, cuando los médicos y los investigadores occidentales tengan el valor de superar sus prejuicios y su arrogancia, que adaptaran algunos de los eficaces principios y prácticas de otros sistemas curativos y los incorporaran al propio, en su noble esfuerzo por hallar cura a enfermedades que, hasta ahora, se consideran incurables en la medicina occidental? Y, sobre todo, ¿cuando estas enfermedades se han curado en estos otros sistemas? Este es un tema importante, que en estos próximos años va a tener un gran protagonismo.

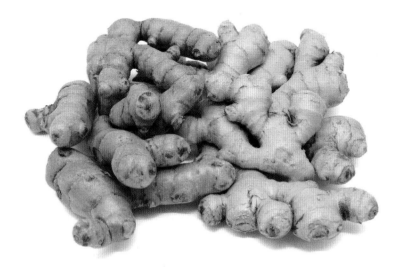

Sheng jiang (*Rhizoma zingiberis recens*)

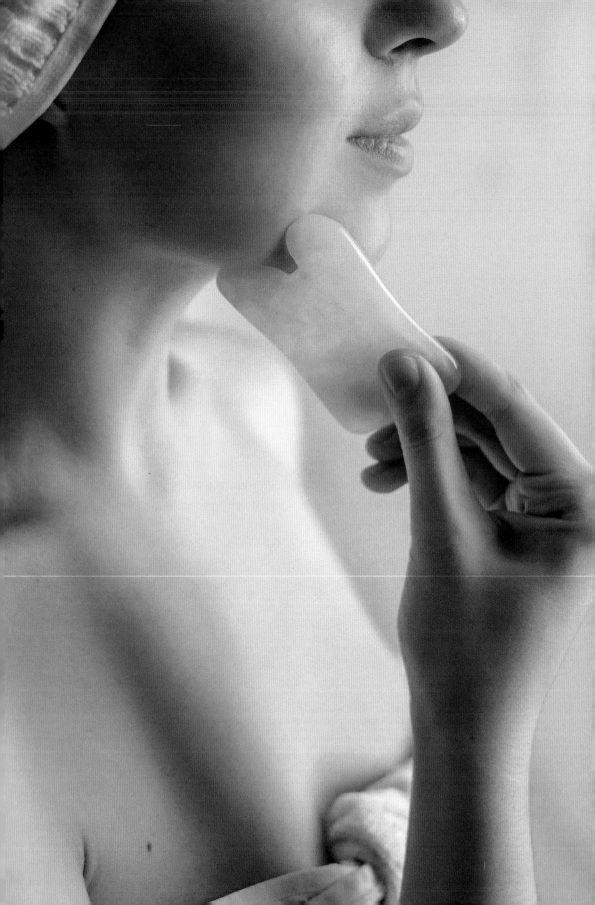

El arte del Yang Sheng
Gua sha, salud, belleza y bienestar

Una gota de prevención es mejor que un cubo de cura.
ANTGUO PROVERBIO CHINO

El Yang Sheng es una de las buenas ideas de la medicina china que apenas se conoce como tal en Occidente. Lo podemos traducir como «alimentar la vida» y en la práctica ayuda a lograr el equilibrio personal para disfrutar de una vida larga, sabia y feliz.

¿Parece una gran promesa? ¿Puede parecer una exageración? En realidad, el Yang Sheng es una parte de autocuidados, muy sencillos, de la medicina china.

También es un círculo virtuoso que incluye el estado de ánimo, y nos acerca a un estado predeterminado de calma y tranquilidad. Además, para obtener todos estos beneficios basta con dedicarle unos minutos al día, incorporando algunas de esas sugerencias a nuestra rutina diaria.

Anticiparnos a la enfermedad

En la antigua China, enfermar se consideraba un fracaso de la medicina preventiva. El principio del Yang Sheng es que si se eliminan los pequeños problemas de salud a medida que surgen, se evitará que se produzcan otros mayores. Como dice un antiguo proverbio chino: «Esperar a tratar las enfermedades cuando se manifiesten es como esperar a cavar un pozo cuando se tenga sed». Y quienes lo practican aseguran que «la práctica habitual del Yang Sheng hará por tu bienestar lo que el cepillado de dientes hace por tu boca». En otras palabras, podemos considerarlo como un mantenimiento diario para tu cuerpo, tu mente y tu espíritu.

El Yang Sheng tiene una historia de más de 5.000 años, pero son conocimientos que se fueron perdiendo en la segunda mitad del siglo pasado. Hasta que a finales de la década de 1980 se reeditaron muchos de los textos de medicina china clásica tradicional. Desde entonces, el interés por el Yang Sheng ha ido creciendo en todas partes.

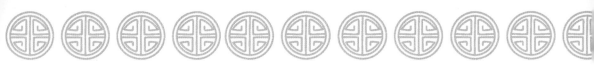

Fuerza vital

El *chi* o *qi* se explica de muchas maneras diferentes, una de ellas es como energía o fuerza vital. Como hemos dicho, el *chi* es la vibración viva y la base de todo lo que existe. Es la energía que fluye dentro de todos nosotros y a través de todos los objetos vivos del planeta. Piensa en cada uno de nosotros como pequeños ecosistemas dentro de uno más grande.

Incluso cuando te sientas completamente quieto, habrá algún movimiento en tu interior. Tus órganos, el latido de tu corazón, los fluidos en movimiento... cada célula está en constante movimiento. Todos estos tipos de energía, combinados con la respiración, constituyen el *chi*.

Los meridianos o canales por donde circula la energía o *chi* ascienden por la parte delantera del cuerpo y bajan por la parte trasera (ver esquema en pág. 32). Según la medicina china, la calidad y el movimiento del *chi* por el cuerpo determinan la salud. El estado ideal es el de un flujo fluido, sin desequilibrios ni bloqueos. Si hay estancamiento o *chi* estancado –y más, si el estancamiento es continuado, ya sea físico, emocional o espiritual–, la medicina china dice que acabará manifestándose como una enfermedad.

Sobre la inflamación

Desencadenada por nuestro sistema inmunitario, la inflamación es crucial para combatir las infecciones o proteger los tejidos dañados y curar las heridas. Es un mecanismo útil de las defensas del organismo, hasta que se desborda. Los médicos consideran cada vez más que el exceso de inflamación crónica es un factor clave detrás de muchas enfermedades y problemas de salud.

En la medicina china, uno de los equivalentes de la inflamación se denomina «calor» (aunque es una simplificación excesiva; es para entendernos). Por eso, cuando hablamos de «eliminar el calor», lo normal es que nos estemos refiriendo a las técnicas antiinflamatorias. Se ha demostrado que el qi gong, por ejemplo, reduce la inflamación, al igual que otras técnicas de cuerpo y mente, como la respiración y la meditación. Puede decirse que forman parte de ese poder curativo del Yang Sheng.

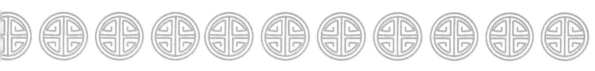

A lo largo de los meridianos hay lugares en los que el *chi* es más abundante y se comporta de una manera que lo hace accesible. Cada punto tendrá una función particular relacionada con la mente, el cuerpo o el espíritu, o una combinación de los tres. Y, además de la acupuntura, hay otras formas de estimular estos puntos y así fomentar el libre flujo del *chi*.

En el Yang Sheng se practica el qi gong a diario… pero puedes empezar con pequeños cambios, aunque solo hagas cada vez un minuto, o unos pocos minutos. Con estas técnicas lograrás momentos de calma a lo largo del día. Piensa en cada una de ellas como un reinicio rápido de tus energías yin y yang. Como ocurre con la naturaleza.

El masaje chino Tui Na

Es el masaje masaje tradicional chino por excelencia. En el Tui Na también se utilizan los meridianos del cuerpo. El masaje chino en general se conoce como «An Mo» (*An*, apretar, y *Mo*, friccionar). Las cuatro formas tradicionales de masaje son:

- Po Tong An Mo (masaje general)
- Yan Xue An Mo (masaje de presión de cavidades)
- Qi An Mo (masaje energético Qi).
- Tui Na An Mo (masaje de empujar y agarrar)
Y también existe otra técnica de masaje llamada gua sha (ver pág. siguiente).

El Tui Na es el masaje más conocido y practicado por la gran mayoría de los terapeutas en medicina china. Es un masaje terapéutico que trata primordialmente las patologías músculo esqueléticas y es muy utilizado en pediatría, ya que la acupuntura no es poco recomendable para niños y con Tui Na pueden lograrse prácticamente los mismos resultados que con la acupuntura. Incluso se emplea en enfermedades de los órganos internos.

Las técnicas del masaje Tui Na se basan en una gran variedad de recorridos sobre la superficie corporal, en zonas específicas –a través de los meridianos de energía de la acupuntura–, o bien en puntos muy precisos. Se trata de un masaje muy completo, que aún hoy continúa en constante estudio y desarrollo.

- A nivel músculo esquelético puede corregir la postura corporal.
- Promueve la recuperación del tejido blando.

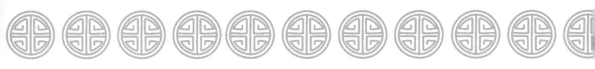

- Regula las funciones de los órganos internos.
- Refuerza las defensas y el sistema inmunitario.
- Estimula la circulación del chi y la sangre.
- Calma el dolor.

Sus efectos a nivel fisiológico son extraordinarios; actúa sobre todos los sistemas del organismo: circulatorio, respiratorio, nervioso, locomotor, inmunitario.

Gua sha

El *gua sha* es un tipo de masaje terapéutico que se puede aplicar a uno mismo con un instrumento de punta redonda. Se practica desde hace miles de años en China. «Gua» significa raspar o frotar, mientras que «sha» describe el enrojecimiento temporal que se produce.

El principio consiste en presionar la piel hasta que aparezca una erupción roja, de ahí su nombre. Este enrojecimiento es el motivo más importante por el que hasta ahora el gua sha sea tan poco conocido en Occidente, aunque las marcas desaparecen enseguida.

El principio de curación del gua sha es el mismo que el de las ventosas, ahora tan conocidas gracias a la actriz Gwyneth Paltrow y otros famosos (Andy Murray, Michael Phelps…) que las utilizan para su salud.

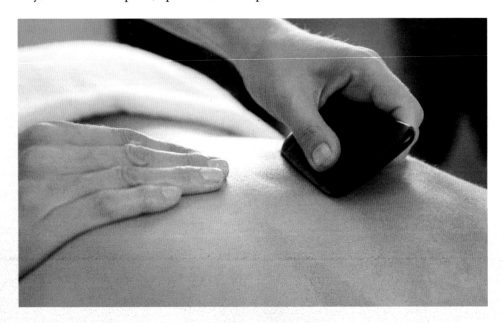

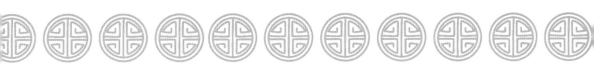

Más recientemente, esas reveladoras marcas circulares también se han visto en atletas de alto nivel que deben mantenerse en plena forma.

El gua sha consiste en eliminar el calor –o la inflamación– del cuerpo, por lo que la cantidad de sha (enrojecimiento) que aparezca dependerá de la cantidad de calor que se tenga.

Existen estudios sobre el gua sha que confirman esas propiedades antiinflamatorias y de refuerzo del sistema inmunitario, aunque el motivo no esté aún científicamente claro. Se sabe que el gua sha aumenta el flujo sanguíneo a la superficie de la piel, lo cual ayuda a mejorar la circulación, y aporta nutrientes a la piel, estimulando el sistema linfático, crucial para la eliminación de residuos y la inmunidad. Los estudios han demostrado que el gua sha también puede aliviar la tensión muscular y mejorar el sueño.

Gua sha facial

El gua sha facial es a menudo la primera técnica Yang Sheng que se adopta, porque la gente tiende a ver resultados visibles rápidamente.

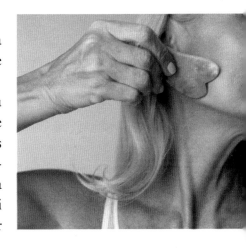

Suele hacerse con un instrumento de jade u otro cristal con forma de media luna, para que pueda seguir los contornos del rostro. Pero no es necesario un instrumento especial, incluso se puede utilizar una cuchara de sopa de porcelana china o la tapa de un tarro de mermelada bien limpia. Si te preocupan las rojeces, ve despacio para empezar (y practica antes de acostarte).

El aumento de la microcirculación durante el gua sha inunda la piel de nuevos nutrientes, aumentando con el tiempo los niveles de colágeno y elastina. Si se hace con regularidad, alisa y rellena la piel, reduciendo la aparición de líneas de expresión y arrugas.

Además, el gua sha es ideal para reducir la hinchazón y la congestión matutinas, ya que estimula suavemente el movimiento de la linfa, que no puede fluir por sí misma. Solo se mueve cuando nos movemos, o cuando la movemos nosotros. El gua sha libera la tensión de los músculos faciales y alivia los ojos y la piel doloridos, haciendo que el cutis se vea más brillante y, en general, más radiante.

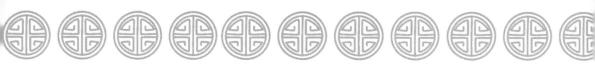

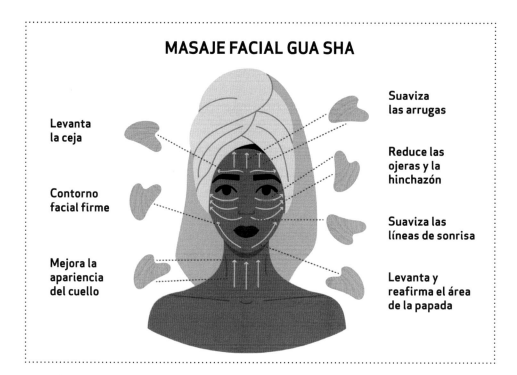

MASAJE FACIAL GUA SHA

Levanta la ceja

Contorno facial firme

Mejora la apariencia del cuello

Suaviza las arrugas

Reduce las ojeras y la hinchazón

Suaviza las líneas de sonrisa

Levanta y reafirma el área de la papada

No deja de sorprendernos la cantidad de tensión que se almacena en y entre los 43 músculos de la cara. El uso de una herramienta como el gua sha permite trabajar más profundamente en los músculos y las fascias que utilizando solo los dedos, por lo que se puede liberar conscientemente donde hay nudos o tensión. Por último, el gua sha facial activa los puntos de acupresión a lo largo de los 12 meridianos principales de la cara.

Gua sha corporal

La herramienta de gua sha corporal suele tener también forma de media luna, pero está hecha de jade o metal más fino, porque el cuerpo se beneficia de un poco más de intensidad. También se puede utilizar una tapa de tarro de mermelada.

Tradicionalmente, el gua sha era practicado por familiares o amigos para una gran variedad de afecciones, desde fiebre, dolor muscular y problemas musculo esqueléticos hasta inflamaciones, tos crónica, sinusitis, diarrea y migrañas. También se consideraba bueno para la prevención de enfermedades, con un tratamiento centrado en una zona concreta del cuerpo según el problema. Del gua sha se dice que mantiene y fortalece la constitución, aumentando la longevidad.

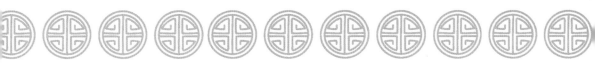

En el Yang Sheng lo utilizamos para estar bien y mantener el cuerpo y las emociones en equilibrio. Después de aplicar el gua sha corporal, la mayoría de personas se sienten mejor, tanto física como emocionalmente, con una sensación de ingravidez y alivio. La medicina china lo explica así: las emociones y la conciencia se almacenan en los órganos, de modo que cuando dichas emociones y pensamientos no se expresan, el chi en el cuerpo se atasca y no fluye.

El resultado lo veremos en forma de nudos y adherencias, dolor muscular y tirantez. Un cuerpo y una mente sanos necesitan que la sangre se mueva libremente para que los pensamientos y sentimientos puedan circular libremente por la conciencia. Y el gua sha ayuda a que eso ocurra.

Terapia de peinado

Todos los meridianos del cuerpo tienen conexiones directas o indirectas con algún lugar de la cabeza y el cuero cabelludo, por eso el peinar la cabeza los estimula. Suele usarse un peine de jade u otro cristal. También aumenta la circulación, lo que hace que lleguen más nutrientes al folículo piloso. No favorece el crecimiento del cabello como se podría pensar, pero sí que es una buena forma de relajarnos. Y para las personas a las que les gusta que les toquen la cabeza, este masaje craneal es un rápido alivio del estrés.

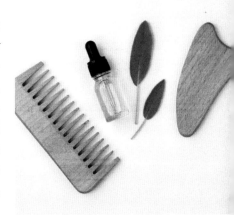

Baños minerales

Los baños con ingredientes aromáticos y minerales, junto con las técnicas de respiración, son una combinación que acaba con el estrés. Recientemente la ciencia ha empezado a comprender cómo el «calentamiento pasivo» –calentarse en un baño, una ducha o una sauna– mejora la salud porque ayuda a reducir la inflamación crónica, mejora la salud cardiovascular y regula el nivel de azúcar en sangre.

En una de las formas tradicionales chinas de bañarse, se alternan dos o tres veces el agua caliente y la fría, exfoliando con el calor cuando los poros están abiertos, y siguiendo con el agua fría para cerrarlos. Evita las temperaturas extremas si no gozas de buena salud y, sobre todo, si tienes la tensión alta o baja, problemas de piel o estás embarazada.

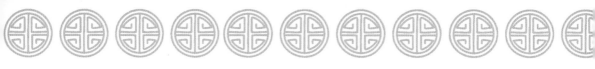

Baño de pies

Olvídate de la bañera, si no la tienes. De hecho, no la necesitarás. El baño de pies tiene su propio proceso en China, y todo lo que se necesita para obtener los beneficios es un barreño. Aunque parezca sencillo y austero, en realidad es un lujo.

Los pies tienen más de 60 puntos de acupuntura cada uno, que corresponden a muchas partes y órganos del cuerpo. La medicina china dice que cuando se sumergen los pies en agua caliente, esa temperatura corporal ligeramente elevada desbloquea los meridianos.

Las crisis curativas

En medicina china ya se hablaba de «crisis curativas» (*Ming xuan*) desde tiempo inmemorial, aunque también se habla de ellas en medicina natural y en diversas terapias holísticas, incluida la homeopatía. Esta reacción del organismo ya aparece en un antiguo texto (*Shangshu, El Libro de los Documentos*), escrito hace más de 2.000 años.

Los médicos chinos explican que, si la toxicidad se queda en las zonas de almacenamiento del cuerpo, provoca el estancamiento del chi, que acabará manifestándose en síntomas físicos y enfermedades. Uno de los principios básicos de la medicina china es «purgar y nutrir». Se elimina lo que no se necesita y luego se nutre el cuerpo para apoyarlo y fortalecerlo.

Primero limpiar, luego nutrir

En la práctica, cuando la gente empieza a hacer técnicas de Yang Sheng, a veces puede sentirse peor que antes de empezar. Es una parte importante del proceso: el cuerpo limpiándose a sí mismo para restablecer el equilibrio y un signo positivo de la vuelta a la salud. ¿Lo mejor de una crisis curativa? No sentirse bien le obligará a tomarse un tiempo para recuperarse y regenerarse. No te esfuerces, déjate llevar.

Aunque los síntomas –dolores de cabeza, sudoración, síntomas parecidos a los del resfriado– pueden hacerte pensar que estás enfermando, hay una buena señal de que se trata de una crisis curativa: querrás dormir, mucho. (Como precaución, si tus síntomas persisten durante más de tres días, será el momento de una visita a tu médico de cabecera).

¿Qué hacer, en caso de crisis curativa? Estas tres cosas:

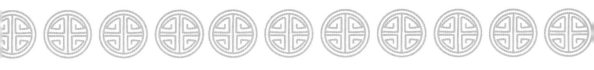

1. Deja que el tratamiento que ha puesto en marcha tu propio organismo siga su curso. No intentes suprimir los síntomas con medicamentos.

2. Descansa. Esto permitirá al cuerpo utilizar su energía en la curación.

3. Asegúrate de mantenerte hidratado.

Ahora bien, puesto que te estás autotratando y no estás bajo la supervisión de un profesional, vale la pena resaltar la importancia de introducir estas técnicas gradualmente, para suavizar cualquier crisis de curación que puedas experimentar. Te llevará más tiempo, pero tus síntomas sean menos graves.

Tres técnicas diarias para reequilibrar el cuerpo y la mente

Estas técnicas son un buen punto de partida para comenzar tu viaje hacia el Yang Sheng. No solo son breves, sino que se basan en lo que ya haces: respirar y moverte. En conjunto te ayudan a relajar el cuerpo y, como dirían los chinos, a liberar el chi estancado y a mover los fluidos. En términos occidentales, se diría que estimulan la circulación, incluido el sistema linfático. Además, son tan breves que pueden realizarse a diario en un momento.

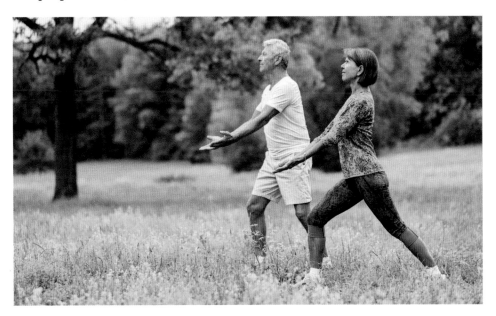

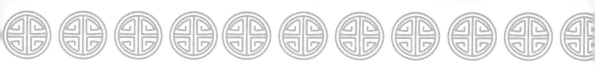

1. RITUAL DE RESPIRACIÓN «DE RESCATE». UN MINUTO

Hazlo al menos una vez al día.

Por muy ocupado que estés, ¡tienes que respirar! Aunque puede que hasta ahora no hayas prestado mucha atención a tu respiración, descubrirás que es la clave para controlar tu nivel de estrés. Es algo que afecta en gran medida a tu sistema digestivo, por eso es tan beneficioso concentrar la energía positiva en esta zona. Es una poderosa técnica que le da a tu mente algo en lo que concentrarse, sin esfuerzo alguno. O, dicho de otro modo, es como un minuto de meditación fácil.

Y recuerda: siempre, siempre, siempre... ¡hay que tomar el aire por la nariz!

1. Empieza sentado, tumbado o de pie; como te sientas más cómodo. Inspira por la nariz y luego expulsa el aire por la boca, sacando la lengua y haciendo un ruido "Haaaaa" mientras lo haces. Esto elimina el aire viciado que se acumula en los pulmones cuando se respira superficialmente. Repite la operación tres veces.

2. Con los ojos cerrados, inspira cinco veces por la nariz y espira cinco veces por la nariz. Piensa en inhalar el oxígeno profundamente, para llenar la cavidad torácica y bajar hasta el abdomen. Deja que tu atención descienda hasta el bajo vientre; tu ritmo cardíaco se reducirá, tu presión arterial bajará y tus músculos comenzarán a relajarse. No te preocupes por si estás respirando bien: la clave es llevar tu concentración hacia el interior de tu cuerpo.

3. Visualiza una sonrisa en el bajo vientre. Hazlo recordando la sensación de calidez que tienes cuando sonríes, y luego imagina que envías esa sensación a la parte baja del estómago.

2. RITUAL DE TAPPING DE UN MINUTO

Hazlo al menos una vez al día.

Este ejercicio «despierta» la circulación y es un buen antídoto contra el cansancio y la pereza. Hazlo al despertarte y repítelo regularmente a lo largo del día; por ejemplo, cada vez que te laves las manos. Vincularla a una acción regular te ayudará a recordar que hacerla vale la pena.

1. Con el puño suelto o la mano ahuecada, da unas palmaditas rápidas y firmes en el interior y luego en el exterior de los brazos. A continuación, da palmaditas hacia abajo y hacia arriba en el interior de las piernas, incluyendo los pies.

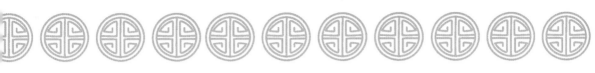

Tapping y EFT
(Técnica de Libertad Emocional)

El *tapping*, también llamado tamborileo, consiste en golpear el cuerpo con el puño suelto. Si lo haces con fuerza, estimula la circulación y te da un golpe de energía instantáneo. Si lo haces suave y lentamente, te resultará muy relajante. Los estudios demuestran que puede tener grandes efectos, tanto en la salud mental como en la inmunidad. Mantak Chia, el gran maestro taoísta, lo ha llegado a calificar como «qi gong de células madre»: «Hace más de 5.000 años, 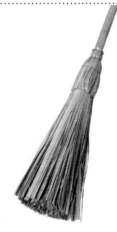 los maestros taoístas descubrieron que nuestro cuerpo tiene un maravilloso poder de regeneración, reparación y reconstrucción. Aplicando golpes suaves y graduales en determinadas partes del cuerpo y los órganos vitales, las células viejas, enfermas y dañadas se deshacen por completo. El cuerpo envía sus propias células madre para reparar y regenerar la piel, los órganos, las glándulas y todas las partes del cuerpo».

El *tapping* es la base de otra técnica: la Técnica de Libertad Emocional (EFT), actualmente de moda en el ámbito de la salud y el bienestar. De hecho, los conceptos curativos en los que se basa la EFT se practican en la medicina china desde hace más de 5.000 años. Al igual que en la acupuntura y la acupresión, se dice que los golpecitos en puntos específicos a lo largo de los canales de los meridianos restablecen un buen flujo de *chi*.

Tapping **con bambú.** Es otra forma de hacer tapping, utilizando una herramienta que parece un cepillo largo, pero con cerdas muy duras y retorcidas hechas de finas varillas de bambú (o a veces de metal). Es un poco más fuerte que el uso de los dedos y el resultado es muy agradable.

Puede parecer poco convencional, pero las varillas de bambú alivian la tensión de los músculos, trabajan para desbloquear los meridianos y

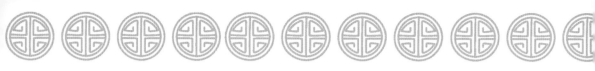

> estimulan el drenaje linfático: el resultado es muy beneficioso. Sigue la misma rutina que para el tapping, pero utiliza el tapper de bambú en lugar de tu puño.
>
> **Sacudirse.** Este es el energizante más sencillo y brillante, que consiste simplemente en sacudir todo el cuerpo. Las sacudidas ponen en marcha la circulación de forma inmediata, hacen que la sangre y el chi fluyan y desalojen el estancamiento, por lo que son ideales por la mañana o para levantar el ánimo si te sientes perezoso. También es bueno después de una mala experiencia: tanto los animales como los seres humanos se sacuden o tiemblan como respuesta espontánea de autocuración ante un trauma o un shock. Es casi como pulsar un botón de reinicio emocional.

2. Da una palmadita en círculo alrededor del abdomen, la parte baja de la espalda, toda la cabeza y, por último, el timo (entre los pechos).

3. LEVANTAR EL CIELO

Hazlo al menos una vez al día.

Como todos los movimientos del qi gong, hay varias versiones ligeramente diferentes de este ejercicio. Esta es una de las más sencillas; en ella se activan la mayoría de los meridianos (canales de energía) y se fortalecen los músculos abdominales.

1. Empieza de pie, con los pies separados a la anchura de los hombros. Mantén los ojos relajados y medio cerrados. Extiende las manos al frente, alineadas con las caderas, con los brazos ligeramente doblados, las palmas hacia el suelo y las puntas de los dedos casi tocándose.

2. Exhala, y luego contrae el abdomen. Mira tus manos.

3. Inspira profundamente y, al hacerlo, presiona las manos hacia el suelo, luego déjalas subir en medio círculo, con las palmas hacia fuera. Sigue tus manos con la mirada. Mantén las palmas planas y los codos ligeramente doblados.

4. Cuando tus manos lleguen a la altura de la frente, empuja hacia arriba, como si estuvieras levantando el cielo, mirando hacia arriba.

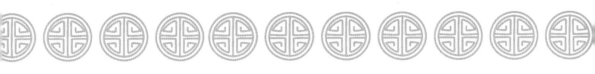

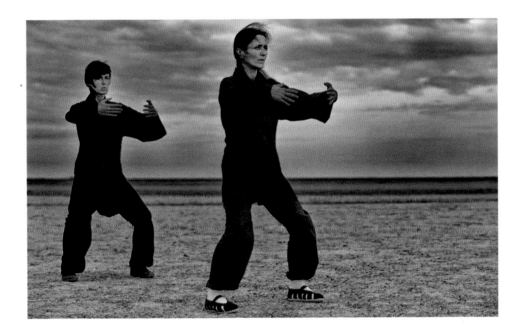

5. Cuando las manos lleguen a la cima, exhala mientras separas los brazos hacia los lados y los mueves hacia abajo en forma de círculo. Deja que tus brazos y tu mirada vuelvan al centro.

Repite la operación durante un minuto.

La respiración

> *La mayoría de la gente común solo respira hasta la garganta.*
> *Pocas personas respiran hasta los talones.*
> Zhuang Zi (siglo iii a.C.)

La respiración es una de las dos formas de crear *chi*; la otra es con lo que comemos y bebemos. Respirar profundamente –como harás mucho con esta técnica– relaja inmediatamente el cuerpo porque estimula el nervio vago, que va desde el cuello hasta el abdomen y se encarga de desactivar el reflejo de «lucha o huida». También está demostrado que la estimulación del nervio vago combate la inflamación, por lo que respirar correctamente te aportará beneficios, tanto instantáneos como a largo plazo.

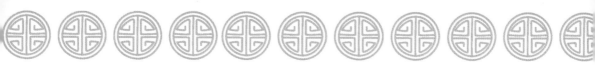

El aire y la energía

En la medicina china, la respiración es el tratamiento autocurativo más inmediato y poderoso que tenemos, una piedra angular de la gestión de tu salud. Y es uno de los pocos procesos corporales automáticos que puedes controlar conscientemente. Verás como el resultado relajante de esta técnica en solo un minuto es inmediato: se nota al cabo de tres respiraciones.

Ahora mismo, para un momento y presta atención a cómo estás respirando. ¿Has respirado profundamente porque lo he mencionado? ¿Es así como sueles respirar? ¿O sólo respiras profundamente durante el yoga o la meditación?

Para muchas personas, la respiración superficial –y hasta la interrupción de la respiración durante unos segundos– se ha convertido en nuestra norma, más aún cuando estamos estresados u ocupados. El enfoque taoísta consiste en hacer que la respiración abdominal profunda sea la norma. El objetivo es respirar –siempre por la nariz– de manera uniforme, pero a un ritmo muy lento, sin retener nunca la respiración.

En la medicina china se dice que el diafragma retiene los traumas emocionales. Y moverlo, con respiraciones profundas o ejercicios suaves, ayuda a liberarlo.

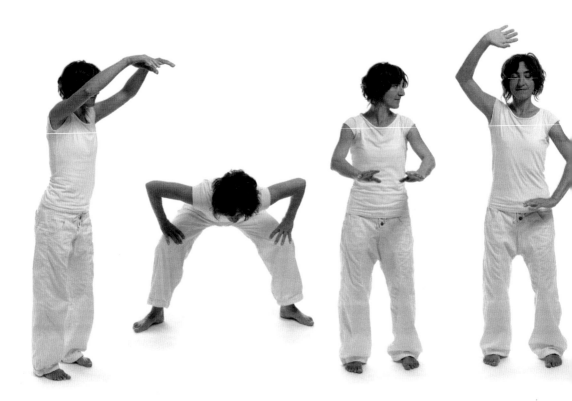

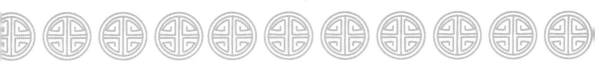

La práctica diaria de algunos ejercicios de respiración te ayudará, sobre todo en situaciones de estrés y emergencias. Intenta respirar correctamente siempre que te acuerdes y, sobre todo, cuando te sorprendas respirando de forma superficial o reteniendo la respiración.

Hoy sabemos que la respiración lenta y controlada estimula el nervio vago, que conecta la cabeza y el estómago. Esto, a su vez, hace que entre en acción el sistema nervioso parasimpático (que es nuestro sistema de descanso y relajación). La explicación de la medicina china es que la respiración lenta y meditada te lleva de una fase activa yang a una fase relajada y pasiva yin. Esto la convierte en la forma más sencilla de meditación.

Respiración y energía

Según la sabiduría china, una buena respiración es una de las dos formas principales de mejorar la calidad del chi (energía) y de la sangre. En Occidente sabemos que la respiración profunda bien practicada aumenta la oxigenación de la sangre y mejora la circulación.

Algunos movimientos básicos de qi gong.

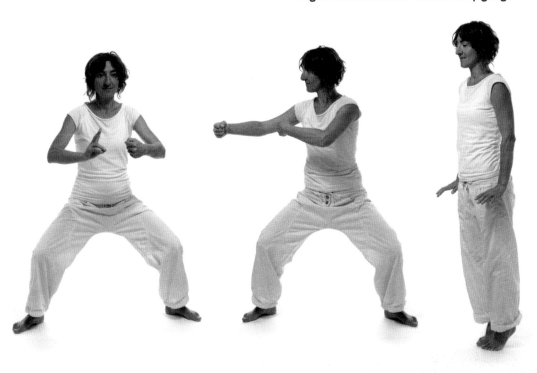

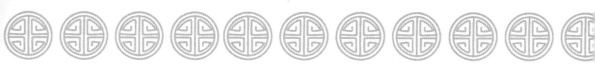

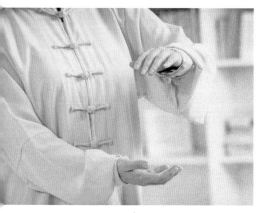

Quizá ya conoces algunos ejercicios de respiración por las clases de yoga o de meditación. La respiración taoísta es muy similar a la de tipo yóguico; en ambas se da una ralentización y alargamiento de la respiración, así como la combinación de determinadas posiciones con la respiración. Entre las diferencias, la principal es que en la respiración taoísta no se retiene o restringe el flujo de aire, ni se bloquean las fosas nasales.

Las respiraciones sonrientes chinas

Seguramente ya habrás probado el Ritual de respiración «de rescate» de un minuto de la pág. 274. En los retiros se suele practicar al amanecer y al atardecer, como parte de una sesión completa de qi gong. Aquí os proponemos la versión de un minuto. Puedes empezar con una sola respiración y, si te gusta, hacer cinco más. Y si disfrutas con ellas, ¡sigue!

Inspira como en el Ritual de respiración «de rescate» de un minuto (ver página 274). Luego, al exhalar, envía suavemente una sonrisa interior a cada uno de tus órganos por turno: hígado, riñones, pulmones, corazón, estómago. Para cada órgano, haz tres rondas completas de respiración, imaginando que está lleno de calor y felicidad. Cada órgano está asociado a una emoción concreta; si te sientes abrumado por una emoción específica, puedes respirar solo en ese órgano concreto.

- Para disolver la ira, sonríe al hígado.
- Para disolver el miedo, sonríe a los riñones.
- Para disolver el dolor, sonríe a los pulmones.
- Para disolver la tristeza, sonríe a tu corazón.
- Para disolver la ansiedad, sonríe a tu estómago.

Dos ejercicios energizantes

Estos dos ejercicios proceden del qi gong. En los parques de China es, junto con el tai chi, un ritual matutino para millones de personas. Hay muchos ejercicios de qi gong para caminar; estos dos son fáciles de hacer en casi cualquier lugar.

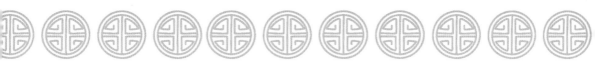

Caminar es la forma más sencilla de integrar la respiración y el movimiento, y es genial porque no requiere ningún tiempo extra. La idea es coordinar conscientemente tu respiración con tus pasos, un tipo de meditación que suele resultar más fácil que estando sentado.

1. Caminar con el qi gong

Los profesores de qi gong suelen llamarlo «caminar natural», pero no se trata de caminar con los pensamientos a flor de piel. En su lugar, te centras en mantener los músculos relajados y la respiración regular. Lo ideal es que el paseo dure entre 20 y 30 minutos, pero también vale la pena hacerlo durante periodos más cortos, incluso durante los 30 segundos que transcurren entre el escritorio y la tetera.

- Sal con el talón hacia abajo y los dedos de los pies hacia arriba, manteniendo el cuello recto y mirando al frente.
- Mueve los brazos con naturalidad. Abre las axilas para que tus brazos queden ligeramente extendidos hacia los lados.
- Concéntrate en pisar ligeramente y dar pequeños pasos. Puedes sentir que estás usando los talones más de lo normal; te acostumbrarás.
- Mantén la misma duración de la inspiración y espiración (inhalar/exhalar). Por ejemplo, cuatro contando hacia adentro y cuatro contando hacia afuera. Concéntrate ahí y en el movimiento de tus extremidades. Si tu mente se desvía, retórnala suavemente a su lugar.
- Intenta dar entre 60 y 70 pasos por minuto. Es un ritmo que, con todo, no debería dejarte sin aliento.

2. Contar los pasos

Inspira durante el tiempo que tardas en dar cuatro pasos. Espira el tiempo que tardas en dar ocho pasos. Intenta aterrizar en el suelo con el menor ruido posible. Mientras caminas, mantén las manos ligeramente levantadas, a la altura de las caderas, con los dedos hacia delante y las palmas hacia el suelo. Imagina que se deslizan por una superficie plana mientras te mueves.

Puedes caminar durante el tiempo que quieras. Recuerda las aplicaciones de teléfono móvil o gadgets parecidos para contar tus pasos: verás cómo, a partir de 10.000 pasos al día, las cosas van mucho mejor.

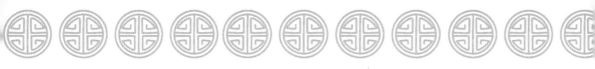

Los seis sonidos curativos

Se trata de una de las formas más antiguas de terapia respiratoria. Determinados sonidos se corresponden con las vibraciones de cada órgano y su meridiano. Puede parecer extraño, pero hay ahí un poder transformador de primera mano.

Si puedes, hazlo a diario, sobre todo antes de acostarte si tienes problemas para dormir. En cuanto al nivel de ruido, puedes adaptar el volumen a tu entorno. Merece la pena hacerlo en privado si crees que hacer los sonidos en voz alta te libera más. De todas formas, practicarlos muy suavemente, casi en voz baja, es mejor para obtener resultados a largo plazo.

En medicina china, cada órgano que se trabaja se considera un «órgano maestro», lo que significa que controla otros órganos y sistemas del cuerpo. La idea es que si mantienes tus órganos maestros felices y sanos, te mantendrás en equilibrio.

Mientras exhalas una larga bocanada de aire, haz el sonido. Mientras lo haces, visualiza el órgano o área correspondiente. Envíale vibraciones alegres e imagina que la energía vieja y rancia sale de él, como si fuera niebla. Repite cinco veces para cada órgano. Lo ideal es hacer tres rondas.

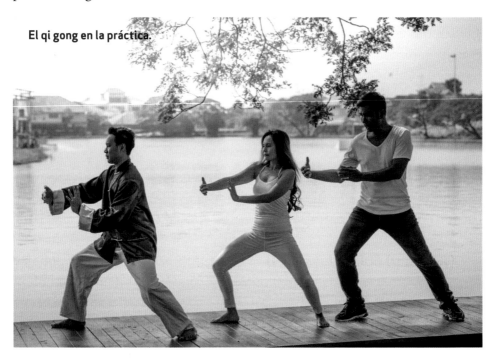

El qi gong en la práctica.

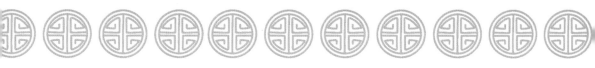

- Sssssss para los pulmones.
- Chooooo para tus riñones.
- Shhhhhhh para tu hígado.
- Haaaaaaa para tu corazón e intestino delgado.
- Whoooo para tu estómago, bazo y páncreas.
- Herrrrrrr para tu triple quemador/san jiao (esto se traduce aproximadamente como tronco o núcleo).

La risa y el estrés

No hay nada mejor que partirte de risa y llorar hasta no poder parar ¿verdad? «El que sonríe es el más fuerte», dice un proverbio japonés de origen chino. Los antiguos chinos ya sabían que la risa es una de las mejores medicinas: las vibraciones que origina tienen un efecto emocional y físicamente curativo.

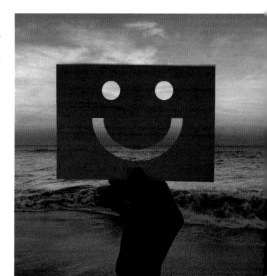

No es necesario reírse de una manera específica, ya que el cuerpo no suele distinguir entre la risa que simplemente ocurre y la que se fuerza. Más aún: a menudo las risas falsas se convierten enseguida en risas auténticas.

En Internet puedes encontrar (en «qi gong de la risa», por ejemplo) vídeos contagiosamente divertidos. Al ser la risa tan contagiosa, vale la pena hacer este ejercicio con un amigo.

- Ponte de pie con los pies separados a la anchura de las caderas, doblando ligeramente las rodillas.
- Inspira, levantando los brazos a cada lado, con las muñecas sueltas y las palmas hacia el suelo.
- Al espirar, ríete.

Por otra parte, puedes descargarte en tu móvil o gadget similar una aplicación de gong tibetano; prográmala para que suene cada hora mientras trabajas. Cuando suene, respira profunda y lentamente. Recuerda, haz que tu exhalación sea más larga que tu inhalación.

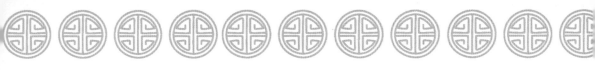

Qué hacer durante el día...
para dormir bien por la noche

Insomnio y salud

Una de las primeras preguntas que te harán en un diagnóstico de medicina china será sobre cómo duermes: los problemas de sueño revelan numerosos desequilibrios en el cuerpo. En lo que se refiere a la higiene del sueño, la medicina china suele coincidir con los consejos de los expertos: mantén tu habitación en silencio, fresca y oscura; haz una pausa suave durante la noche y nada de pantallas antes de acostarte. Seguro que todo eso ya lo sabes, pero puede ser que no lo estés haciendo. Intenta pensar en las tardes como una transición del día a la noche, no como un momento para trabajar más.

Cómo ve el sueño la medicina china

Aunque los consejos chinos y occidentales pueden parecer similares a primera vista, el razonamiento que los sustenta es muy diferente.

Si no puedes dormir, la primera hipótesis de la medicina china es que tienes un desequilibrio de energías yin/yang. Piensa en la energía yang como una llama que te mantiene caliente, con energía, y que te impulsa durante todo el día. Por la noche, la energía yin debería tomar el relevo. Te refresca, te nutre, te restaura y te repone física y mentalmente mientras duermes.

Existe también en el cuerpo una energía protectora llamada «wei chi», que fluye en el exterior de tu cuerpo durante el día, cuando se clasifica como yang. Por la noche, esta energía se traslada al interior y se convierte en yin. Sin embargo, un estilo de vida sedentario o el estrés impedirán que tu wei chi fluya libremente, interrumpiendo el péndulo que va del yang al yin. Eso hará que no disfrutes de un sueño profundo y regenerador.

Desequilibrio de los órganos

La segunda hipótesis sería que tu insomnio te está señalando un desequilibrio de órganos. Esto no significa un problema médico, ya que la sabiduría china considera nuestros órganos de una manera más amplia que la biología occidental,. Por ejemplo, si necesitas ir al baño con frecuencia por la noche, la medicina china diría que esto apunta a un desequilibrio renal (no es lo mismo que diagnosticar una infección renal).

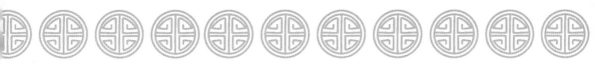

El momento de la noche en que te cuesta dormir o despertarte indicará qué órgano tiene el desequilibrio. ¿Puedes relacionar tu dificultad para dormir con un momento determinado de la noche?

- Los problemas entre las 21:00 y las 23:00 están relacionados con el funcionamiento del corazón,
- entre las 23:00 y la 1:00 con la vesícula biliar,
- entre la 1:00 y las 3:00 con el hígado,
- entre las 3:00 y las 5:00 con el pulmón
- y entre las 5:00 y las 7:00 con el intestino grueso.

Horarios para el mejor sueño nocturno

Lo que no hay que hacer para dormir bien es pasar la noche en el sofá viendo Netflix, desplazándose por Instagram y WhatsApp, y luego caer en la cama. En vez de eso, toma la naturaleza como referencia e intenta pasar lentamente del día a la noche. Tanto en Oriente como en Occidente coinciden en que establecer una hora constante de acostarse (y cumplirla) mejora la calidad del sueño.

- **De las 18 a las 19 horas.** Toma la comida principal. Los antiguos chinos observaron que irse a la cama con el estómago lleno es malo para el sueño, porque la digestión implica el calentamiento y la transformación de los alimentos, que son actividades muy yang. La cafeína, la comida picante y el alcohol también se consideran yang, por lo que conviene evitarlos si se puede.
- **A las 21 horas.** Comienza tu ritual para ir a la cama a las nueve de la noche. Apaga la televisión. Sumérgete en la bañera o báñate los pies. Haz un poco de gua sha (ver página 268). Los golpecitos lentos y suaves (ver pág. 275) también son relajantes ahora, especialmente después del baño. Hazlo durante 10 minutos; es recomendable un golpeador de bambú. Y echa un vistazo al ritual nocturno sugerido en la página siguiente.
- **A las 22 horas.** Procura ir a la cama con el móvil apagado o fuera de la habitación. Es muy importante alejarse de las pantallas y relajar los ojos; los ojos están vinculados al hígado en la medicina china, y un hígado sobrecargado te mantendrá despierto. Apaga también los enchufes de la pared; algunas personas son sensibles a la energía yang de los móviles, el wifi y los enchufes. En cuanto a los suplementos dietéticos para dormir, son recomendables la tintura de valeriana, la melatonina y el magnesio.

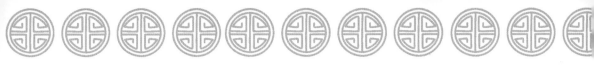

■ **De 22:15 a 22:30.** Apaga la luz. Intenta dormirte alrededor de las 22:30 horas. Entramos en nuestro estado de sueño de mayor calidad unos 40 minutos después de quedarnos dormidos. Y en las horas comprendidas entre las 11 de la noche y la 1 de la madrugada es cuando el hígado se repara, según la medicina china. Si no te duermes temprano, te despertarás menos fresco.

Para dormir mejor

Haz descansos yin

La noche es el momento en que la energía yin debería tomar el relevo de forma natural, permitiéndote descansar. Pero como todos llevamos una vida tan acelerada y tan yang, es fácil perder el hábito de relajarse para que esto ocurra. El yin y el yang pueden desequilibrarse por muchas razones, pero el estrés es una de las más importantes. Practica una o varias de estas técnicas y te resultará más fácil relajarte después.

1. Túmbate para hacer un breve descanso o una siesta durante el día para nutrir tu yin. Como nos sentimos naturalmente somnolientos después del almuerzo, éste es el mejor momento para una siesta de hasta 30 minutos. Si no es posible, entre las 15 y las 17 horas también es bueno. Incluso puede ayudar practicar la respiración profunda durante cinco minutos en un lugar tranquilo.
2. A partir de las 18:00 horas, limita el ejercicio de alta intensidad, como correr, hacer intensa gimnasia corporal... en general, cualquier cosa que te acelere y te añada estrés. En vez de eso haz ejercicios suaves, al aire libre si es posible. Hatha yoga, unos paseos, incluso los populares estiramientos («stretching») son buenos.
3. Activa repetidamente fase de descanso de tu sistema nervioso a lo largo del día, utilizando el Ritual de la respiración «de rescate» de un minuto y las técnicas de respiración sonriente china (ver pág. 280).

Ritual del baño mineral

En las casas de baños de China el tratamiento tiene un ritual específico. Aquí lo hemos resumido para que puedas hacerlo en casa, pero sigue siendo enormemente beneficioso para inducir un sueño tranquilo. Siempre hay que bañarse primero y hacer el gua sha después. Puedes utilizar cualquier sal mineral de buena calidad y rica en magnesio, como las sales de Epsom.

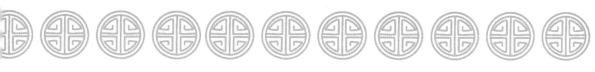

1. Agua caliente. Sumérgete durante 20 minutos en un baño tan caliente como puedas. No hagas la inmersión inmediata en agua caliente, el baño ha de ser de temperatura ascendente.

En su lugar, métete en un baño de agua tibia, aproximadamente un tercio de su capacidad, y luego aumenta la temperatura lentamente. A medida que te calientas, la respuesta de relajación entra en acción, tu presión arterial disminuye y tu ritmo cardíaco se reduce.

2. Exfoliación. Exfolia todo tu cuerpo con una esponja vegetal o un cepillo corporal, asegurándote de incluir las regiones de las ingles y las axilas. La exfoliación forma parte de los rituales de spa tradicionales de muchas culturas; históricamente, los chinos utilizaban frutas secas y fibras vegetales en forma de esponjas. La exfoliación favorece el drenaje linfático y estimula la inmunidad y la circulación, además de dejar la piel súper suave.

3. Agua fría. A continuación, dúchate con agua fría, tan fría como puedas, durante el tiempo que puedas. Un chorro regular de agua fría –incluso de 30 segundos– ayuda a reforzar la inmunidad, así como la circulación y el metabolismo. Es lo que en Occidente se conoce como «hidroterapia». Se sabe que reduce la gravedad de los síntomas de gripes y resfriados (aunque no su duración).

Para terminar, pon a continuación el agua caliente. Termina siempre en caliente a la hora de acostarte para relajarte, pero si lo haces por la mañana, termina en frío, con un secado enérgico con toalla y abrigo, lo cual favorece una muy saludable reacción en el organismo.

El gua sha y el sueño

Hoy sabemos que el gua sha (ver pág. 268) te pone en modo de relajación, que es exactamente donde quieres estar antes de dormir. Es especialmente útil si tienes estrés crónico y te cuesta hacer ese cambio automáticamente.

A la hora de acostarse, es bueno hacer gua sha en el pecho y los brazos. El gua sha calma la ansiedad y favorece un agradable estado relajante al estimular el flujo de sangre y el *chi* alrededor del corazón y los pulmones. Presiona el pecho desde el centro hacia fuera, utilizando una herramienta de gua sha o una cucharilla (de metal). Hazlo de seis a ocho veces en cada lado. A continuación, haz lo mismo a lo largo de los brazos, trabajando hacia fuera.

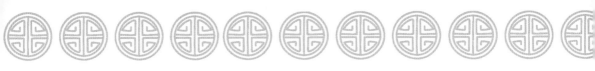

Gua sha nocturno rápido y sencillo para los pies

Tanto los baños de pies como los masajes de pies son excelentes inductores del sueño, ya que hacen descender los pensamientos acelerados de tu mente *xinyuan* (inquieta, acelerada, confusa, caprichosa, inconstante) hacia tus pies, conectándote a tierra. Utiliza una herramienta de gua sha de metal o una cucharilla para dibujar una figura de ocho repetidamente en la planta del pie, durante un minuto en cada pie. O golpea ligeramente cada pie con la mano ahuecada, de 50 a 100 veces en cada pie.

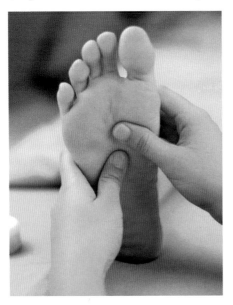

Relajación de los pies antes de acostarse

Llena un recipiente con agua caliente y añade sales de magnesio para una mayor relajación. Sumerge los pies durante 20 minutos. Si empiezas a sudar es bueno, ya que estás desbloqueando los meridianos. Pero no te quedes caliente; la sudoración excesiva gasta demasiada energía.

Ahora, activa un punto de acupresión llamado Bazo 6, que es excelente para nutrir el yin. Para localizarlo, coloca la mano sobre la parte interior de la pierna, en la parte inferior del tobillo. El Bazo 6 está a cuatro dedos de ancho hacia arriba. Presiona y mantén ahí unos instantes en cada pierna. A continuación, presiona y mantén la planta del pie, en un punto muy utilizado para el insomnio, el Riñón 1 (ver gráficos).

■ **Los seis sonidos curativos.** Practicar los seis sonidos curativos –en particular el sonido más relevante para el órgano de tu tiempo de vigilia (ver horarios en la pág. 282) hará que tu cuerpo se reequilibre rápidamente.

■ **Qi gong.** El estiramiento de levantar el cielo. Este antiguo estiramiento del qi gong (pág. 276) es un gran ejercicio completo. Además de equilibrar tus energías antes de acostarte, puedes hacerlo para centrarte en cualquier momento en que te sientas un poco desorientado.

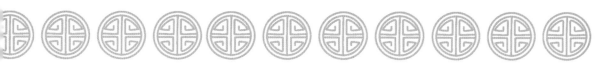

¿Sigues sin dormir? Otros remedios

■ Prepara una taza de tisana de crisantemo (*Chrysanthemum*). Despeja el exceso de energía yang y es realmente relajante para esos momentos en los que los nervios están alterados.

■ Hay un punto de acupresión muy útil llamado Anmian, que se traduce como «sueño tranquilo». Se trata de una pequeña hendidura en el cuello, a unos 2 cm detrás de la mitad de la oreja. Hay que presionar con el dedo y masajear con un movimiento circular. La tradición dice que hay que hacerlo 100 veces.

El punto anmian se ubica en la nuca, posterior a la apófisis mastoides del hueso temporal. Anmian significa «Sueño Tranquilo». El área de la nuca se conoce como la «Almohada de Jade» y se sabe desde tiempos remotos que tiene la capacidad de tranquilizarnos e inducir el sueño.

Respira hacia los pies. Inspira profundamente, sintiendo que el aire llena tu estómago e imaginando que sigue bajando por todo tu cuerpo hasta los pies. La sabiduría china sostiene que el chi (qi) sigue la intención. La intención de que la respiración descienda hasta los pies también centra la mente y te saca de la cabeza y de los pensamientos acelerados.

Entre otros remedios populares en Occidente que son también de utilidad, tienes la melatonina, con o sin valeriana (*Valeriana officinalis*) y otras plantas de apoyo.

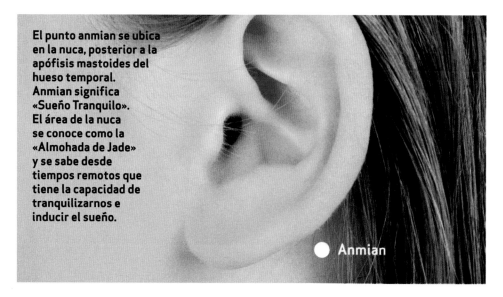

El punto anmian se ubica en la nuca, posterior a la apófisis mastoides del hueso temporal. Anmian significa «Sueño Tranquilo». El área de la nuca se conoce como la «Almohada de Jade» y se sabe desde tiempos remotos que tiene la capacidad de tranquilizarnos e inducir el sueño.

Anmian

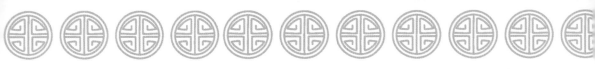

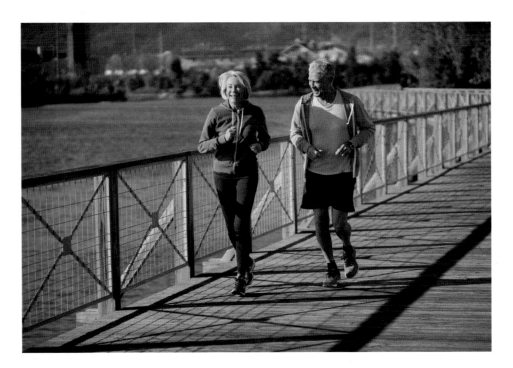

Ejercicio
Salud, fuerza y energía con el cuerpo en movimiento

Las bisagras de una puerta en movimiento nunca se oxidan,
y el agua que fluye nunca se estanca.
GE HONG, FILÓSOFO Y ESPECIALISTA EN LONGEVIDAD

Un plan de fitness ¿todo o nada?

Alguna vez has empezado un plan de fitness y te has prometido a ti mismo que correrás o nadarás o harás gimnasia todos los días, ¿verdad? Luego, una semana, un mes o incluso unos días después, a pesar de tus mejores intenciones... se acabó. Te has bajado del carro de los entrenamientos. Quizá tuviste un mal día en el trabajo y, comprensiblemente, te refugiaste en un refresco o en una cervecita en lugar de hacer yoga. O tal vez, cuando sonó el despertador, estabas demasiado cansado para salir de la cama a correr.

El problema de hacer una promesa o un plan de ejercicio grande y revolucionario es que es todo o nada. Así que, en el momento en que no llegas al 100%, acabas por no hacer nada.

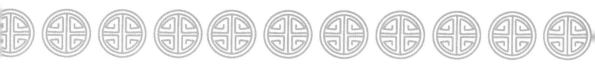

O quizá haces ejercicio con regularidad, pero sigues sintiéndote cansado la mayor parte del tiempo. Te has estancado; nunca pareces estar más en forma o más fuerte o más cerca de la forma que quieres. Es desmoralizador. Y cada vez que haces ejercicio, comenzar te supone un gran esfuerzo.

Si es así, hacer ejercicio según los principios del Yang Sheng será una revelación. Porque una de las cosas que más te cambia la vida la medicina china es que el ejercicio no tiene por qué ser extenuante, ni un esfuerzo para encajar en tu vida, ni tampoco largo, para ser eficaz.

La sabiduría china nos enseña que esforzarse en el gimnasio o apuntarse a una maratón no es necesariamente lo mejor para nuestro cuerpo, ni para el de casi nadie. A no ser que te guste mucho practicarlo, según el pensamiento chino, forzarte a hacer un entrenamiento súper agotador, especialmente cuando estarías mejor descansando o durmiendo, no sólo es insostenible, sino que además añade aún más estrés a tu cuerpo.

Qi gong, el milagro del ejercicio interno

Este tipo de ejercicio te dará el cuerpo que deseas, un cuerpo que se siente en forma, fuerte y con energía. Hablamos del qi gong a lo largo del libro porque es, sencillamente, una gran técnica de autocuración, una forma de aprender a manejar el *chi* alrededor del cuerpo y gozar de buena salud, por dentro y por fuera.

El qi gong se creó como una forma de «meditación dinámica», para que los maestros taoístas pudieran mantener sus músculos relajados, fuertes y flexibles tras horas y horas de meditación sentados y concentrados.

El qi gong hace trabajar los músculos y nutre todos los órganos, pero, sobre todo, no los sobrecarga. Aumenta la captación de oxígeno y la circulación, pero con el cuerpo relajado. Esto aumenta tu capacidad de almacenar y generar tus reservas de *chi*. Si cuidas tus órganos, verás un efecto positivo en toda tu salud. El qi gong te dará resistencia sin estrés y tono sin dolor.

Al hacer los ejercicios se equilibra todo el cuerpo y, al ser tan suaves, son adecuados incluso para las personas mayores y las que se están recuperando de una enfermedad.

Ahora bien, ¿pueden unos minutos de movimiento lento al día sustituir realmente una sesión de gimnasio? Más que eso. De hecho, el qi gong puede ser un

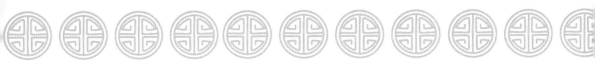

buen ejercicio cardiovascular, y una de sus ventajas es que puedes hacerlo tan fuerte o tan suave como quieras.

Según la medicina china: cualquier ejercicio que hagas ha de restaurar tu energía yin nutritiva y mover tu energía yang vigorizante. Al marcar tu entrenamiento con qi gong aumentarás la energía yin, desconectarás el estrés y volverás a activar tu fase de descanso. Eso permitirá que tu cuerpo se recupere.

Incluso si no tienes mucho tiempo, es mejor que hagas un entrenamiento más corto y que incluyas una transición antes y después.

Consejos Yang Sheng para practicar ejercicio

■ **Mueve tu cuerpo a primera hora.** La sabiduría china aconseja que el yang chi —la energía activa— se eleva por la mañana, por lo que justo después de la salida del sol es el mejor momento del día para moverse.

■ **Acompaña tu día con movimiento.** En lugar de añadir el ejercicio a tu día, intenta hacer cada uno de los siete ejercicios diarios de qi gong a lo largo de la jornada. Se ha demostrado que las rachas cortas de ejercicio moderado son tan efectivas como un entrenamiento largo. Intenta también alcanzar los 10.000 pasos a lo largo del día. Recuerda que demasiado ejercicio no es bueno, pero tampoco es bueno moverse demasiado poco.

■ **«Pasear al perro».** Elige algo que te guste hacer. Si es un placer, sacarás tiempo para hacerlo y se convertirá en una parte habitual de tu vida. Ya sea kickboxing, pilates, escalada, zumba o simplemente pasear al perro, el ejercicio adecuado puede ser una de las alegrías de la vida diaria. Te quita quebraderos de cabeza, te ayuda a dormir y a respirar mejor.

La tradición cultural china nos recuerda que el corazón, además de bombear sangre por el cuerpo, también es el responsable de la alegría.

■ **Constancia planificada.** Una vez que hayas encontrado lo que te gusta hacer, ponte un objetivo y un plan realista para conseguirlo. Es muy conveniente que escribas tus objetivos, así te harás más responsable de ellos. Necesitarás un poco de disciplina, así que empieza por algo pequeño, aunque sea: «Haré un ejercicio de qi gong al día durante una semana». Puedes empezar con un solo minuto, siempre que seas constante. Para que la práctica sea eficaz, hay que hacerla todos los días. Con el tiempo, aumenta ese minuto.

La sabiduría china explica por qué tu fuerza de voluntad te abandona cuando estás estresado, cansado o agotado. El órgano responsable de la fuerza de voluntad son los riñones, y también es el primer órgano que se ve afectado por la respuesta al estrés. Por eso, cuando estás estresado, tus riñones necesitan atención, no machacarlos aún más por el ejercicio.

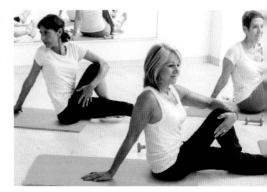

Para aumentar poco a poco tus reservas renales, empieza también con un solo minuto de ejercicio y aumenta gradualmente. Como seres humanos, nuestra fuerza de voluntad es naturalmente limitada. Por eso es mejor arraigar pequeños hábitos antes de progresar a los grandes.

■ **Escucha a tu cuerpo.** Los sabios chinos advierten con crudeza que «el estancamiento es la muerte», y es cierto: hay que moverse. Pero si te pasas el día encerrado en la oficina y te sientes agotado a las 5 de la tarde, arrastrarte al gimnasio después del trabajo no va a ser bueno ni para tu cuerpo ni para tu alma. Si te sientes cansado o mal, no tienes por qué hacer ejercicio. Es mejor que descanses, si eso es lo que te dice tu cuerpo.

O prueba a hacer una breve meditación, como el Ritual de la respiración «de rescate» de un minuto (ver pág. 274), y luego un sencillo ejercicio de qi gong, como Levantar el Cielo (ver pág. 276), para aumentar tu energía.

Siete ejercicios de qi gong

Estas son las bases fundamentales de tu nuevo ritual de ejercicios. Practicarlos cada día te hará sentir enérgico, fuerte, vigorizado y positivo. Añádelos a tu entrenamiento habitual (o bien, en días de mucho trabajo que sean tu único ejercicio). Estos cinco ejercicios se suman al de Levantar el cielo (pág. 276) y al Ritual de tapping de un minuto (pág. 275).

¿No estás seguro de poder realizarlos? Aunque vayas de viaje o estés muy ocupado, siempre tendrás un momento tiempo para ducharte, ¿verdad? Cuanto más hagas estos ejercicios, más rápido verás los resultados; la constancia es la clave. Intenta hacer un minuto de cada ejercicio para empezar. Como siempre, empieza suavemente y ve aumentando poco a poco.

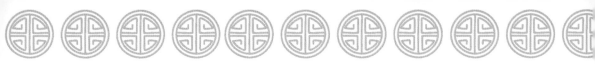

Por otra parte, es muy fácil practicar estos ejercicios en casa con los tutoriales de Internet, que ahora ya son fáciles de encontrar.

Agitar

Esto es tan sencillo como parece, se trata de sacudir todo el cuerpo, de arriba abajo, lo que vigoriza todo el sistema circulatorio.

1. Empieza lenta y suavemente con los brazos, luego pasa a las manos, los brazos, los pies, las piernas, la cabeza y el tronco.

2. A medida que sientas que tu cuerpo se relaja y tu chi fluye, aumenta el movimiento. Si eres mayor, estás débil o no te encuentras bien, opta por un movimiento más suave, lento, de vaivén o de balanceo.

3. Continúa durante un minuto. Pero si te sientes bien, continúa todo el tiempo que quieras.

Girar la cintura

Este ejercicio es ideal para liberar y relajar las articulaciones y favorecer la circulación.

1. Ponte de pie con las caderas y los pies mirando hacia delante.

2. Mientras giras la cintura, balancea los brazos. Tus manos deben girar y dar unas palmaditas firmes en la parte baja del abdomen y la espalda.

3. Hazlo durante 30 segundos y luego cambia de posición para que tus manos suban al girar y golpeen la parte posterior de tus hombros.

De puntillas

Este ejercicio mejora la postura y favorece la buena digestión y el equilibrio, además, tonifica el suelo pélvico y fortalece la energía de los riñones.

1. Ponte de pie, con los pies ligeramente separados del ancho de los hombros.

2. Dobla las rodillas.

3. Estira los brazos por delante, manteniendo las palmas de las manos hacia abajo.

4. Levántate suavemente sobre las puntas de los pies. Tendrás que desplazar tu peso ligeramente hacia delante para compensar y doblar las rodillas.

5. Mantén la posición durante un segundo y luego endereza las piernas. Por último, baja los talones y vuelve a la postura original.

6. Hazlo al menos un minuto cada día.

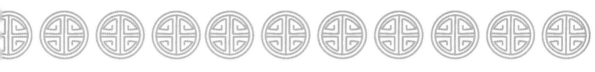

El dragón marino (o «dragón nadador»)

En la medicina china, este movimiento integral ayuda a moldear y reafirmar el abdomen, a mejorar el equilibrio y la coordinación general y se utiliza para apoyar los riñones y los huesos.

Al igual que ocurre con los demás ejercicios, no es necesario llevar el cuerpo al límite. Si tienes lesiones o te sientes frágil, ve despacio y presta atención a lo que te hace sentir bien.

1. Ponte de pie con los pies juntos. Frótate las manos y colócalas en posición de oración frente al corazón.

2. Activa el abdomen. Empuja la cadera hacia la izquierda y lleva las manos, con las puntas de los dedos hacia delante, todavía en posición de oración, en la dirección opuesta, de modo que el brazo derecho quede en posición vertical. Mantén las manos juntas, para crear un ángulo recto entre las manos y la muñeca.

3. Nada con las manos de un lado a otro formando un bucle en forma de ocho, cada vez con las caderas en la dirección opuesta.

4. Sigue nadando lentamente en forma de ocho hacia el suelo, de modo que lo hagas sobre las caderas y luego sobre las rodillas.

5. Vuelve a nadar hacia arriba hasta que los brazos queden por encima de la cabeza.

6. Estira las puntas de los dedos hacia arriba, levantándote de puntillas.

7. Por último, baja los brazos y termina apoyando las manos separadas sobre el vientre, con los pulgares y los dedos de las manos tocándose para hacer la forma de un corazón. Repite la operación durante un minuto.

Mandarinas giratorias

Este ejercicio, conocido en inglés como «Spinning mandarins», también es excelente para los abdominales, y es más aeróbico que el del dragón marino.

1. Empieza con los pies bien separados.

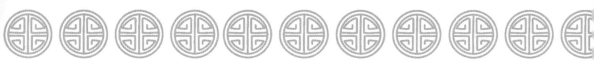

2. Pon un objeto pequeño –un trozo de fruta como una mandarina o un limón es perfecto– en cada mano. Mantén las manos planas. (Los chinos tradicionalmente sostenían platillos para realizar este ejercicio, pero la fruta es menos aplastante).

3. Póngase en cuclillas y estire el brazo derecho en diagonal hacia delante, extendiendo la mano como si estuviera ofreciendo la mandarina a alguien que está fuera de su alcance.

4. Mueve la mandarina horizontalmente frente a ti, hacia arriba y por detrás de tu cabeza, y luego llévala de nuevo al centro, transfiriendo tu peso para seguir el movimiento.

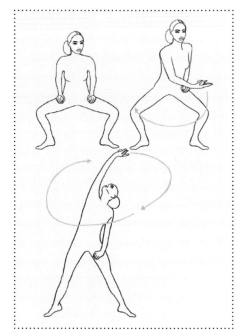

5. Repite en el otro lado.

6. Haz al menos cinco repeticiones de cada lado. Esto debería llevar entre uno y dos minutos.

Caminar en círculo

Este ejercicio ayuda a que el *chi* fluya suavemente por el cuerpo y es una forma estupenda de practicar una breve actividad. Es especialmente bueno después de la comida o la cena, para facilitar la digestión. Hay un viejo refrán chino que dice: «Si das 100 pasos después de cada comida, vivirás 99» (años).

Durante los primeros cinco minutos (o la mitad del tiempo que quieras hacer), camina hacia la derecha. Luego cambia de dirección y camina hacia la izquierda. Tu círculo puede ser tan grande o pequeño como quieras, desde unos pocos metros hasta el tamaño del parque que tengas más cerca.

Para potenciar tu ejercicio

El qi gong debe realizarse al aire libre si es posible, para honrar a la naturaleza. De hecho, lo mejor es practicar cualquier ejercicio al aire libre. Caminar por un espacio verde –tomando profundas bocanadas de aire fresco, escuchando

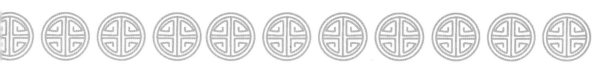

el canto de los pájaros, sintiendo el cambio de tiempo, sintiendo los ciclos de crecimiento y retroceso– es, según la medicina china, nutritivo para el alma. Inhalas el chi del mundo natural que te rodea y lo absorbes a través de tu piel.

Si no puedes salir al exterior, la siguiente mejor opción es asegurarte de que la habitación en la que te ejercitas está bien ventilada ¡abre las ventanas! Además, los maestros de qi gong dicen que hay que orientarse hacia el este por la mañana, hacia el norte a mitad del día y hacia el sur por la tarde, si se puede, para tomar más *chi*.

El cuidado de la piel con el Yang Sheng

La salud interior conduce a la belleza exterior.
Si hay luz en el alma, habrá belleza en la persona.
Proverbio chino

«Sonreír es rejuvenecer diez años», asegura un viejo proverbio chino. La idea es que, si te centras en tu salud, la belleza te seguirá. Un pelo brillante, un peso saludable, una piel radiante... En la medicina china, todo esto es señal de que los órganos están bien. En la cultura china tradicional no existe la separación entre belleza y salud a la que estamos acostumbrados.

En Occidente, la industria de la belleza considera los signos del envejecimiento como algo feo y es algo que está muy lejos de la realidad. En la filosofía china la belleza no está solo en la juventud; celebra la sabiduría, la experiencia y la satisfacción que conlleva cada edad.

En la cultura china, el aspecto de una persona es un claro indicador del estado de su salud general, así como de su estado emocional y espiritual. Un Sheng, o espíritu sano, produce ojos brillantes, porque no solo el rostro es una ventana al alma, sino también a la salud. El arte de la lectura del rostro ha sido una importante herramienta de diagnóstico en China durante milenios.

Análisis facial chino

Una buena lectura o análisis del rostro es algo realmente minucioso y detallado, una habilidad reservada hoy en día a pocas personas, sin embargo, hay algunos aspectos básicos que podemos aprender para empezar. Cada zona del rostro tiene su correspondiente zona interna. Así como la piel clara y uniforme es un

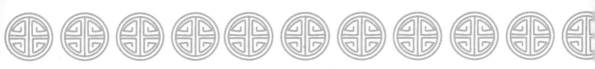

signo de salud, cualquier mancha o cambio puede indicar desequilibrios internos específicos y estresados como del cuerpo. No es tan sencillo como poder diagnosticar una enfermedad a partir de la cara de alguien, pero se pueden ver pistas de problemas de salud. Mientras que el bótox puede suavizar la línea del ceño entre las cejas, en la lectura china del rostro, el hecho de que la línea exista es una señal de que el hígado puede estar desequilibrado. Y por descontado, unas mejillas pálidas pueden indicar un chi bajo o una falta de sueño.

¿Qué te dice tu rostro?

PIEL › zona interior: pulmones

Un cutis brillante refleja unos pulmones sanos y una respiración adecuada. Los poros abiertos, la sequedad y la lentitud en la curación significan una energía pulmonar deficiente.

Lo que puedes hacer
■ El ritual de la respiración de rescate de un minuto de la página 274, idealmente al aire libre y con aire limpio.
■ Practica el Ritual gua sha facial matutino de la página 269.
■ Para la curación de los pulmones desde una perspectiva emocional, es importante aprender a aceptarse y apreciarse a sí mismo.
■ Prueba el ejercicio de los seis sonidos curativos de la página 282.

OJOS › zona interior: hígado

Si el blanco de los ojos es claro y apenas blanquecino, esto refleja un hígado sano. El enrojecimiento o los ojos venosos y secos son un signo de inflamación del hígado, y la visión borrosa puede ser una deficiencia hepática, a menudo causada por el cansancio o el exceso de uso.

Lo que puedes hacer
■ Pasar suavemente un gua sha de jade por encima y alrededor de los ojos.
■ Come menos alimentos picantes o ricos en grasa, y bebe menos cafeína o alcohol. Aumenta el consumo de verduras y hierbas aromáticas, como el cilantro, el perejil y la menta.

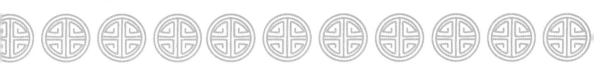

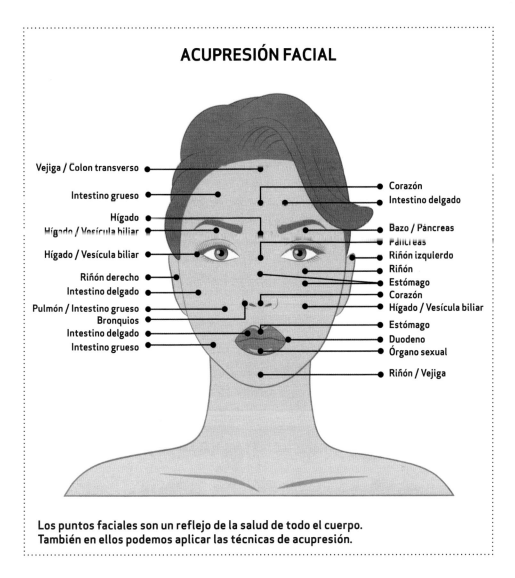

ACUPRESIÓN FACIAL

Vejiga / Colon transverso
Intestino grueso
Hígado
Hígado / Vesícula biliar
Hígado / Vesícula biliar
Riñón derecho
Intestino delgado
Pulmón / Intestino grueso
Bronquios
Intestino delgado
Intestino grueso

Corazón
Intestino delgado
Bazo / Páncreas
Páncreas
Riñón izquierdo
Riñón
Estómago
Corazón
Hígado / Vesícula biliar
Estómago
Duodeno
Órgano sexual
Riñón / Vejiga

**Los puntos faciales son un reflejo de la salud de todo el cuerpo.
También en ellos podemos aplicar las técnicas de acupresión.**

■ Frótate el abdomen para estimular los puntos de acupresión de la zona del hígado y favorecer la digestión. Empieza respirando profundamente y luego, empezando por el ombligo, utiliza la palma de la mano para frotar el abdomen en círculos en el sentido de las agujas del reloj con una suave presión. Aumente gradualmente los círculos hasta cubrir todo el abdomen. Ahora invierte y frota en sentido contrario a las agujas del reloj, en círculos cada vez más pequeños, hasta llegar de nuevo al ombligo. Hazlo 36 veces (o tantas como te apetezca).

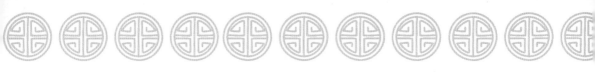

CEJAS › zona interior: hígado / vesícula biliar

Una línea o líneas verticales entre las cejas es un signo de estrés hepático. Las cejas finas o blandas reflejan menos chi de hígado. Unas cejas más cortas pueden significar una deficiencia de la vesícula biliar y una incapacidad para digerir las grasas. Un tono de piel rojo entre las cejas puede significar un hígado agitado y, a menudo, ira o frustración.

Lo que puedes hacer
- Haz gua sha sobre y en el entrecejo y sobre la zona de las cejas.
- Apoya a tu hígado con las sugerencias anteriores sobre los ojos.

DEBAJO DE LOS OJOS › interior: riñones

Las bolsas bajo los ojos pueden ser un signo de deshidratación y/o desequilibrio renal.

Lo que puedes hacer
- Asegúrate de beber suficientes líquidos.
- Para ayudar a tus riñones, descansa o, mejor aún, medita. El momento óptimo del día para hacerlo para los riñones es de 15 a 19 horas.
- Mantén los pies y la zona lumbar calientes en todo momento.
- Practica el ejercicio de girar la cintura (ver página 296).
- Masajea el punto 1 de los riñones (ver página 42).
- La sabiduría china dice que el masaje de las rodillas es un remedio casero sencillo y eficaz tanto para resolver el dolor de rodillas como para fortalecer los riñones. Toma las palmas de las manos y frótalas sobre las rodillas en el sentido de las agujas del reloj 36 veces.

BOCA › zona interior: bazo / estómago

Los labios deben estar húmedos, lo que indica una fuerte función estomacal, mientras que los labios secos pueden significar lo contrario.

Lo que puedes hacer
- No pasa nada por tener un poco de hambre; no piques entre horas (a menos que lo necesitascs de verdad).
- Siéntate durante 20 minutos después de comer.

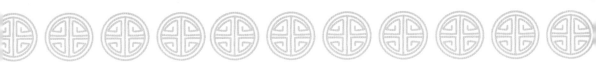

■ Mastica despacio, haz que las comidas sean sociales y come solo cuando estés tranquilo y relajado.

■ La gente suele tener antojo de dulces y chocolate porque su estómago y bazo son deficientes, pero esto puede convertirse en un círculo vicioso, así que intenta comer menos azúcar.

ARRUGAS > zona interior: corazón

El corazón se encarga de la circulación. Cualquier desequilibrio en el corazón puede manifestarse en forma de arrugas.

Lo que puedes hacer

■ Hazte un gua sha en la cara con una herramienta de jade.

■ El gua sha en la zona del pecho no solo te ayudará emocional y físicamente, sino que también debería ayudarte a calmarte.

■ Las horas clave del corazón son de 11 a 13 horas y de 19 a 23 horas. Durante estas horas, trata de sacar tiempo para relajarte.

MANDÍBULA Y MENTÓN > zona interior: riñones

Una mandíbula y un mentón caídos indican un debilitamiento de los riñones. De hecho, según la sabiduría china, este es un signo clásico de la deficiencia de los riñones que se produce a medida que envejecemos.

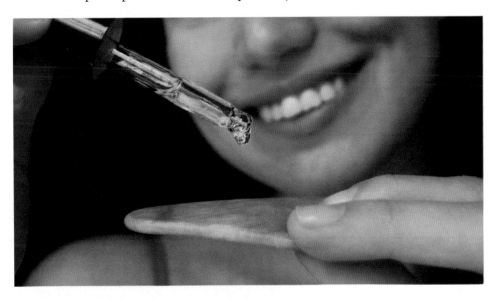

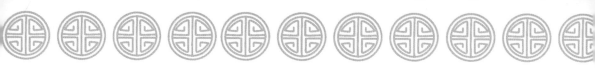

Lo que puedes hacer

■ Haz un gua sha con movimientos ascendentes en el cuello y a lo largo de la línea de la mandíbula.

■ Toma las medidas de apoyo a los riñones de la sección «Bajo los ojos», (pág. 300).

■ Practica el ejercicio del Dragón Marino de la página 295.

La edad antes que la belleza

Tu aspecto es más bello cuando tu espíritu se expresa, por ejemplo, cuando hablas con entusiasmo de una pasión. En la sabiduría china, la definición de belleza es un rostro que refleja el Shen o espíritu. El cuidado de la piel y la nutrición son importantes para la piel y para envejecer bien, pero la verdad es que, si puedes cultivar tu alma hasta su verdadera belleza, ésta se reflejará en tu rostro. Y este efecto solo mejorará con la edad.

La sabiduría china dice que hay una técnica específica para este tipo de belleza, que consiste en convertir las emociones cotidianas en sus emociones superiores o curativas asociadas, como ocurre con las emociones y el espíritu. Así, por ejemplo, conviertes la ira en compasión o el miedo en sabiduría (ver la Tabla). Es decir, si las expresiones de tu rostro reflejan estas bellas emociones, serás una persona hermosa.

Esto puede sonar extraño para nuestras mentes occidentales. Al fin y al cabo, si te sientes enfadado, pareces enfadado. La idea no es negar lo que se siente, sino trascender las emociones negativas. Todo lo que tienes que hacer

Emoción que experimentas	Virtud superior a cultivar	Lo que verán los demás
Ira	compasión	una mirada de suavidad
Miedo	sabiduría	una mirada de serenidad
Pena	gratitud	una mirada de arrebato
Alegría (sobreexcitación)	amor incondicional	un brillo de calidez
Preocupación	acción correcta	una mirada de claridad

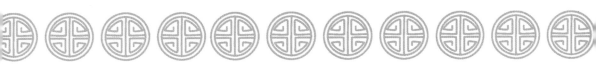

es poner tu cara en la emoción curativa y tener la intención de hacerlo. Esto se reflejará en tu rostro como belleza, una mirada de suavidad, serenidad o calidez.

Un par de ellas pueden parecer complicadas, por ejemplo, ¿cómo se cultiva la sabiduría? Aprendiendo de tus errores y aprovechando esa sabiduría, que luego te quitará el miedo. La idea de la «corriente de acción correcta» te dice que ya sabes lo que hay que hacer, incluso si es el camino más difícil de seguir. Pruébalo con convicción; verás como aliviará tu preocupación, y se mostrará en tu rostro.

Cuidado de la piel desde el interior

Hoy son ya muchos especialistas los que consideran que el gua sha facial es uno de los mejores regalos que se pueden hacer a la piel. Utilizado durante milenios por las mujeres asiáticas, es una buena señal de que por fin se esté poniendo de moda en Occidente. Son ya muchas personas entre nosotros que han visto como, cuando lo convierten en una práctica diaria, su piel luce más fresca y mejor.

Como hemos visto, el gua sha es diferente de otros tipos de masaje porque se presiona la piel con una herramienta. Si se practica con regularidad, ofrece un sinfín de beneficios sorprendentes, ya que aumenta la microcirculación que aporta oxígeno y nutrientes y elimina los residuos. Puedes añadirlo a tu régimen de cuidado de la piel junto con tus productos favoritos. Es más, este lifting facial oriental bien podría o debería convertirse en una alternativa natural al bótox…

Ritual de gua sha facial matutino

Este es un ejercicio súper rápido para despertar tu rostro y erradicar todos los signos del sueño. Lleva tu herramienta de jade a la ducha y utiliza el agua como lubricante. Simplemente presiona suavemente por todo el rostro durante un minuto. Realmente no hay una forma correcta o incorrecta, haz lo que te haga sentir bien. Si quieres seguir una rutina básica, prueba esto:

- Presiona la herramienta suavemente por todo el cuello, la cara y el escote.
- Presiona suavemente y mantén la herramienta debajo de cada ojo, luego sobre cada ojo, con el párpado cerrado.
- Empezando por el cuello, presiona hasta la base de la garganta. Esto ayuda a mover la linfa y a eliminar la hinchazón.

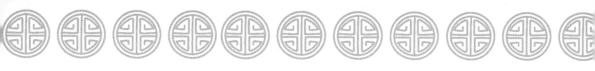

> ### Sobre el uso de una herramienta de jade
> Puedes utilizar una herramienta de jade específica para el gua sha (disponible en Internet), o puedes utilizar el borde de una cuchara sopera de porcelana china. Incluso hacer gua sha con una cuchara y un aceite de salvado de arroz (puede ser de los baratos) y una respiración profunda y meditada puede ser transformador para tu piel.
>
> Las herramientas de jade son aconsejables porque tienen una forma que se adapta a la cara, con puntas curvas que pueden utilizarse para activar puntos de acupresión específicos y ayudar al flujo del chi. Si te decides a invertir en una herramienta de jade, comprueba que el producto que compres sea certificado. Las herramientas de jade más baratas suelen ser de resina, o de material plástico, y no siempre se producen de forma ética.

■ Inclinando la herramienta a 45 grados en la dirección en la que quieres trabajar, utiliza el borde redondeado interior para presionar la frente, los pómulos y luego los labios (unos ocho barridos en cada lugar). Utiliza el extremo doblemente curvado en la garganta y la línea de la mandíbula.

Ritual nocturno de gua sha

Por la noche date con un poco más de tiempo y atención. Elige cualquier aceite que sea adecuado para tu rostro. Si tienes un aceite facial favorito, úsalo, si no, el aceite de salvado de arroz es una buena opción. Si se trata de un aceite perfumado, dedica unos segundos a inhalarlo profundamente. Sigue la técnica de la mañana, pero dedica más tiempo a cada paso. Aplícalo en todas las zonas de la cara que estén apretadas.

Si tienes más tiempo, puedes utilizar tu herramienta para activar algunos de los puntos de acupresión de tu rostro. Es una gran manera de apoyar tus órganos y te sentirás la mar de bien.

■ Utilizando el extremo curvo, presiona las esquinas exteriores de los labios. Esto ayudará a tensar la piel.
■ Acaricia suavemente los lados de la nariz ayuda a aliviar la sinusitis.

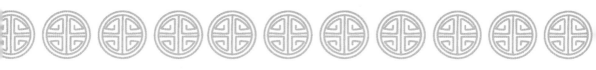

■ Con la punta de doble filo, presiona en el puente de la nariz y en las esquinas de los ojos para ayudar a liberar el estrés y la tensión y aliviar los dolores de cabeza.

■ Mantén la herramienta plana debajo de los ojos para ayudar a que las bolsas de los ojos se reduzcan e iluminen.

■ Con la punta de doble filo, presiona a lo largo de la barbilla para relajar la mandíbula.

■ Presiona en el centro de la frente, en el entrecejo: es ideal para aliviar el estrés.

Terapia de peinado

Este tratamiento chino de autocuración consiste en pasar un peine de dientes muy anchos, generalmente de jade, por la superficie del cuero cabelludo (ver imagen). Ya durante la dinastía Sui (alrededor de los años 581-618 de nuestra era), los médicos escribieron sobre sus múltiples beneficios para la salud. La teoría es que el peinado estimula los múltiples puntos de acupresión de la cabeza y, por tanto, los meridianos que fluyen por el cuero cabelludo.

Esta antigua técnica es ideal para el mundo moderno, en el que pasamos horas frente a las pantallas. La restricción del flujo sanguíneo por mantener la misma posición la mayor parte del día, así como el estrés, pueden provocar bloqueos en los meridianos del cuello y la cabeza. Esto puede causar dolores de cabeza, dolor de ojos, fatiga, tensión en el cuello y los hombros y dolor de espalda.

El peine de jade estimula el cuero cabelludo y la circulación, liberando la tensión para que puedan llegar más nutrientes a los folículos pilosos. Quizá por eso esta técnica se utilizaba tradicionalmente para favorecer el crecimiento del cabello y tratar el cuero cabelludo seco. Además, este tipo de masaje craneal puede resultarle enormemente relajante.

El ritual del peine de jade

Te recomiendo que te peines a primera hora de la mañana para estimular el cuero cabelludo y darte un impulso al despertar. También puedes peinarte por la noche, antes de acostarte, para favorecer un sueño profundo y relajante.

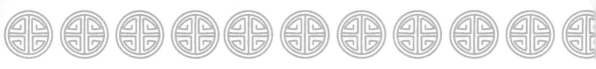

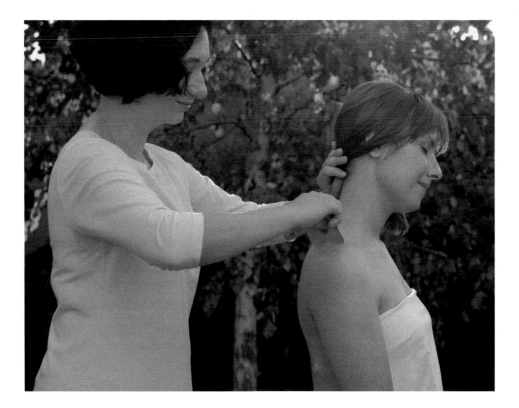

■ No es necesario mojar el cabello. Empieza por la línea frontal del cabello y péinate lentamente hacia atrás, cubriendo toda la cabeza con una presión ligera pero firme. Si tienes el pelo largo y se te engancha, acorta las pasadas.
■ A continuación, empezando por el centro del cuero cabelludo, peina cada lado de la cabeza hacia abajo desde la coronilla hasta llegar a la nuca.

Lista Yang Sheng

Hemos hecho una lista a modo de resumen de lo que puede ser un día ideal de práctica del Yang Sheng. Puedes elegir tantas técnicas de Yang Sheng como quieras, pero es mejor que elijas las que te parezcan realizables y te hagan sentir bien. Intenta ser consciente de cómo te sientes, para poder notar cualquier mejora. Cuando lo hagas, te sentirás inspirado para realizar más de estas sencillas prácticas. Al igual que lavarse los dientes, se convertirán en algo natural.

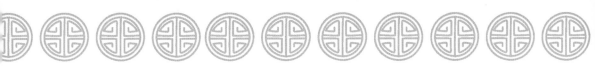

Rutina matutina

En tu ducha matutina haz lo siguiente:

- Practica el Ritual de la respiración «de rescate» de un minuto (ver página 274).
- Practica el Ritual facial matutino gua sha (véase la página 303).
- Después de la ducha, practica una o todas las acciones siguientes: golpes (pág. 275), sacudidas (pág. 276) y levantar el cielo (pág. 276).

Rutina diaria

- Procura hacer 10.000 pasos al día.
  - Además, intenta moverte al menos una vez cada hora, de nuevo utilizando tapping (pág. 275), sacudidas (pág. 275) y también giro de cintura (pág. 296). Todos estos ejercicios son muy fáciles y aumentan instantáneamente tus niveles de energía.
- Intenta practicar todos los que puedas de los Siete ejercicios diarios de empoderamiento qi gong (pág. 293).
- Siéntate a la mesa para comer y tómate tu tiempo para disfrutar de la comida. Mastica bien y descansa después, si es posible, para facilitar la digestión.
- Ríete todos los días (pág. 283).
- Repite tus afirmaciones.
- Procura apreciar las pequeñas cosas.
- Repite el ritual de la respiración «de rescate» de un minuto en los momentos de estrés y para facilitar la digestión (pág. 274).

Rutina nocturna

- Date un baño mineral (pág. 286).
- Practica la Respiración «de rescate» (pág. 274) mientras te sumerges, prolongándola en una meditación más larga.
- Practica el ritual de gua sha facial vespertino (pág. 304).
- Haz el gua sha corporal, centrándote en los pies en particular para ayudar a conciliar el sueño (pág. 287).
- Peina el cabello con un peine de jade (pág. 305).
- Para expulsar el exceso de energía yang, haz el ejercicio de levantar el cielo.

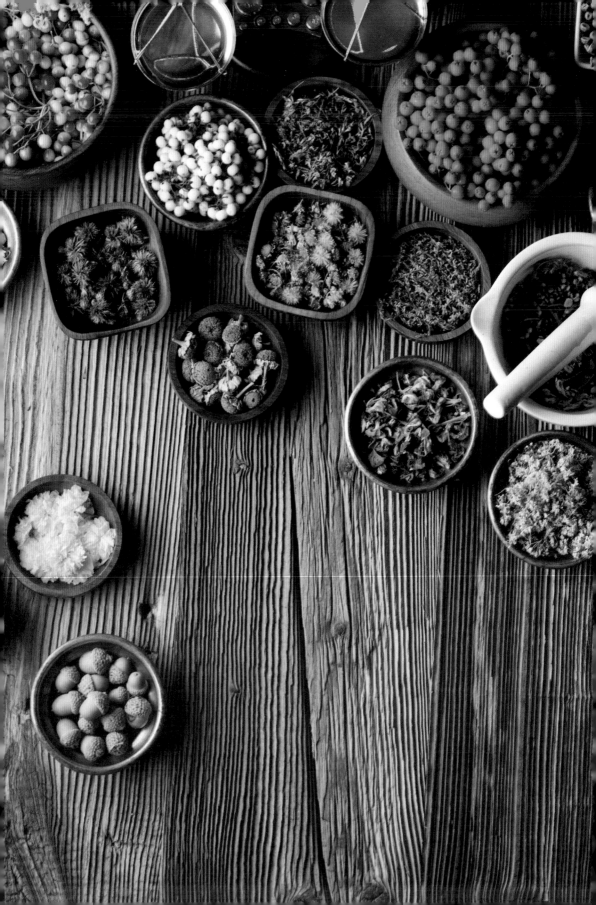

Apéndice
Índice de enfermedades y su tratamiento

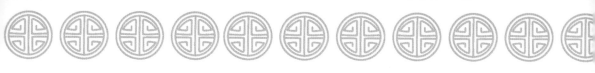

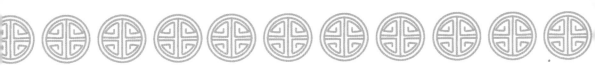

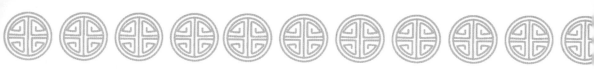

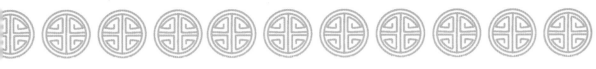

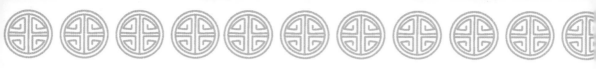

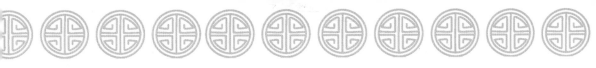

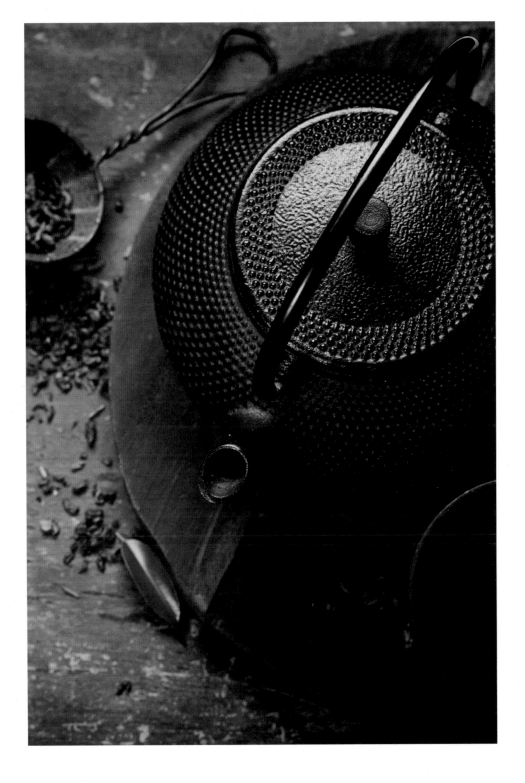

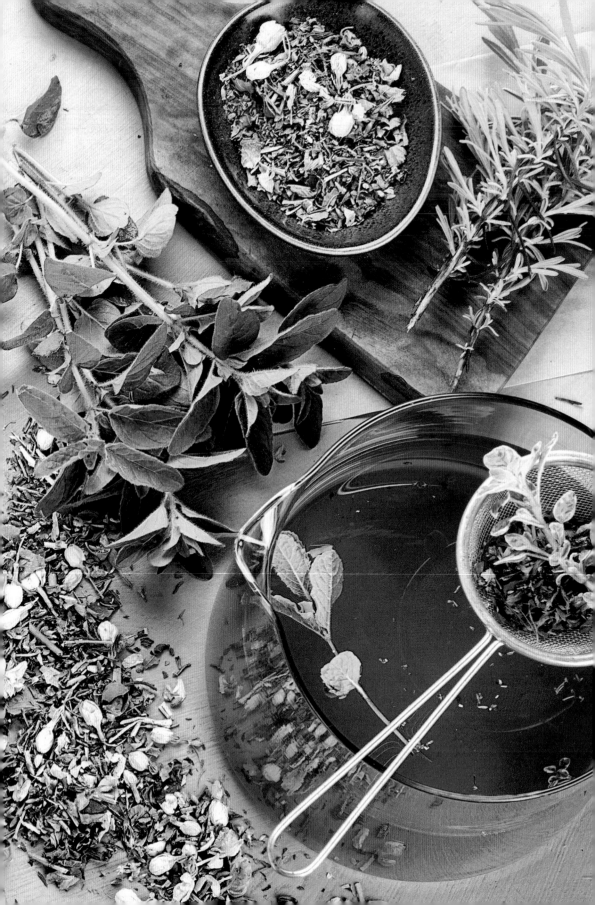

☯ Para saber más
Bibliografía

Beinfield, Harriet y Efrem Korngold, *Entre el Cielo y la Tierra. Los Cinco Elementos en la Medicina China*, Ed. Liebre de Marzo.

Bensky, Dan y Randall Barolet, *Chinese Herbal Medicine: Formulas and Strategies*, Eastland Press.

Brindle, Katie, *Yang Sheng, the art of Chinese self-healing*. Hardie Grant Books.

Bunnag, Tew, *Simbolismo y mito en el arte del Taiji*. Libros de cabecera, www.ubk-centre.com

Chuang, Lily, *Chinese Vegetarian Delights: Sugar and Dairy Free Cookbook*, Seven Star Communications.

Flaws, Bob y Honora Wolfe, *Prince Wen Hui's Cook: Chinese Dietary Therapy*, Paradigm Publications.

Jingxi, Qu y Huanguo, Wang, *Masaje tradicional chino*. Ed. Hispano Europea.

Lam Kam Chuen, *El poder curativo del Chi*. Ed. Integral

Leung, Albert Y., *Chinese Herbal Remedies*, Universe Books.

Lorente, Alejandro, *La vuelta al mundo en 40 puntos*. Ed. Edaf.

Lu, Henry C., *Chinese System of Food Cures*, Sterling Publishing Co.

Maciocia, Giovanni, *Fundamentos de la Medicina China*, Ed. Gaia.

Maciocia, Giovanni, *La práctica de la Medicina China*, Ed. Elsevier.

Ming-Dao, Deng, *Scholar Warrior: An Introduction to the Tao in Everyday Life*, Harper Collins.

Mittler, Jacques, *Introducción a la macrobiótica*, Ed. Martínez Roca.

Ni, Hua Ching, *Tao, The Subtle Universal Law and Integral Way of Life*, Seven Star Communications.

Ni, Maoshing, *Chinese Herbology Made Easy*, Seven Star Communications.

Ni, Maoshing, *El Tao de la nutrición*, Ed. Océano.

Ping, Li, *El gran libro de la medicina china*. Ed. Booket

Reed, Emma, *Cuida tu Chi*. Ed. Océano

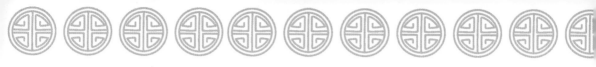

Reid, Daniel, *Chinese Herbal Medicine*, Ed. Shambhala.

Reid, Daniel, *El Tao de la salud, el sexo y la larga vida*, Ed. Urano.

Reid, Daniel, *El libro del Chi Kung*, Ed. Urano.

Requena, Yves, Qi Gong, gimnasia china para la salud y la longevidad. Ed. Liebre de Marzo.

Requena, Yves, *Guía práctica de Medicina China*. Ed. Robin Book.

Tierra, Lesley, *The Herbs of Life: Health and Healing Using Western and Chinese Techniques*, The Crossing Press.

W. M., *Essentials of Chinese Acupuncture*, Foreign Language Press, Beijing.

Wei, Susan, *Medicina china práctica*. Ed. Robin Book.

Ya-li, Fan, *Chinese Self-Massage Therapy*. Blue Poppy Press.

Zhang Enqin, *Chinese Medicated Diet*, Publishing House of Shanghai College of Traditional Chinese Medicine.

Zheng Liu, *Medicina china tradicional*. Ed. Oberón.

Zhong Yi Jiao Yan Shi, *Diagnóstico por la lengua*, Ed. Miraguano.

En la misma colección:

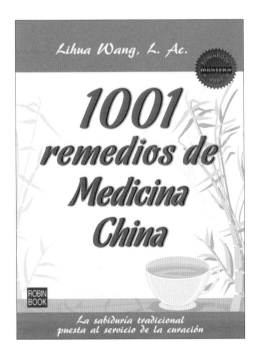

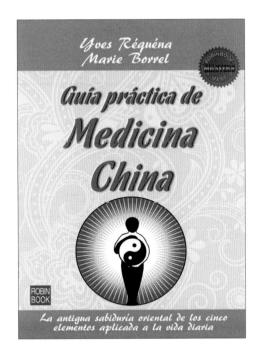

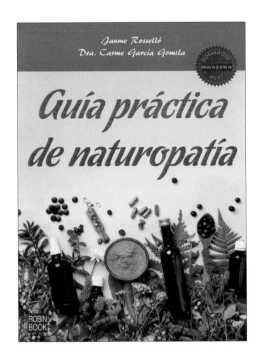

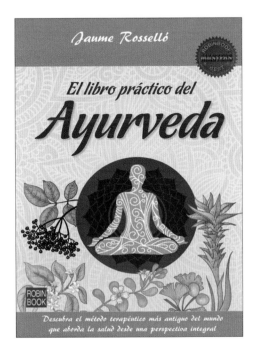